マンガでわかる介護職のためのアンガーマネジメント

安藤俊介
日本アンガーマネジメント協会代表理事

誠文堂新光社

はじめに

介護職の現場にアンガーマネジメントを活用する動きが全国で広がりつつあります。介護現場にアンガーマネジメントが入ることで、

「仕事中にムダにイライラすることがなくなった」
「職場でのストレスが大幅に小さくなった」
「人間関係がよくなり、仕事がスムーズになった」

などの声が次々に挙がっています。

では、なぜアンガーマネジメントを介護現場に導入することで、このような効果が生まれるのでしょうか？

介護現場は人の感情に直接向き合うことになる感情労働と呼ばれる職場です。人の感情の中でもとりわけ、怒りという感情に向き合うことが多くなります。

アンガーマネジメントは1970年代にアメリカで生まれた怒りの感情と上手につきあうための心理トレーニングです。怒らなくなることが目的ではなく、**怒る必要があることは上手に怒り、怒る必要がないことは怒らなくてすむようになる、その線引きができるようになる**ことを目指します。

アンガーマネジメントができるようになることで、自分の怒りはもちろん、同僚、部下、上司、利用者の方、そのご家族等の怒りにも上手に対応することができるようになり、イライラや怒りの感情に振り回されることがなくなるのです。

考えてもみてください。毎日の仕事の中でムダにイライラしたり、頭にくることがなくなったら、どれだけ仕事が快適にスムーズにいくでしょうか。仕事がストレスなく進めば、普段後回しになっていることや、職場の仲間や利用者の方にもっと優しく、もっと喜んでもらえるようなことができるようになります。

本書では、介護職の方々が毎日現場で向き合っている〝あるある〟な事例をマンガにまとめています。

マンガを見れば、「あるある!」「自分も同じ経験をしている!」と思わず膝を叩いて、共感すると思います。

なぜなら、今回マンガを担当しているのが、実際の介護従事者としても働いているマンガ家の吉田美紀子さんだからです。

本書で紹介する30のケースのマンガは吉田さんが現場で実際に経験したこと、あるいは目撃したり、聞いたりした話をもとに作られています。

そして、こういうケースでは、アンガーマネジメント的にはどう考えればよいのか、考えるだけではなくて、具体的にどのようなテクニックを使えばよいのかを解説しています。

アンガーマネジメントはトレーニングです。最初は、難しい、こんなことできれば苦労はないと思うようなことがあるかもしれませんが、それは誰でも同じです。練習をしていくことで徐々に上達します。

本書の具体例を通じて、アンガーマネジメントを少しずつ練習していきましょう。そして、毎日の介護現場をストレス、イライラのない、心穏やかに働ける場所にしていきましょう。

安藤俊介

登場人物紹介

ここは、とある総合介護サービス事業所です。

介護老人福祉施設
つるかめの郷

白《しら》鳥《とり》 40代（介護職歴10年）

介護の仕事に誇りを持っている。普段は穏やかだが、意外と頑固な性格。

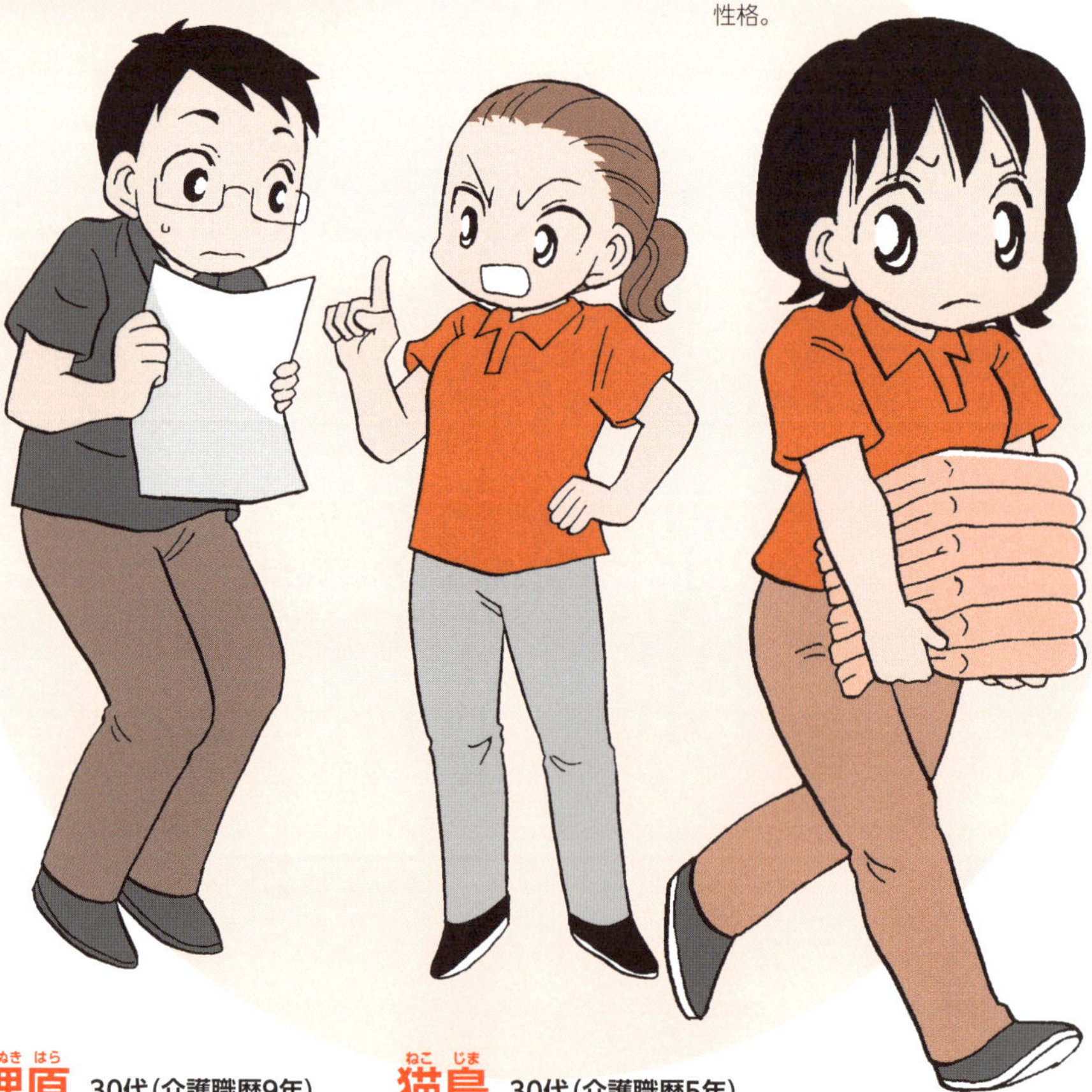

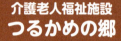

狸《たぬき》原《はら》 30代（介護職歴9年）

合理的な判断ができる、頼れるユニットリーダー。部下を叱ることには苦手意識がある。

猫《ねこ》島《じま》 30代（介護職歴5年）

ユニットのOJT担当。責任感が強く仕事は速いが、すぐにカッとなってしまう一面も。

犬井《いぬい》 20代（介護職歴3年）

明るく穏やかで、施設の中ではアイドル的存在。頼まれると断れない性格。

亀谷《かめたに》 50代（新人介護職員）

異業種から転職してきたがんばり屋さん。普段の仕事ではミスが多く、上司に怒られることが悩み。

猪狩《いかり》 50代（介護職歴15年）

面倒見がいい性格だが、相手によってはおせっかいと思われることも。

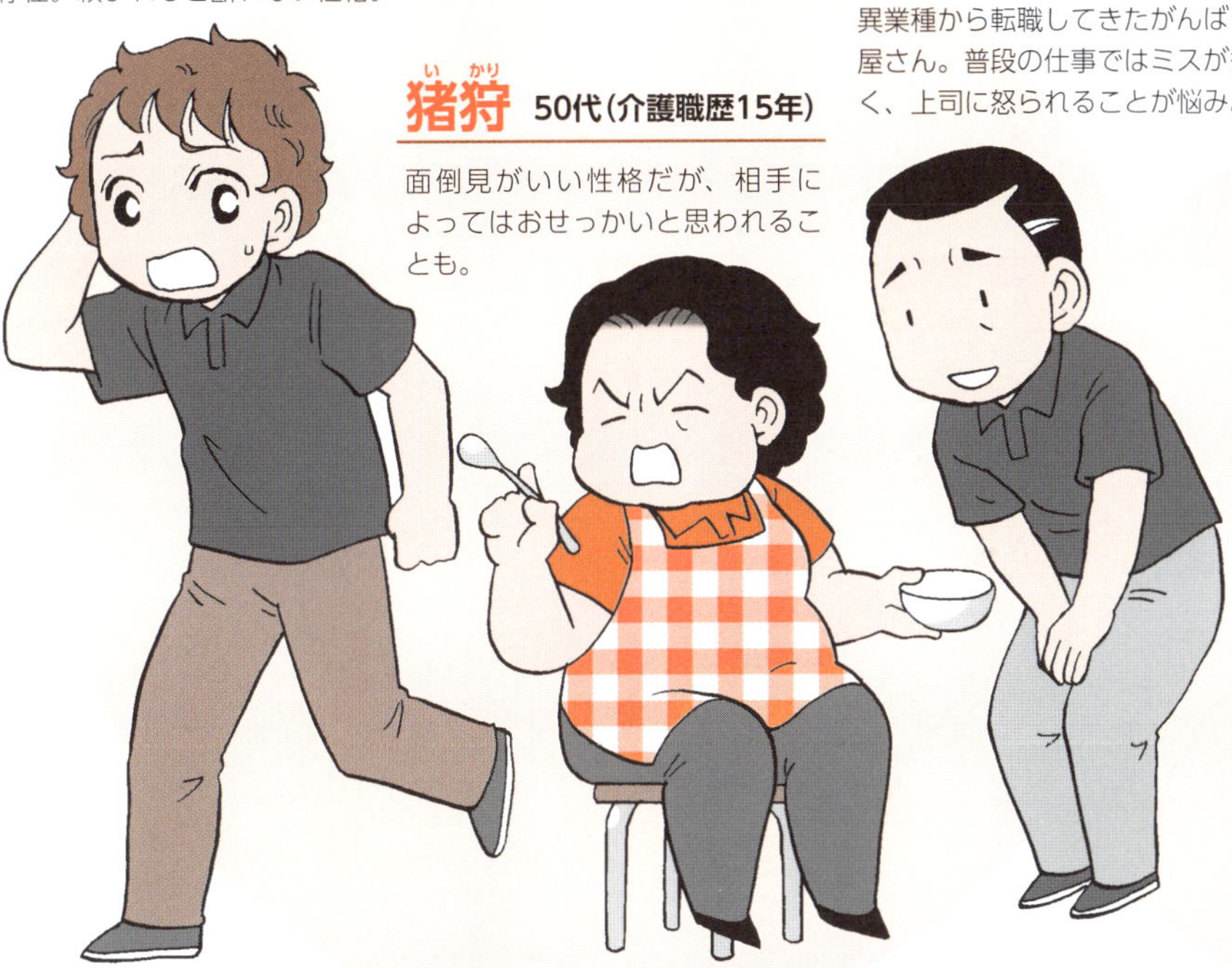

ヘルパーステーションつる

兎田《うさぎだ》 20代（新人訪問介護職員）

ルールをよく守り、コツコツがんばるタイプ。

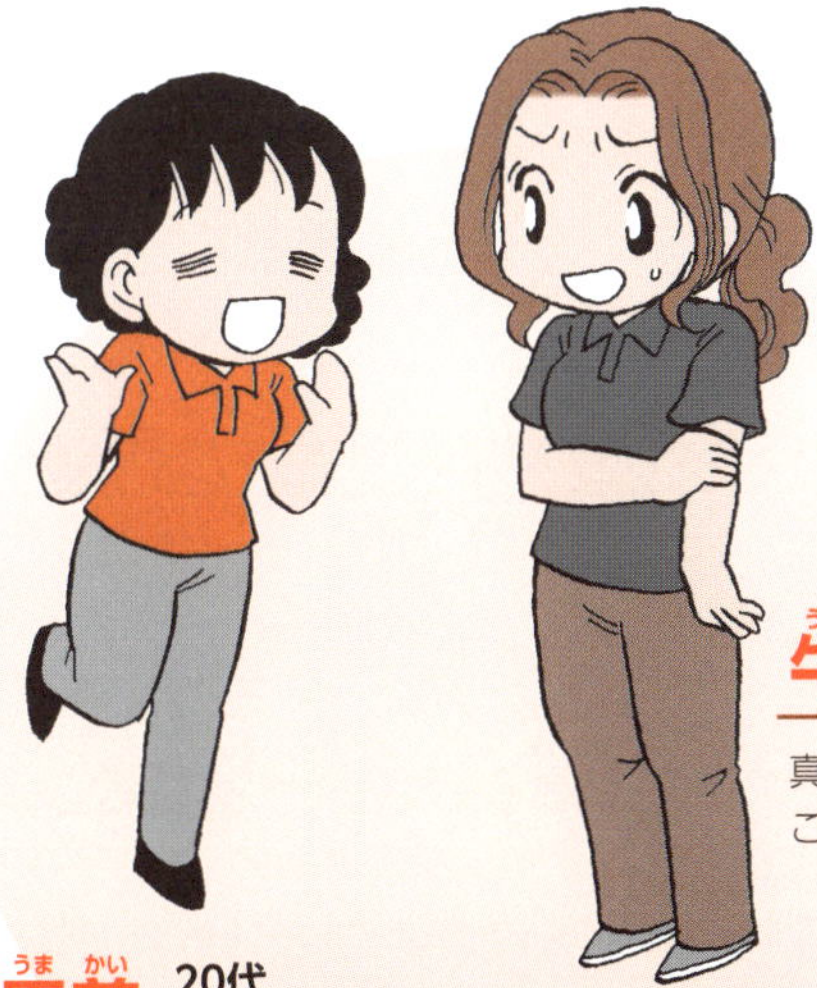

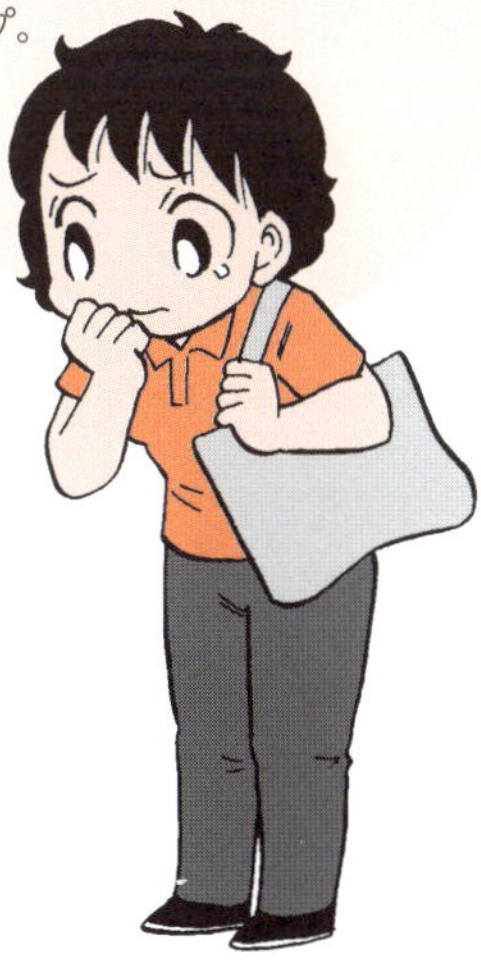

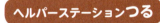

牛若《うしわか》 20代（介護職歴6年）

真面目な性格。馬養さんのことがちょっと苦手。

馬養《うまかい》 20代（介護職歴5年）

人懐っこく、利用者と仲よくなるのが上手。

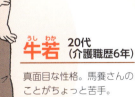

デイサービスかめや

本書の使い方

本書では、介護現場でよくある怒りの事例を、アンガーマネジメントの理論をもとに解決する方法を紹介しています。介護現場のさまざまな場面で役立つ内容が満載です。

1 介護現場の怒り

とある介護施設を舞台に、介護職がイライラ、ムカムカしがちな場面をマンガで紹介します。

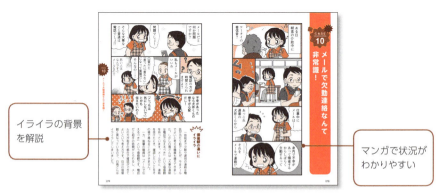

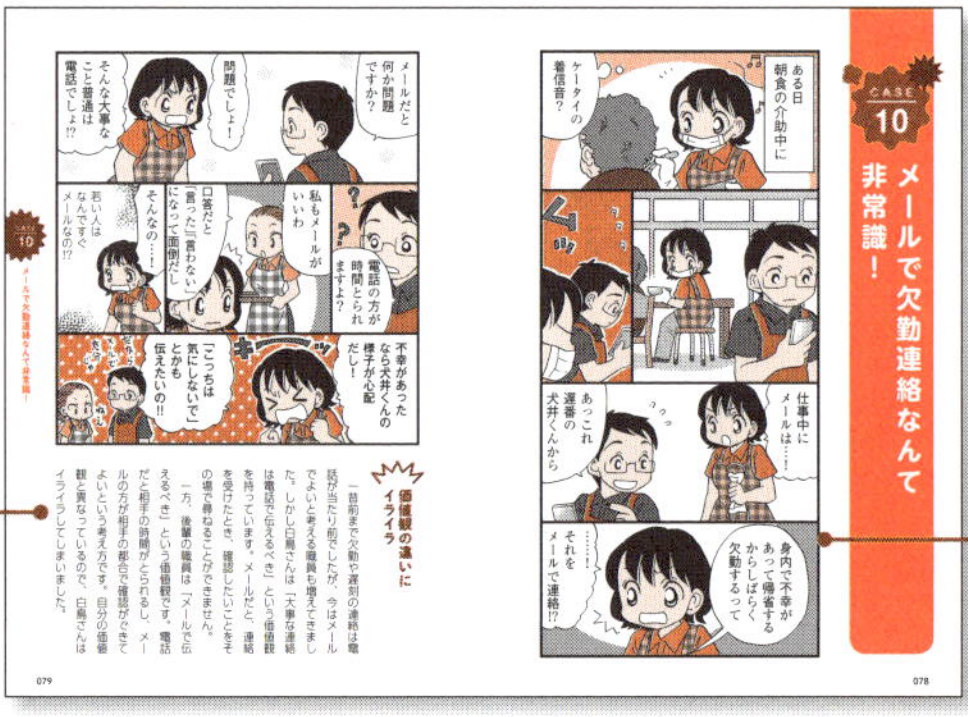

イライラの背景を解説

マンガで状況がわかりやすい

2 知識編

①の事例を解決するために必要なアンガーマネジメントの知識について、図やイラストで解説しています。

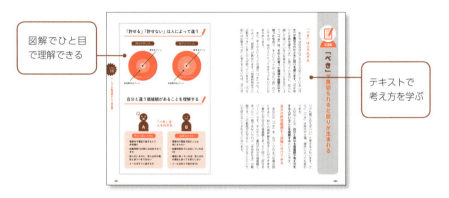

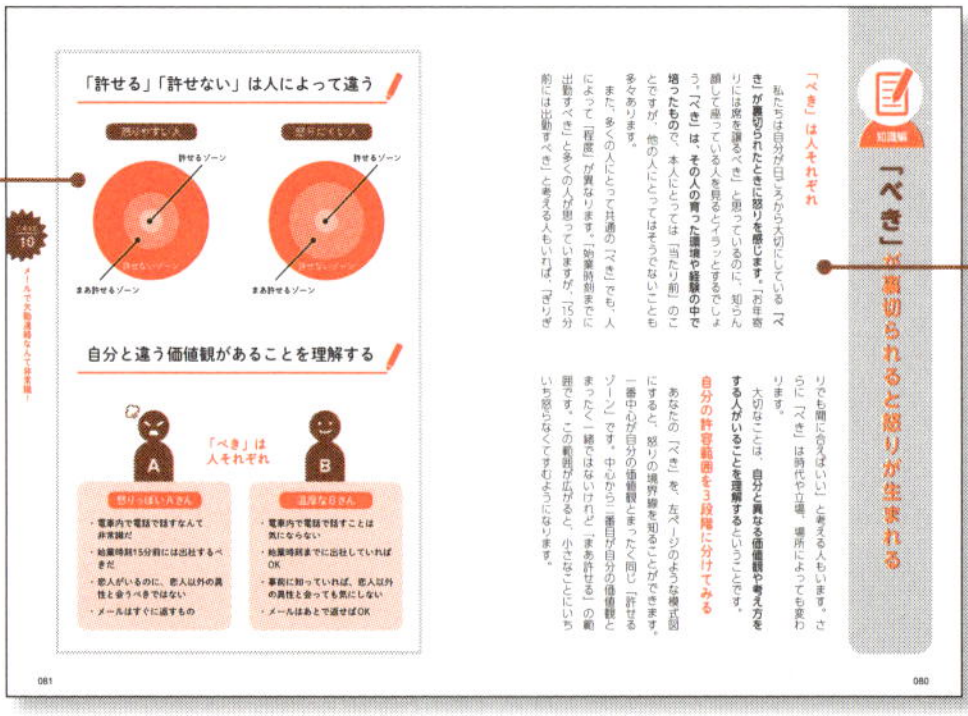

図解でひと目で理解できる

テキストで考え方を学ぶ

3 実践編

②で得た知識をもとに、アンガーマネジメントを実践する方法とコツを紹介します。

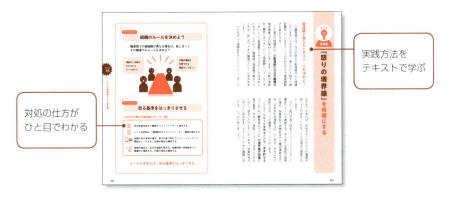

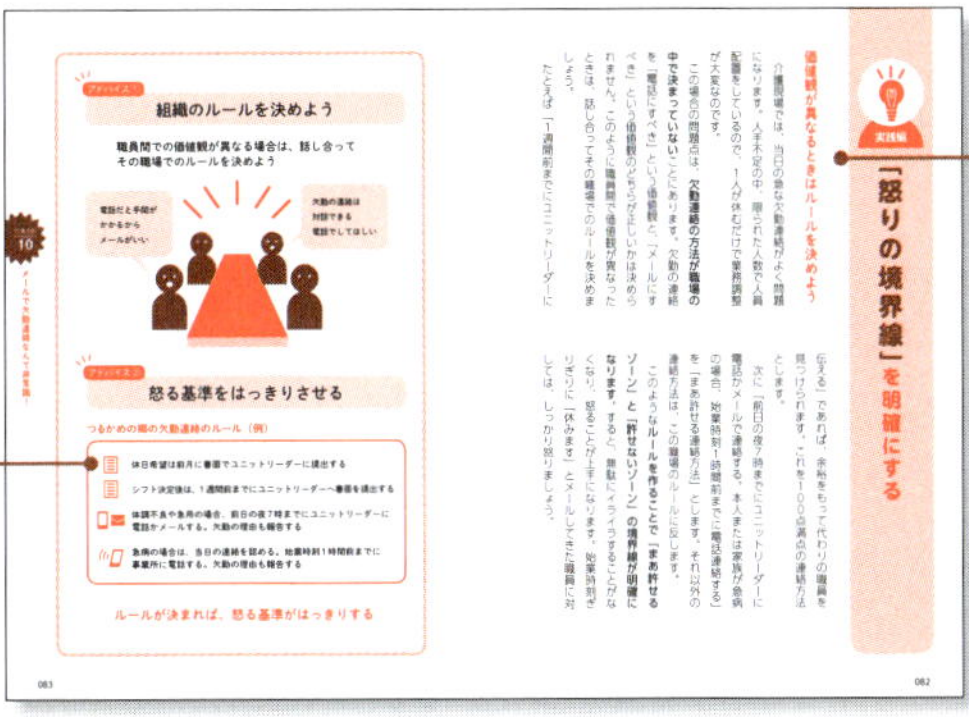

実践方法をテキストで学ぶ

対処の仕方がひと目でわかる

怒りの雑学

本文に載せきれなかった、知ると面白い怒りについての知識を紹介します。

私のアンガーマネジメント体験

実際にアンガーマネジメントを学び、実践した介護職の方の体験談です。

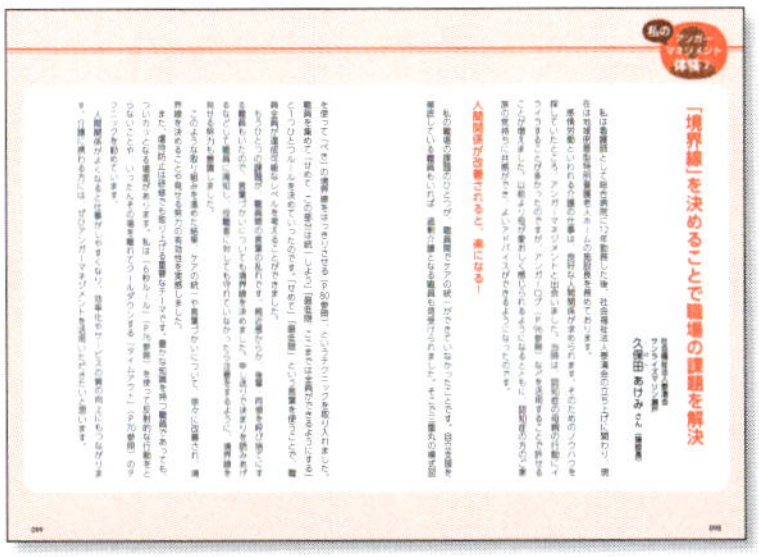

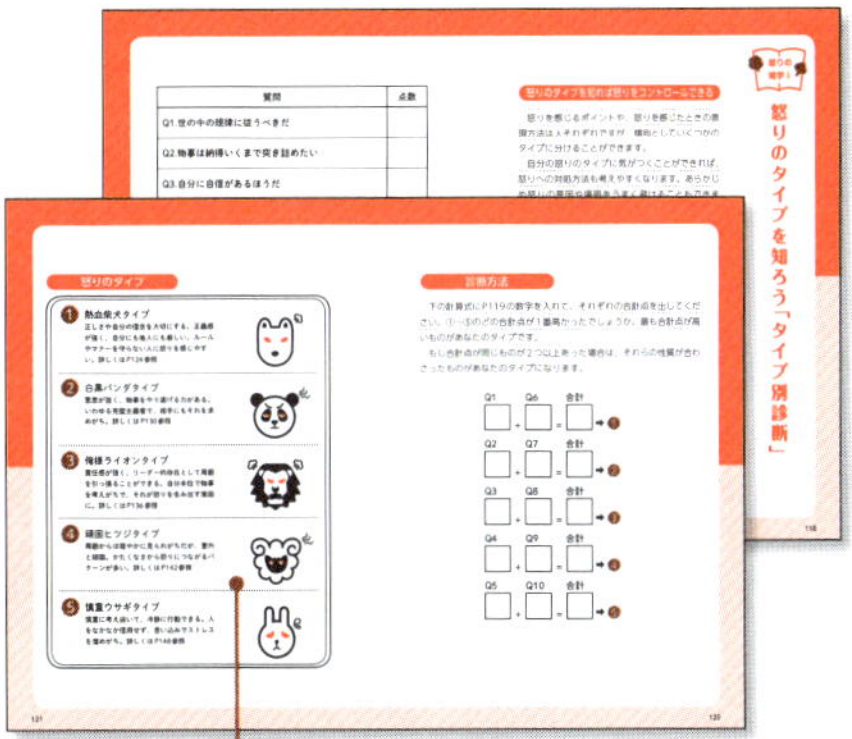

怒りのタイプを診断できる

CONTENTS

介護現場の怒りの事例30

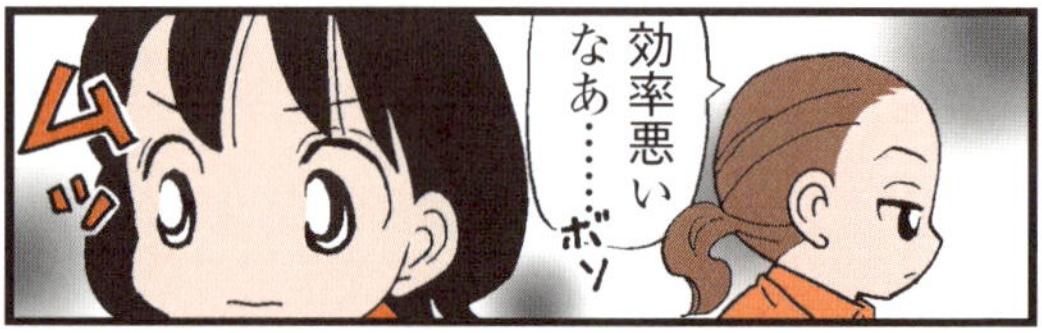

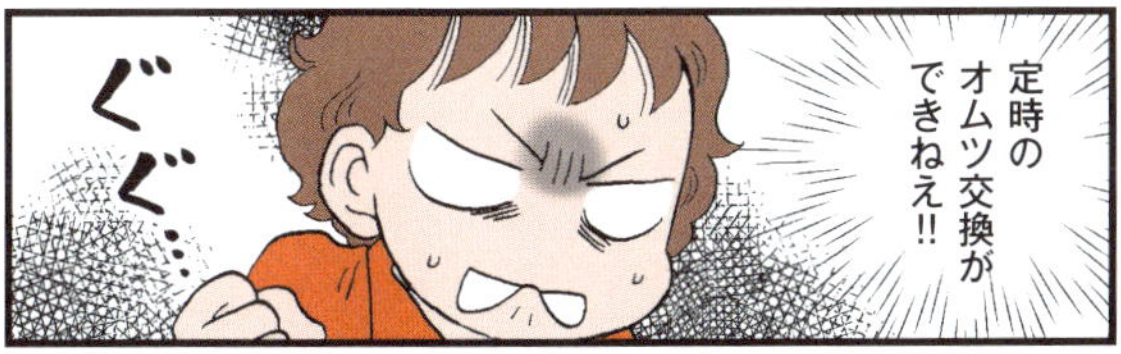
定時のオムツ交換ができねえ!!
ぐぐ…

CONTENTS

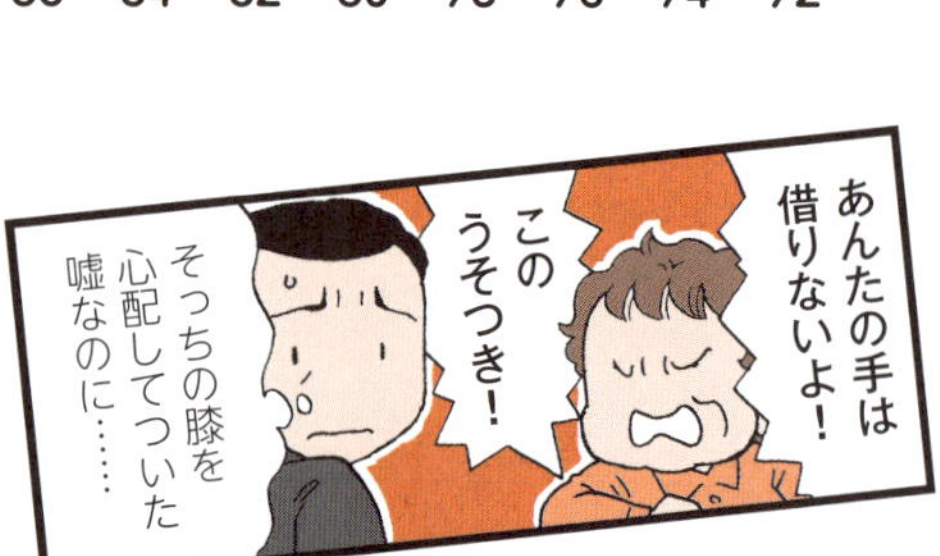

あんたの手は借りないよ！
このうそつき！
そっちの膝を心配してついた嘘なのに……

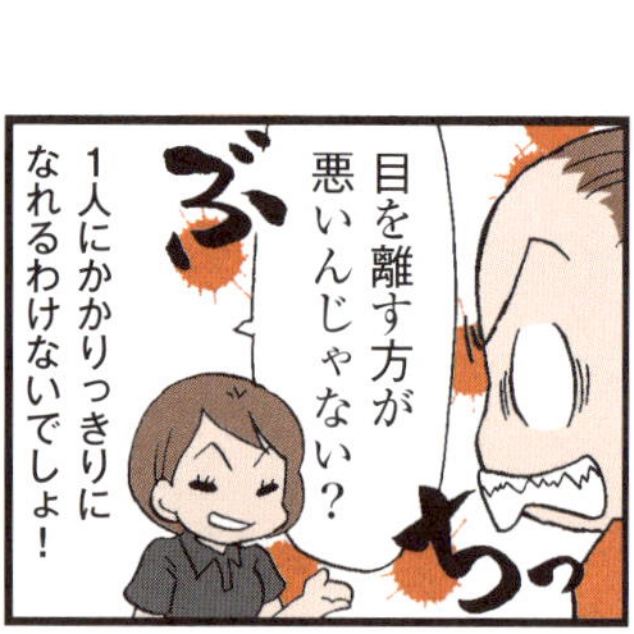

目を離す方が悪いんじゃない？
ぶ
ちっ
1人にかかりっきりになれるわけないでしょ！

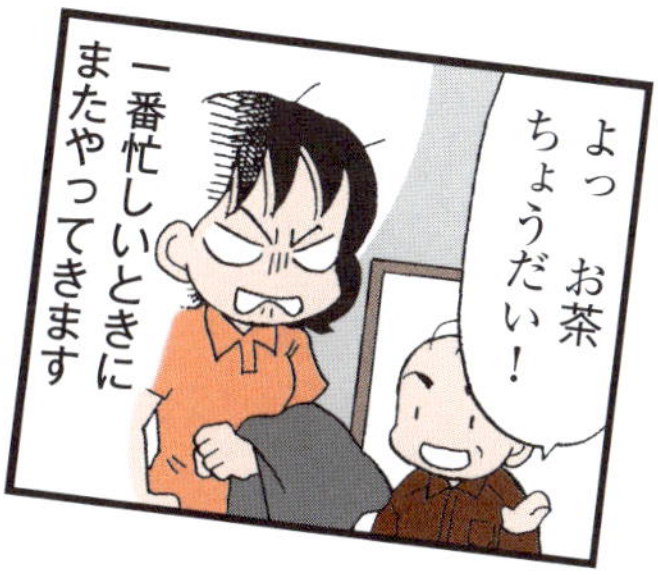
よっ　お茶ちょうだい！
一番忙しいときにまたやってきます

CONTENTS

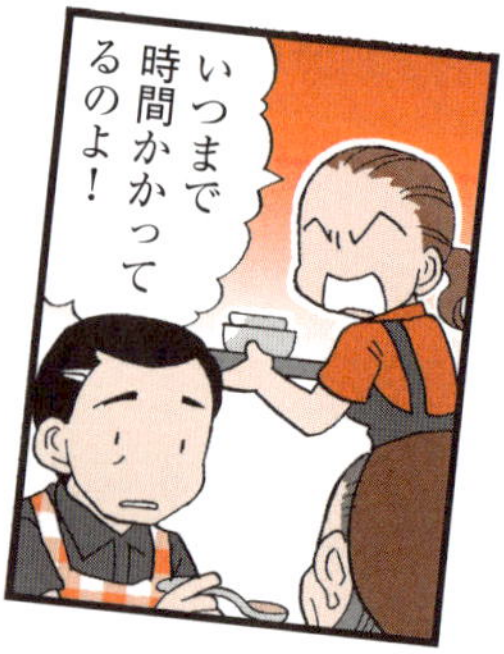

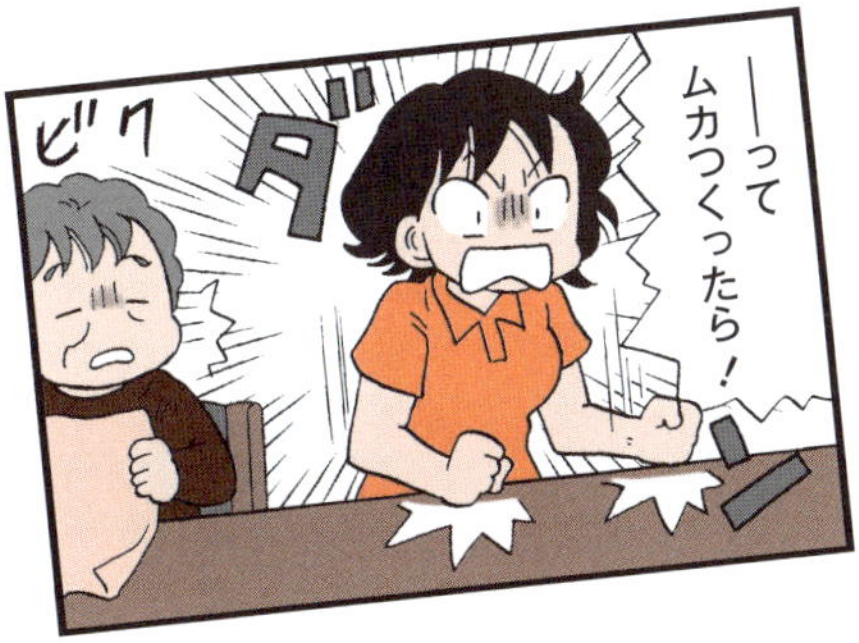
ビク
ダ
――って
ムカつくったら！

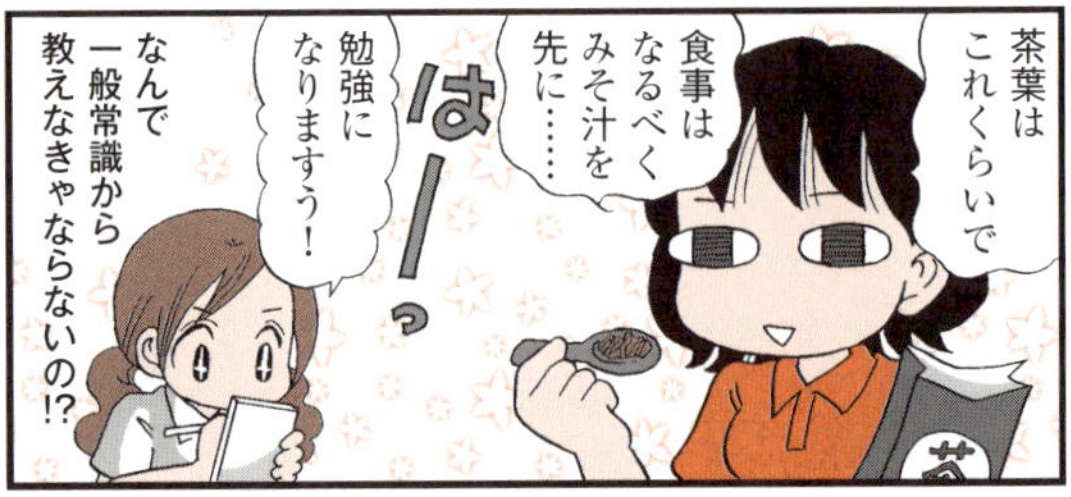
茶葉はこれくらいで
食事はなるべくみそ汁を先に……
はーっ
勉強になりますう！
なんで一般常識から教えなきゃならないの!?

介護現場の怒りの事例30

CASE 01

どうして私より あの人が評価されるの？

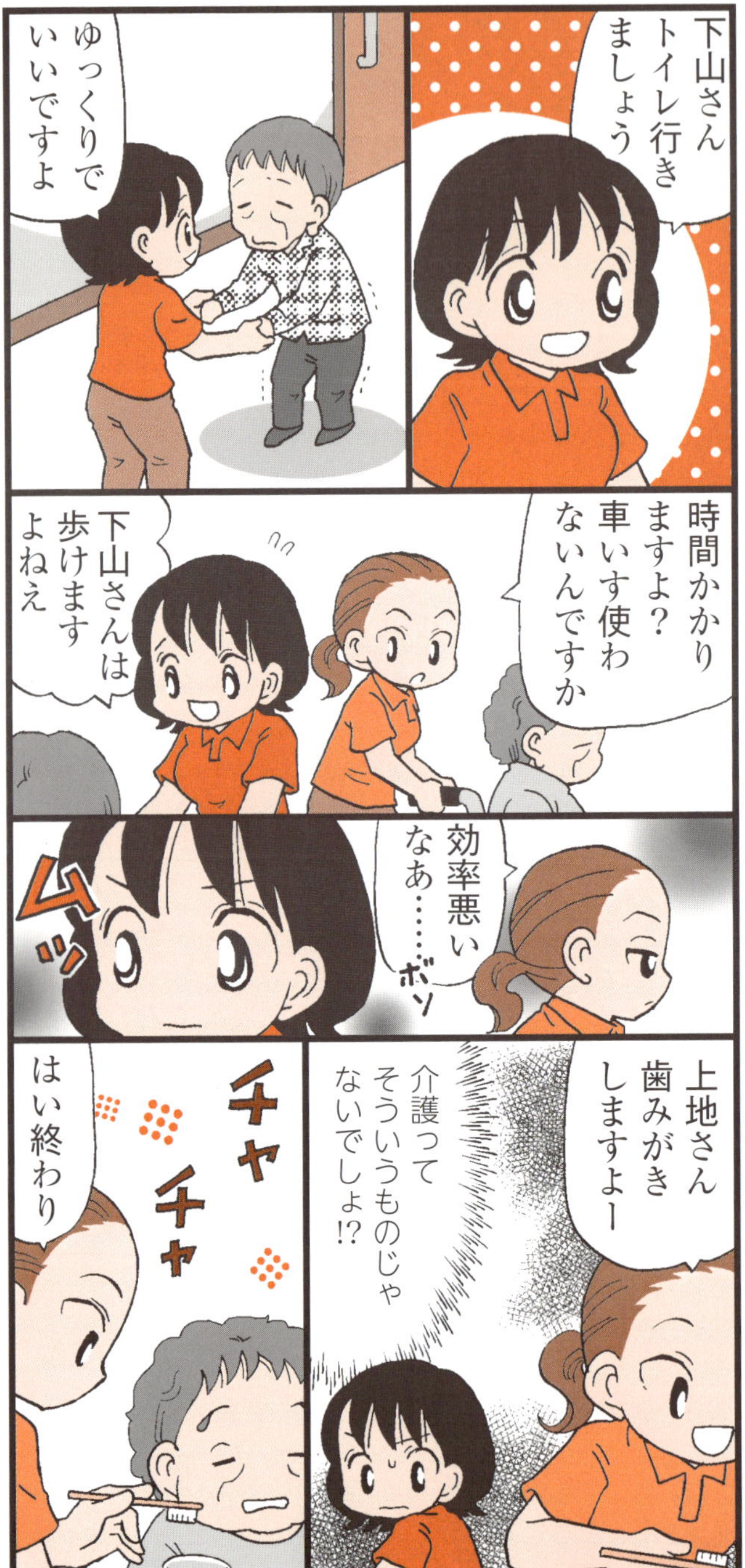

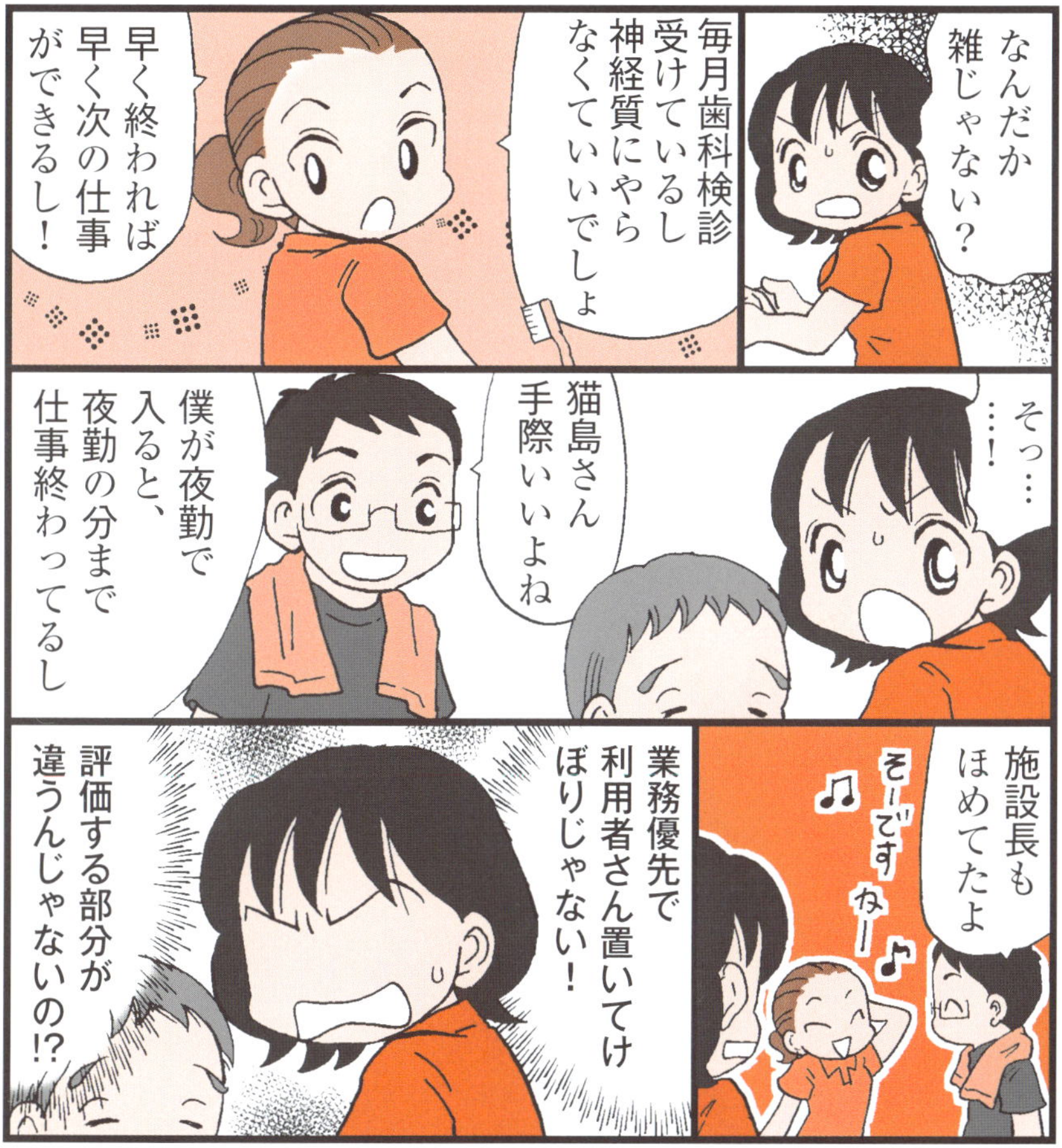

怒ってはいけないと思い込んでいませんか？

介護の現場にはさまざまな介護観を持つ職員が働いています。効率重視の猫島さんのケアについて白鳥さんは「もっと利用者に寄り添って進めるべき」だと感じていますが、口に出して言えません。

しかも、施設長が手際のいい猫島さんを評価していることにも「違うのでは？」と怒りを感じていますが我慢しています。

怒ると人間関係が悪くなるという思い込みなどから、多くの人は白鳥さんのように怒りを溜め込んでいます。あなたも怒ってはいけないと思い込んでいませんか？

知識編

怒る必要があるときは、怒る

怒りについての4つの誤解

あなたは怒りについて学んだことがありますか？「真剣に考えたことがない」という人が多いのではないでしょうか。多くの人は怒りについて、次のような4つの誤解をしています。

①怒りは悪　私たちは子どものころから「怒るのはよくないこと」だとしつけられてきました。そのため、理由もわからないまま、怒りの感情がわくと抑えつけようとします。

②怒ればなんとかなる　力づくでなんとかなるという思い込み。しかし、怒りをストレートに表現すると、状況がさらに悪くなりがちです。

③怒りは吐き出せばいい　怒りを吐き出している間、怒りの渦中に自分を置くことになり、相手だけでなく自分も傷つけます。

④怒りは制御できない　実は怒りは自分でコントロールすることができます。制御できないと考える人は、コントロールすることを放棄しているということです。

この事例でも、怒りを悪と考えて怒りの感情を抑えつけてストレスを溜め込んでいますが、何かのきっかけでそのストレスは爆発してしまいます。それでは怒りをうまくコントロールしているとはいえません。

怒りは自然な感情でそもそも善悪はなく、怒ることは悪いことではありません。**怒る必要があるときは怒ってよい**のです。

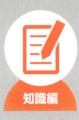

「怒る」ことは悪いことではない

×「怒り」を我慢して、内側に溜め込む

怒りを我慢すると、いつまでもイライラを引きずったり、
いきなり溜まったストレスを爆発させてしまったりする

○怒る必要のあることは上手に怒り、怒る必要のないことは怒らない

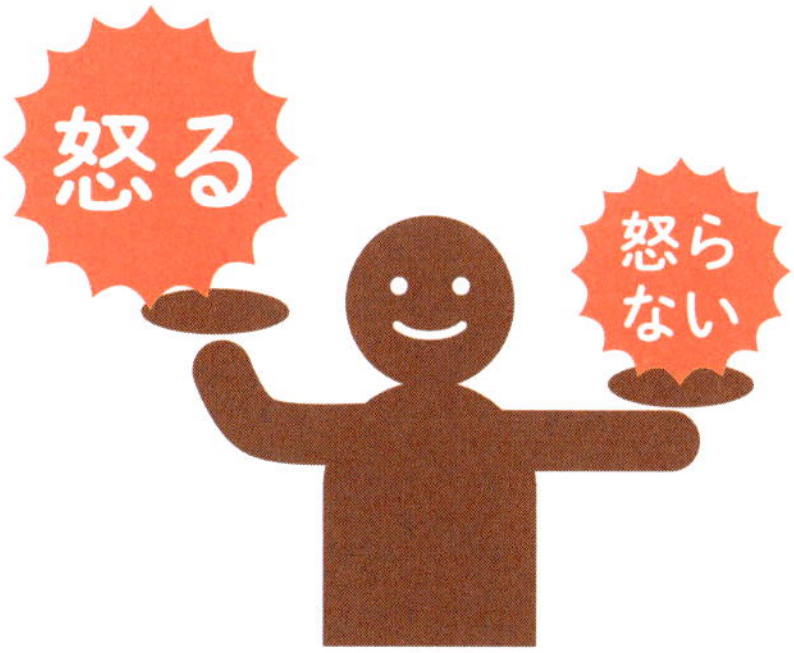

「怒る」「怒らない」を自分で判断できることが大切

実践編

怒るときの判断基準は「後悔」するかどうか

怒りを抑え込むことのリスク

私たちが生活している中で、怒らなくてはいけない場面はたくさんあります。怒るのを我慢してストレスを溜め込んでしまうと、心身に不調をきたすことがあります。

さらに、怒るべきときに怒らないと、相手の主張をそのまま受け入れることになってしまって、理不尽な状態はそのまま放置されます。

その一方で、怒らなくてもいい場面で怒ってしまうこともあります。イライラしているときに、身近な人に向かってつい怒鳴ってしまい、後で罪悪感にさいなまれた経験はありませんか?

大切なことは**怒りと上手につきあって、コントロール下に置くこと**です。

後悔するなら怒りを伝えよう

実は、怒る必要のあることと、怒る必要のないことの判断基準は**「後悔」**です。

怒らなかったことで後悔するのであれば、それは怒る必要のあることです。怒ったことで後悔するのであれば、それは怒る必要がないことです。

「効率重視のケアは間違っています。利用者の自立を支援するケアをしましょう」と伝えなかったことで後悔の念を覚えるのなら、白鳥さんは同僚や施設長にきちんと伝えるべきです。あなたも怒りの感情がわいたときは未来の自分が「後悔」するかどうかを判断基準にしてみてください。

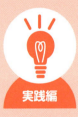

アドバイス

後悔するなら怒りを伝えよう

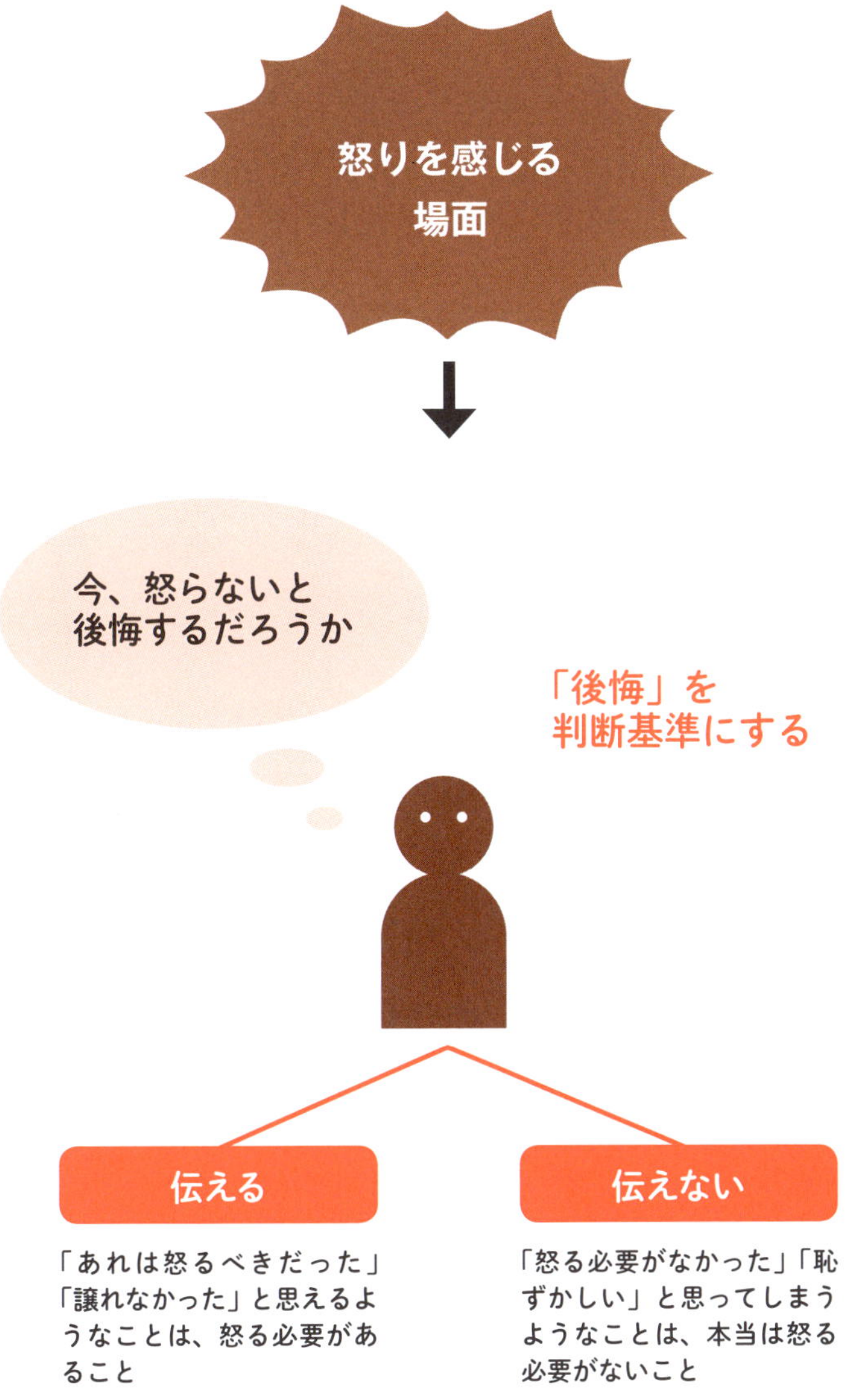
怒りを感じる
場面
今、怒らないと
後悔するだろうか
「後悔」を
判断基準にする
伝える
「あれは怒るべきだった」「譲れなかった」と思えるようなことは、怒る必要があること
伝えない
「怒る必要がなかった」「恥ずかしい」と思ってしまうようなことは、本当は怒る必要がないこと

CASE 02

利用者からの暴力に、ついカッとなってしまい……

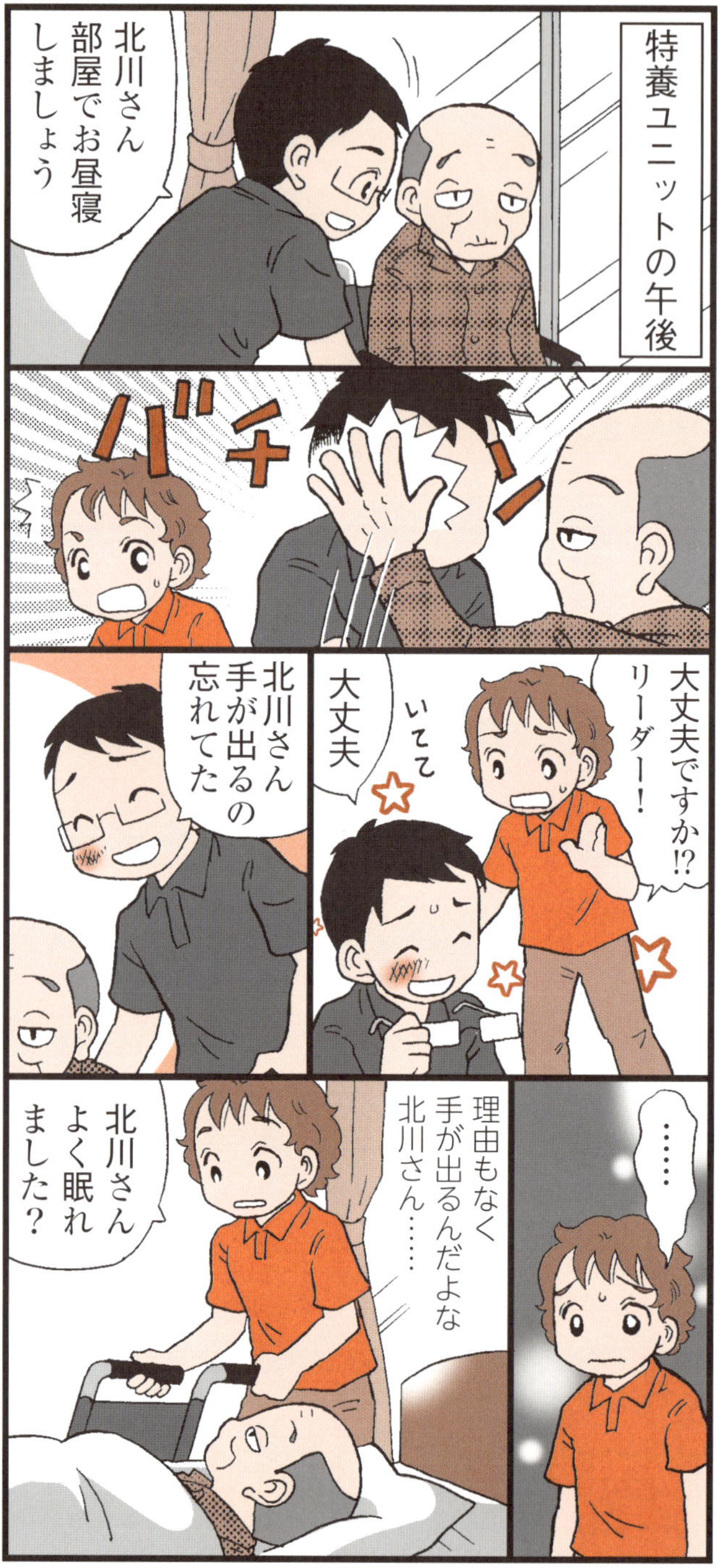

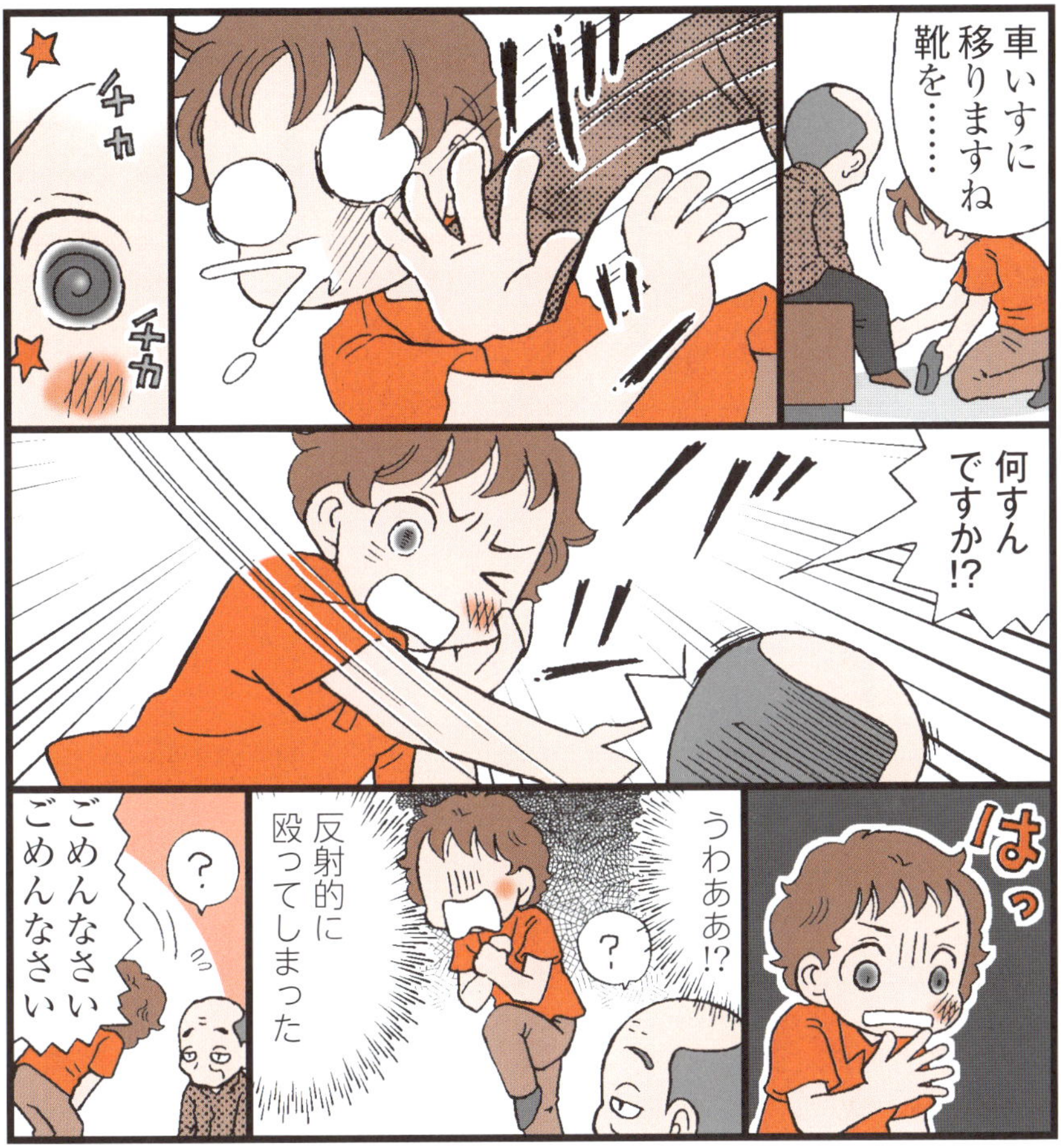

利用者も職員もお互いに身を守ろうとしただけ

しばしば職員を叩いてしまう北川さんに対して、犬井さんは「理由もなく手が出る人」と捉えています。しかし実際は職員の言動によって、何らかの脅威を感じ、自分を守るために叩いているのです。たとえば体調が悪くて移動することがつらかったのかもしれません。

その一方で犬井さんは、反射的に利用者を叩き返してしまった自分の行動が信じられない様子ですが、これもまた身を守るための防衛行動なのです。つまり利用者も職員も、同じように自分の身を守るために相手を叩いてしまったことになります。

知識編

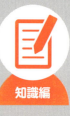

怒りは身を守るための「防衛感情」

動物は脅威に出合ったとき、戦うか逃げる

怒りは誰にでも備わっている自然な感情ですが、何のために備わっているのでしょうか？　実は、「防衛感情」と呼ばれるように、自分の**身を守るためのもの**なのです。

怒りの感情は動物にも備わっています。たとえば1頭の熊の縄張りに別の熊が入ってきて、この2頭がばったり出合ったとします。お互いにとって危険な存在ですから、怒りの感情がわいてきて臨戦状態になります。具体的には交感神経が優位になり、心臓の鼓動が速くなって体中に血液が大量に送り込まれるなどして「戦う」か「逃げる」ための準備が整うのです。自分の方が強いと判断したら戦いますし、勝てそうもなければ全力で逃げます。

これは1929年にハーバード大学・医学部教授のウオルター・B・キャノンによって提唱された「闘争・逃走反応」です。

大切なものが侵害されたときにわき起こる

人間は野生動物のような危険にさらされることはめったにありませんが、自分の地位、価値観、立場、考え方など、大切にしているものが侵害されると感じたときに、怒りという感情がわき起こり、自分を守ろうとします。

怒りは、**脅威から身を守るために必要不可欠な感情**なのです。

「怒り」は人間にとって必要な感情

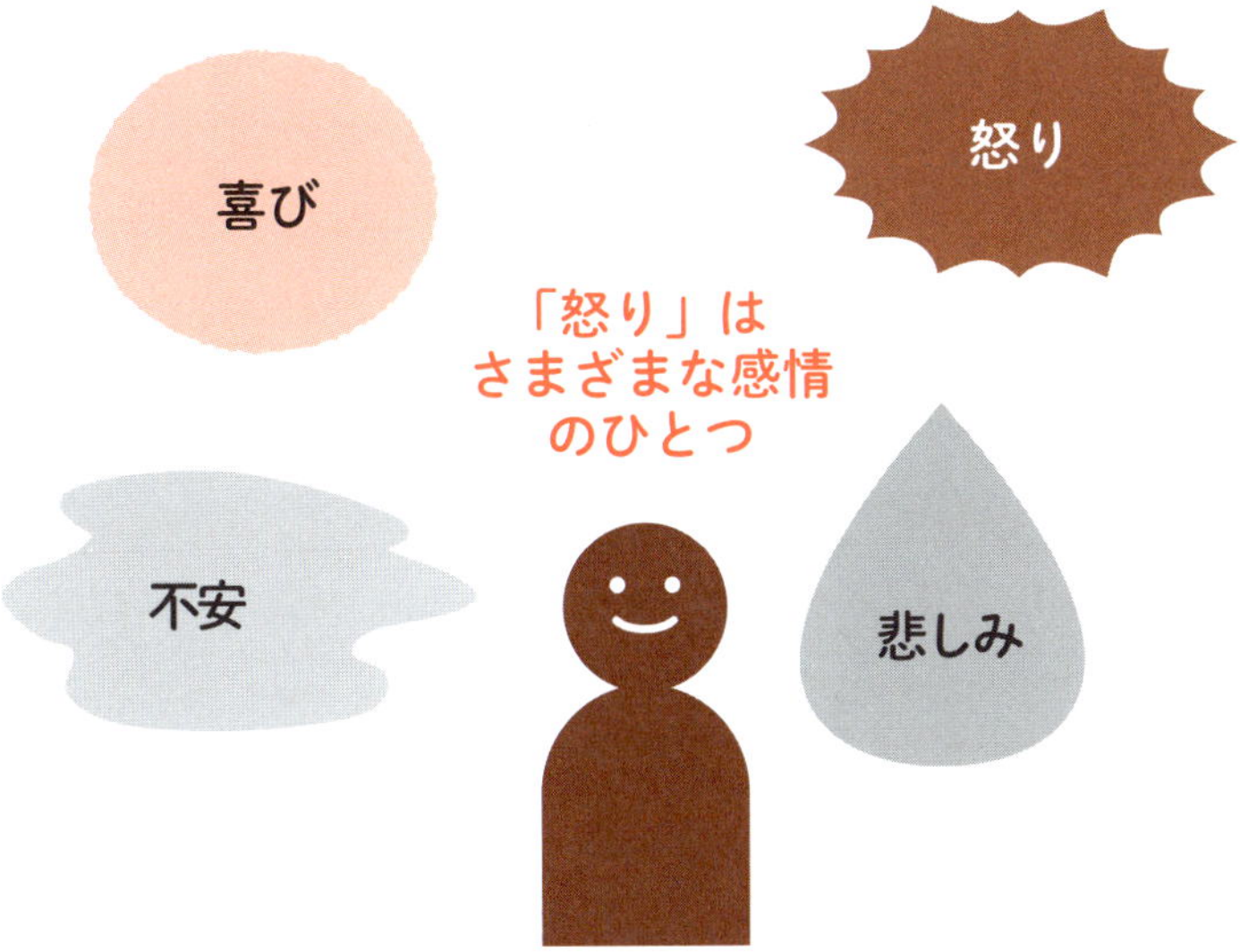
喜び
怒り
「怒り」は
さまざまな感情
のひとつ
不安
悲しみ

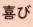

「怒り」は身を守るための感情

「大切なもの」が侵害されたときに
怒りがわき起こる

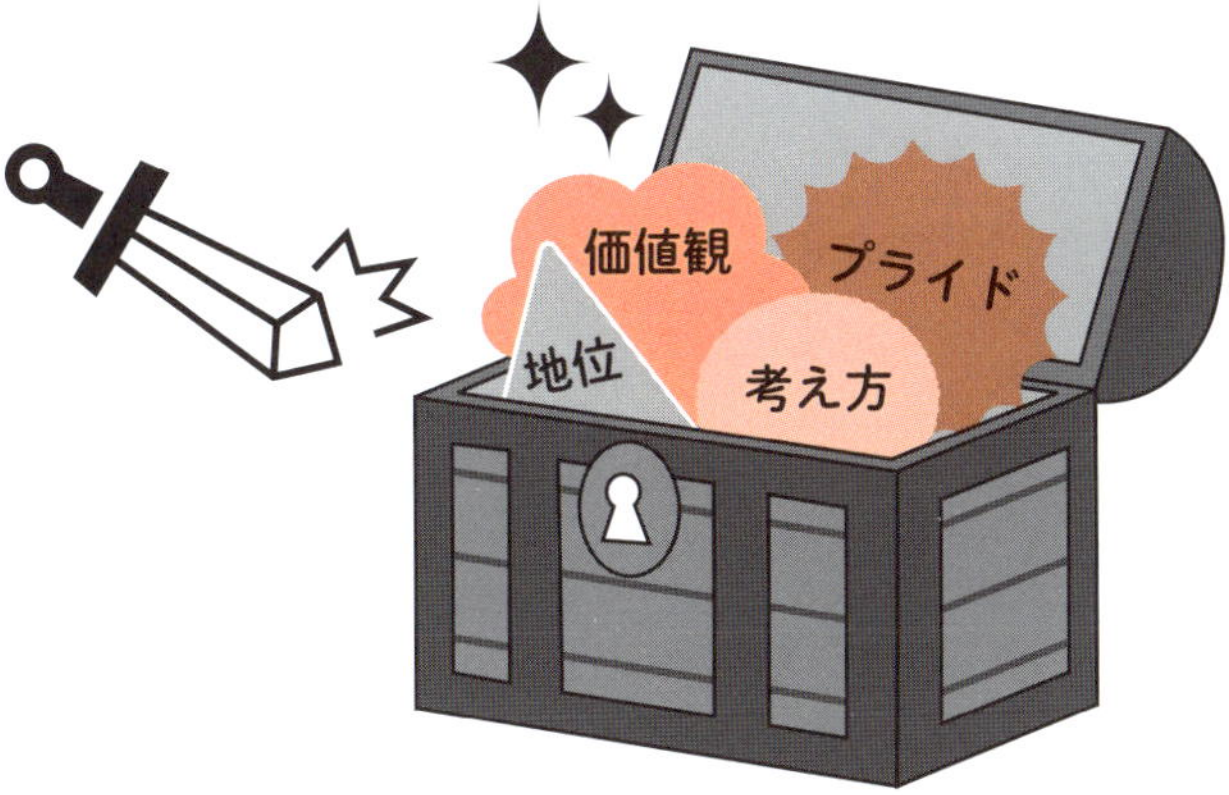

実践編

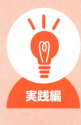

相手が何に脅威を感じたのか考えよう

先制攻撃ではなく防衛のための攻撃

あなたに対して怒っている人は、先制攻撃を仕掛けているのではなく、自分が大切にしているものや望んでいることが侵害されたと感じて、**防衛のために攻撃している**のです。そう考えると、怒っている人への見方が変わってきませんか?

利用者の北川さんについて、職員は「理由もなく手が出る人」と捉えています。つまり先制攻撃だと考えていますが、実は職員を叩くことにも必ず理由があり、防衛のための攻撃なのです。

利用者が職員を叩く理由とは?

要介護の高齢者の中には認知機能や身体機能が衰えて、自分の意思を伝えられない人が多くいます。そのような人の中には、人やモノを叩くことで自分の意思を伝えようとするケースが見られます。

北川さんに叩かれたとき、介護職として「**この人は何に脅威を感じたのか。どんな危険を感じたのか**」を考えてみましょう。たとえば視界が狭くなっているため職員に気づいておらず、「いきなり触られた」とびっくりしたのかもしれません。

一方、叩かれたことで、反射的に叩き返してしまった職員の行動もまた、自分の身を守るための防衛行動です。しかし介護職として利用者を叩くことは許されません。反射的に怒らないためのトレーニング(P68参照)を行いましょう。

アドバイス①

怒っている人への見方を変えよう

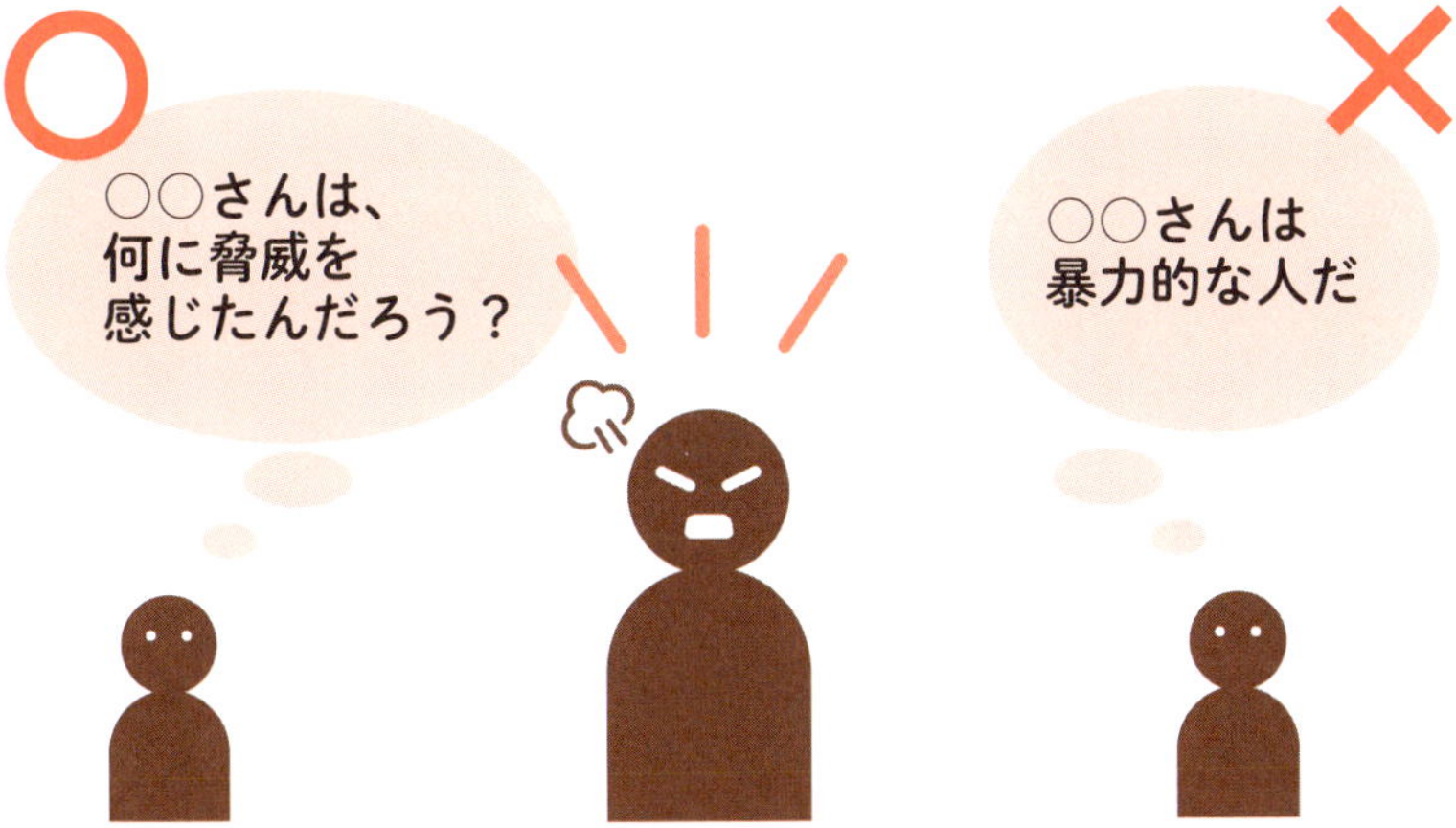
○○さんは、
何に脅威を
感じたんだろう？
○○さんは
暴力的な人だ

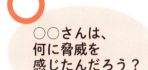

怒りを「先制攻撃」ではなく
「防衛反応」と捉える

アドバイス②

相手の感じた脅威から解決策を見つけよう

解決策の例

北川さんは、横や後ろから話しかけると手が出るようだ

↓

認知機能が低下して、視界が狭くなっているのかもしれない

↓

**介助の前には必ず正面から話しかけるようにしたら、
手が出なくなった**

CASE 03
丁寧に対応したつもりがクレームに

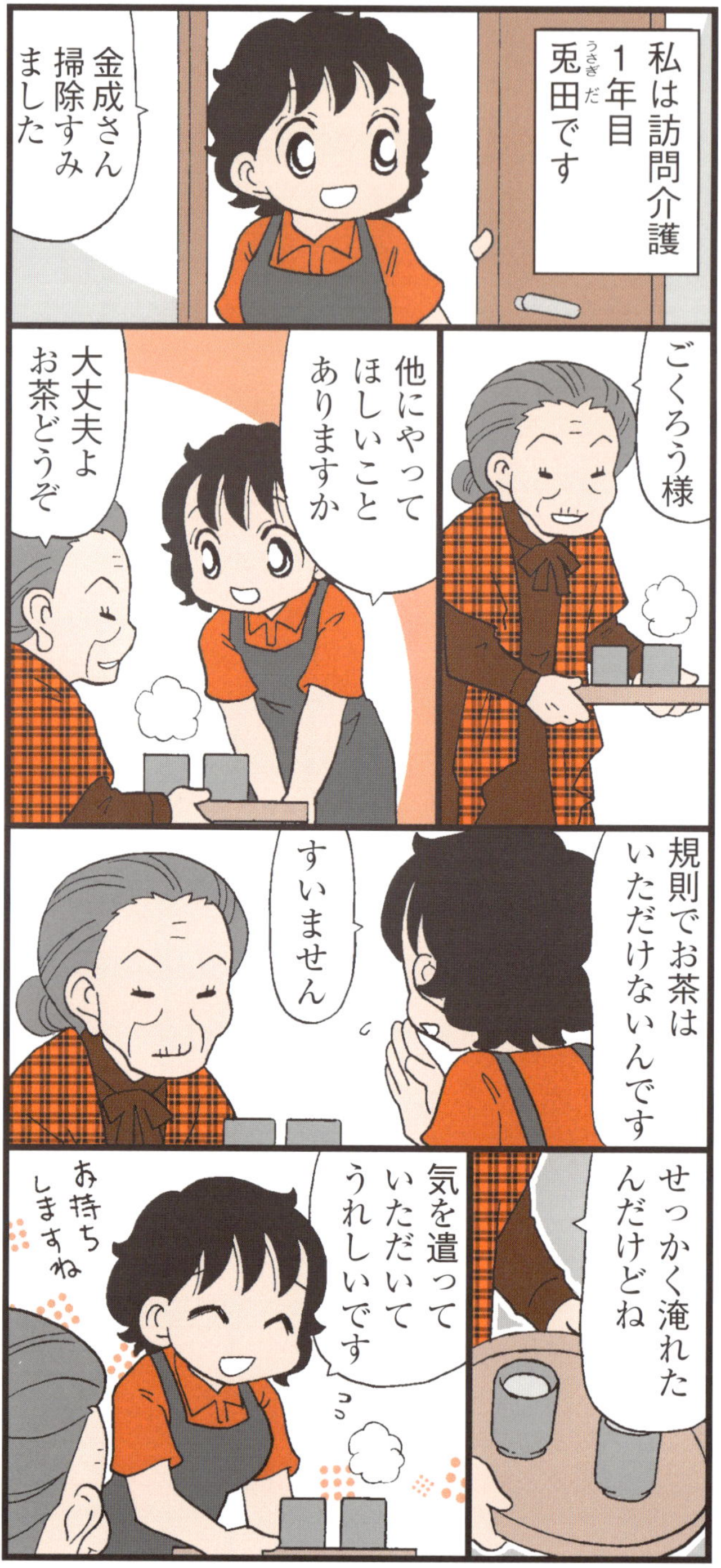

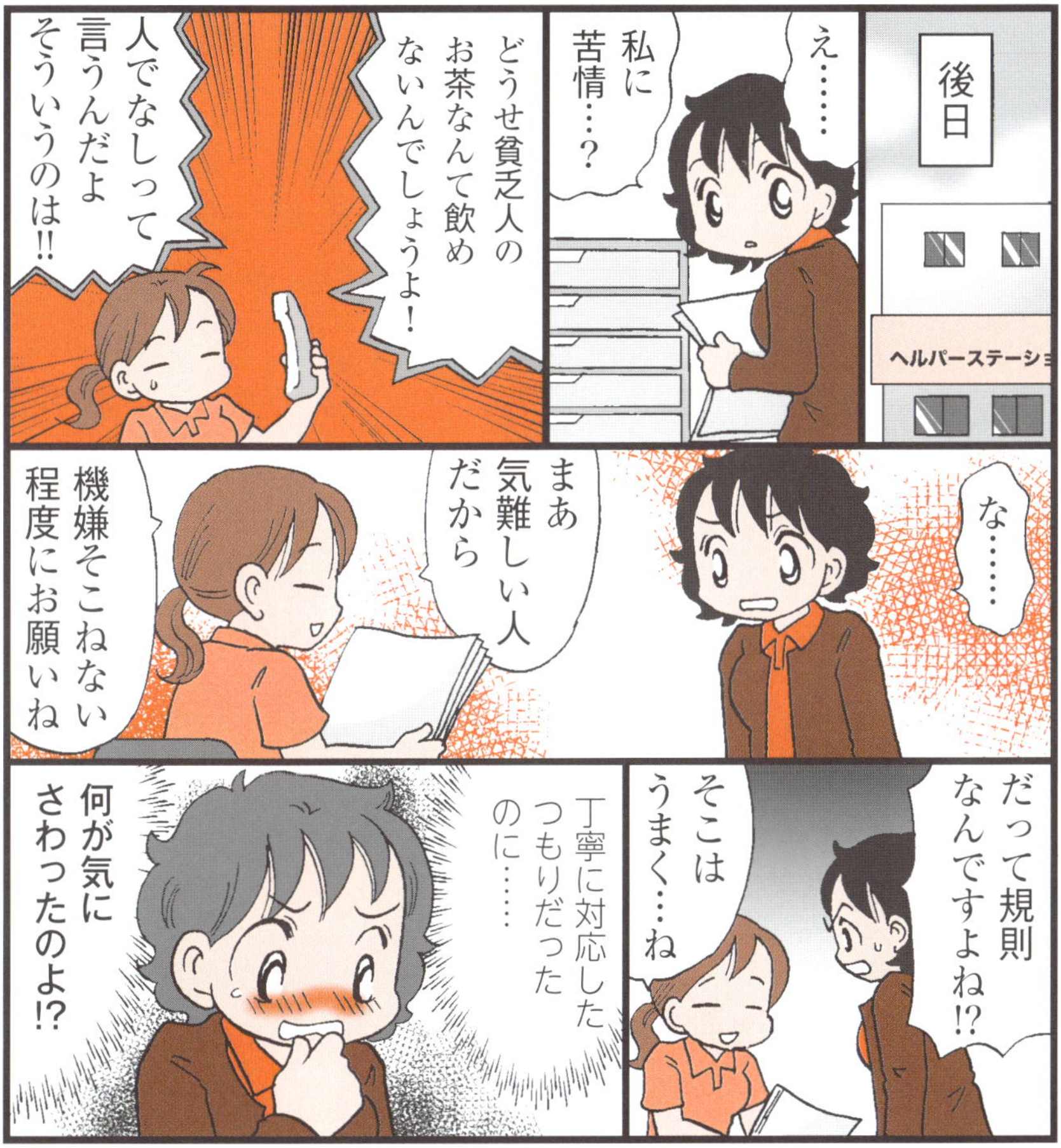

教科書どおりの対応に怒る利用者

「自分は規則をきちんと守っただけ。お茶を断るときも、気を悪くされないように十分配慮した。それなのになぜ利用者さんの怒りを買って、クレームに発展したのだろう？」

新人ヘルパーの兎田《うさぎだ》さんがショックを受けるのも当然と言えば当然です。何かミスしたわけでもなく、教科書どおりの対応をしたことで、クレームを受けたわけですから。

しかし、怒りが生まれるメカニズムを知ると、思いもよらないことが人の怒りを引き出してしまうことがわかります。なぜなら人の価値観は千差万別だからです。

知識編

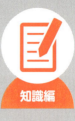

怒りは**段階**を踏んで生まれる

怒りが生まれるメカニズムを知る

怒りをコントロールするには、まず怒りのメカニズムを知る必要があります。怒りの感情は一瞬で生まれるものではなく、左ページの図のように**三段階のステップ**を踏みます。このプロセスを把握しておきましょう。

第一段階は**出来事との遭遇**です。たとえば施設長から「今年の夏祭りの実行委員になってください」と頼まれたとします。

第二段階はこの**出来事の意味づけ**です。Aさんは「今でも忙しいのに、これ以上よけいな仕事が増えるのは嫌だ」と考えたとします。すると第三段階で「ムカつく」と**怒りの感情が生まれます。**

「意味づけ」は人によって千差万別

しかし、同じく実行委員に選ばれたBさんは第二段階で「他の部署の職員といっしょに活動できるので楽しそうだ」と意味づけるかもしれません。すると怒りではなく、喜びの感情が生まれます。

つまり**あなたを怒らせているのは出来事そのものではなく、それをどう意味づけするか**ということです。Aさんのようにネガティブに考えると怒りが引き起こされますが、Bさんのようにポジティブに考えると怒りは生まれません。

この**意味づけは、その人の捉え方や考え方によるもの**です。同じ出来事であっても、意味づけはそれぞれ異なります。

怒りは３つの段階を踏んで発生する

❶出来事

施設長から「今年の夏祭りの実行委員になってください」と頼まれた

↓

❷意味づけ

出来事について考え、意味づけをする

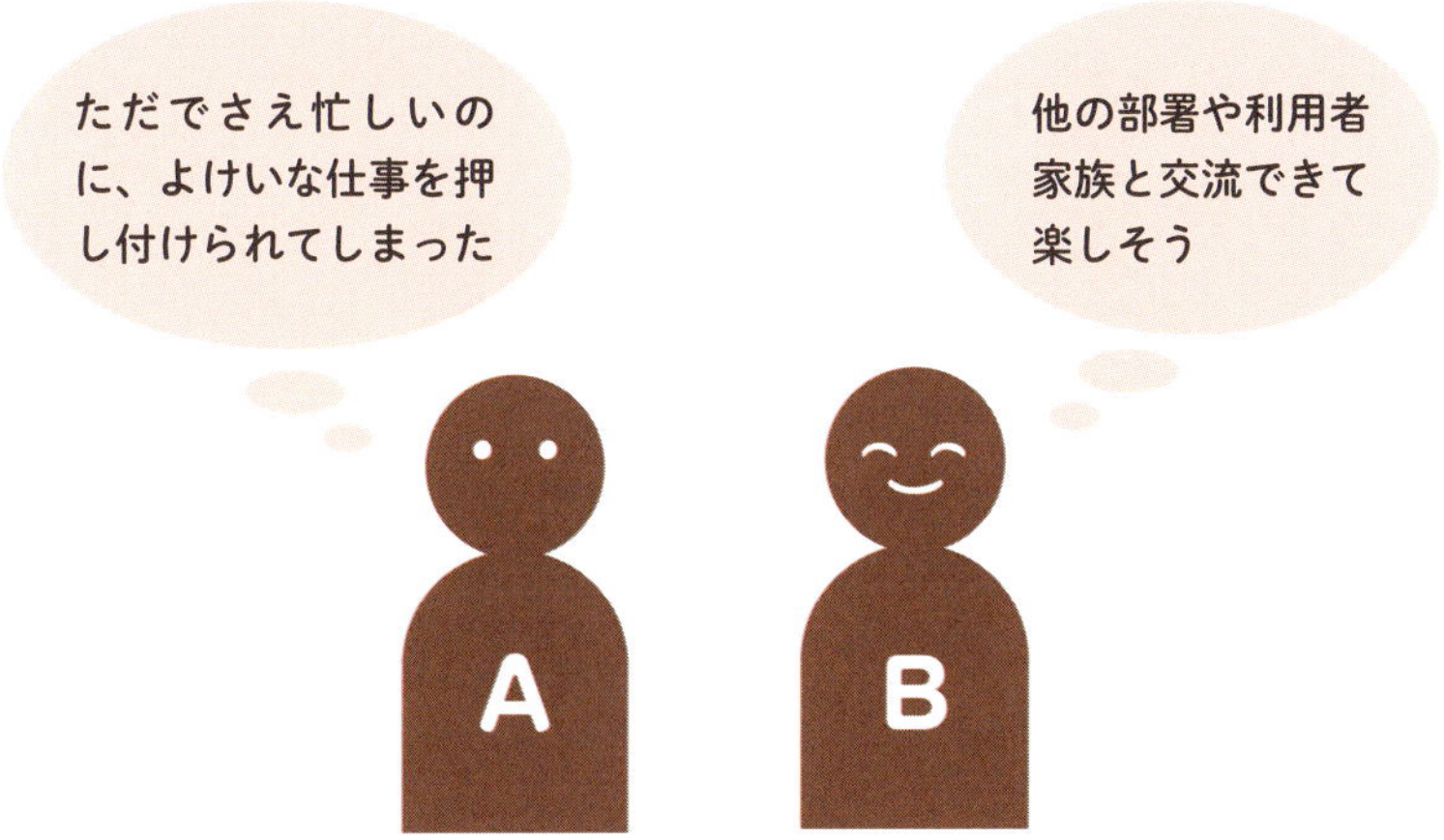
ただでさえ忙しいのに、よけいな仕事を押し付けられてしまった
他の部署や利用者家族と交流できて楽しそう
A
B

↓

❸感情の発生

Aさんのように考えると、怒りの感情が発生する

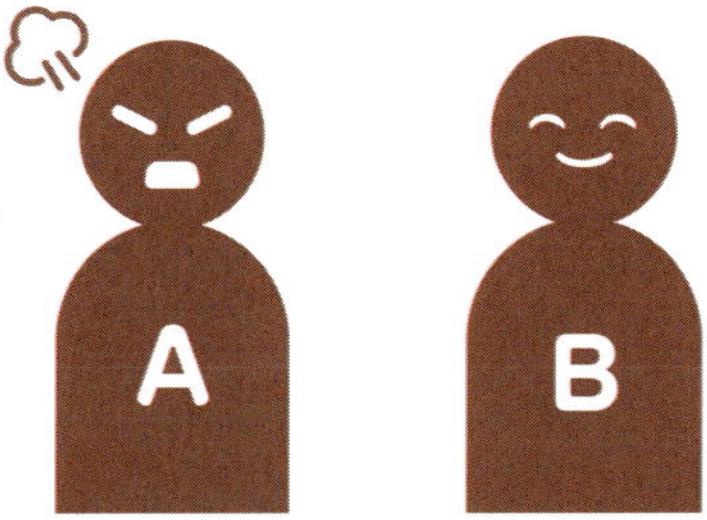
A
B

実践編

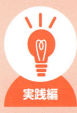

自分と違う「意味づけ」に振り回されない

どのように「意味づけ」したか考える

私たちの日常では「意味づけ」が瞬時に行われるため、三段階のステップについて意識することはほとんどありません。そのため「怒りは突然わいてくるやっかいなもの」と感じてしまうのです。

しかしこのステップを知ることで、イラッとしたとき、**「自分はどんな意味づけをしたのか」**を考えてみることができるようになります。ぜひ試してみてください。

他人の「意味づけ」を気にしない

では訪問介護の利用者の怒りを買ってしまった事例を見ていきましょう。第一段階の「出来事」は兎田さんが利用者の淹れたお茶を断ったことです。第二段階の「意味づけ」は、利用者が「好意で淹れたお茶を断るのは、自分を馬鹿にした証拠」と考えたこと。その結果、第三段階で怒りの感情が引き起こされてしまいました。

「意味づけ」はそれぞれの価値観で行われるため、**思いもよらないことが怒りの感情を引き出してしまう**ことがあります。今回のように「自分は正しいことをした」と思えるなら、**他人の意味づけを気にしない**ことです。別の利用者だったら「兎田さんはルールを守るきちんとした人」という意味づけをしたかもしれないのです。どうしても気になってしまう人は、P54の他人の評価を気にしない練習を行ってみてください。

アドバイス

「意味づけ」に振り回されない

❶出来事　兎田さんが、利用者の淹れたお茶を断った

↓

❷意味づけ

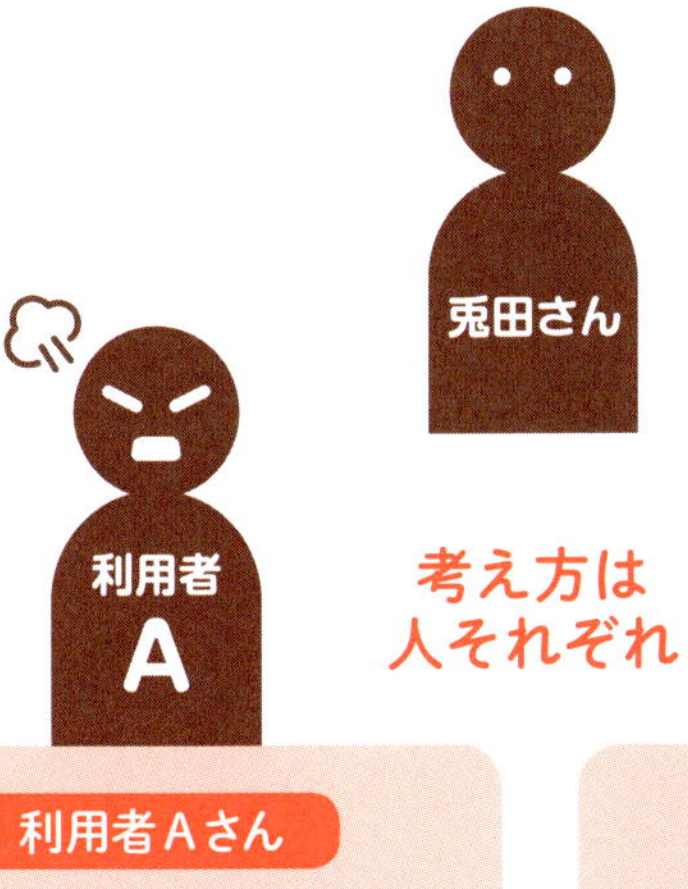
兎田さん
利用者 A
考え方は
人それぞれ
利用者 B

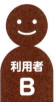

利用者Aさん

好意で淹れたお茶を断られた。
兎田さんは自分を馬鹿にしている

利用者Bさん

兎田さんは決められたルールをきちんと守る、信頼のおける人だ

「出来事」をどう解釈したかによって怒りが生まれる

↓

同じ出来事でも、怒る人と怒らない人がいる

怒りの
雑学①

怒りは上から下へ流れる

怒りは立場が弱い人へ向けられる

怒りは、上から下へ流れるという傾向があります。上司から部下へ、先輩から後輩へ、あるいは親から子へと、人間関係において強い立場の人から弱い立場の人へと流れていきます。

社会問題となっている高齢者虐待は、上から下へ怒りが連鎖していく中で起きることがあります。虐待防止のためにも、介護職は自分に向けられた怒りを「下に流さない」と、強く意識することが大切です。

▶ 怒りの連鎖の例

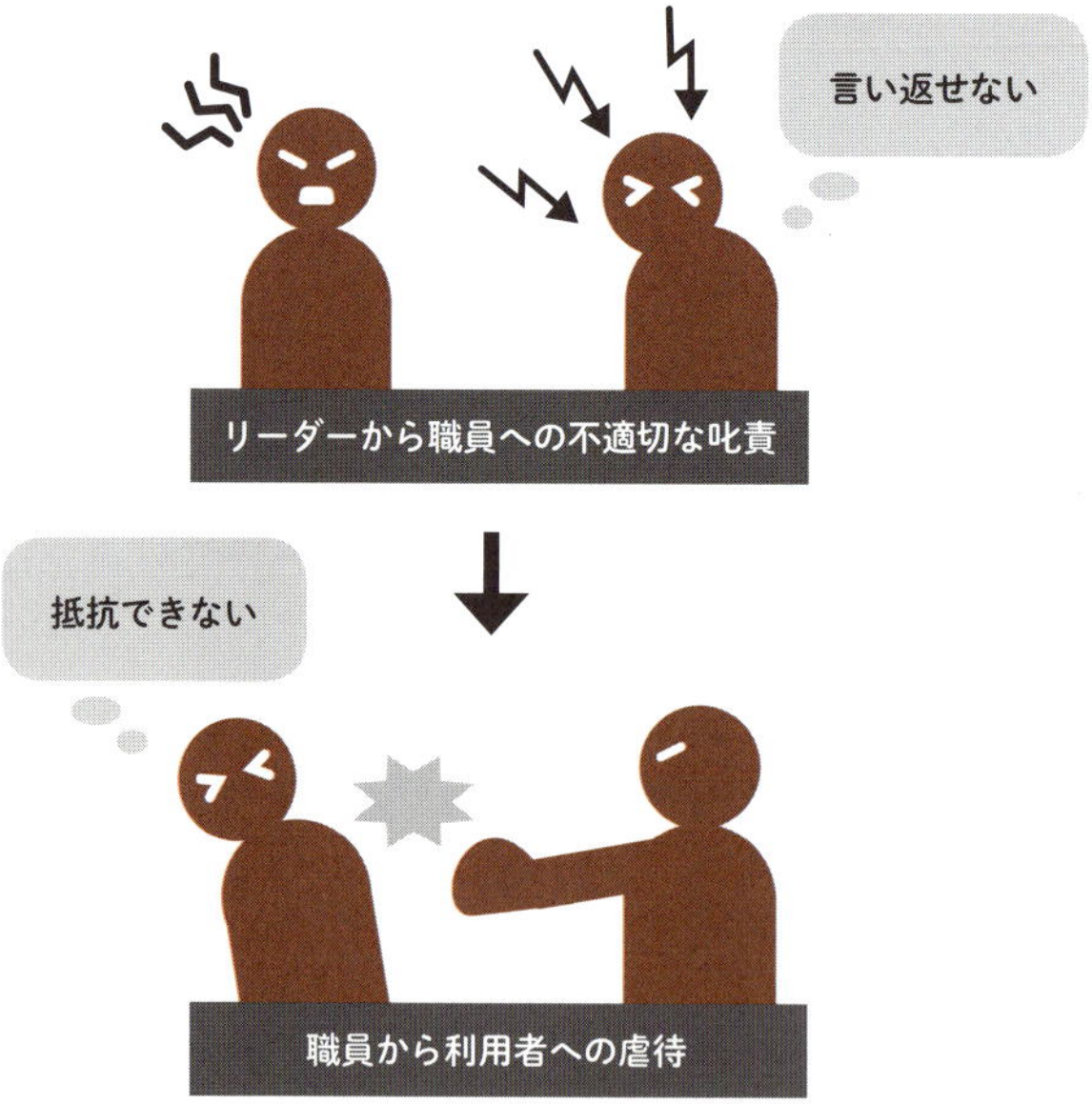

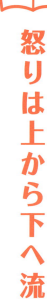

優位な立場を利用した怒り

人はつい、逆らえない相手に対して怒りをぶつけてしまいます。自分の怒りは立場を利用したものでないか見つめ直してみましょう。上司から部下に対して不適切な叱責や行為を行った場合、その内容や状況によってはパワーハラスメントにあたる場合もあります。

インターネット上では「匿名だから自分だとはバレない。何を言っても大丈夫」という心理が働く

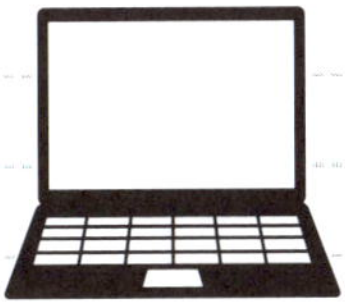

また、年齢や仕事上の役職だけに優位性があるわけではありません。匿名を使って、インターネット上で相手を攻撃することも、上から下に流れる怒りのひとつです。

自分が攻撃される心配がないという優位な立場を利用して、相手を強く批判している人がインターネット上に見受けられますが、匿名心理が働くと、怒りは増幅されやすくなります。

車に乗るだけで、自分が強くなったと勘違いしやすい。歩行者など弱い立場の人を傷つけてしまうことも

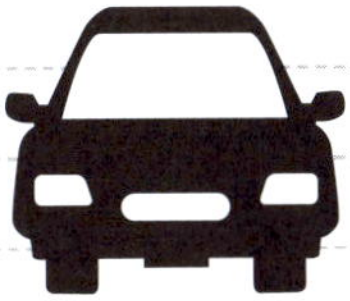

車を運転しているときにも、匿名で投稿するときと似た心理作用が働きます。車という強い鎧をまとうことで、自分自身が強くなったと勘違いして、普段はおとなしい人が乱暴な運転をすることがあります。

認知症の方の第一次感情に注目

西部ガスライフサポート株式会社
アンペレーナ百道
吉川《よしかわ》 高貴《こうき》さん（介護職員）

私は卸小売業などの仕事を経て介護業界に転身し、今年で13年目を迎えました。現在は介護福祉士として福岡市内の介護付き有料老人ホームに勤めています。24階建ての大きな施設で、私が担当しているのは介護が必要な方が入居されている3～4階のフロアです。

私がアンガーマネジメントファシリテーター養成講座を受講したのは2015年の夏でした。そのころ職場でいくつかの課題に直面して悩んでいたのです。まず、徘徊や異食、暴言などを繰り返す認知症の方の対応を迫られる中で、心のゆとりを失い、自分が理想とする介護ができなくなっていました。

また介護の現場はどこも慢性的な人手不足ですが、多忙な日々が続くことで何人かの職員が疲弊し、常にイライラしているため、チームケアがうまく機能しなくなっていました。

そんな中、大学時代の友人からアンガーマネジメントを勧められ、安藤俊介氏の著作を読んだり、入門講座を受講したりしたところ「もっと学んでみたい」と感じ、アンガーマネジメントファシリテーターとアンガーマネジメント叱り方トレーナーの資格を取得したのです。

相手との信頼関係構築にも役立つ

アンガーマネジメントには「怒りの奥にある第一次感情に目を向けよう」という考え方があります が、私は怒りっぽい認知症の方の第一次感情に注目してみました。すると「持病が再発するのではないか」という強い不安を抱いていらっしゃることに気づきました。そこで不安を取り除くために「お医者様も再発しないとおっしゃっていますし、私たちも常に気をかけて、急変時にはすぐ医療におつなぎしますから安心してください」と、何度も声かけしたのです。すると徐々に精神的に落ち着いて、いまでは職員を叱責することがなくなり、私も心のゆとりを取り戻すことができました。

一方、イライラしている後輩職員の第一次感情が「時間内に仕事を完了できない焦りや不安」だと気づき、じっくり相談に乗った結果、「不安感が軽減しました」と言ってもらうことができました。第一次感情に注目することで、相手は「この人は、私のことを気にかけてくれている」と感じ、お互いの信頼関係が深まることも実感しました。

介護職は、利用者、家族、職員など、多様な人と関係性を構築しながら仕事をこなしていくので疲弊しやすい環境にあります。だからこそ、アンガーマネジメントを学んで、モチベーションアップ、接遇面の向上や他職種との連携に活かしていただきたいと思います。

CASE 04

頻繁なコールにイライラ

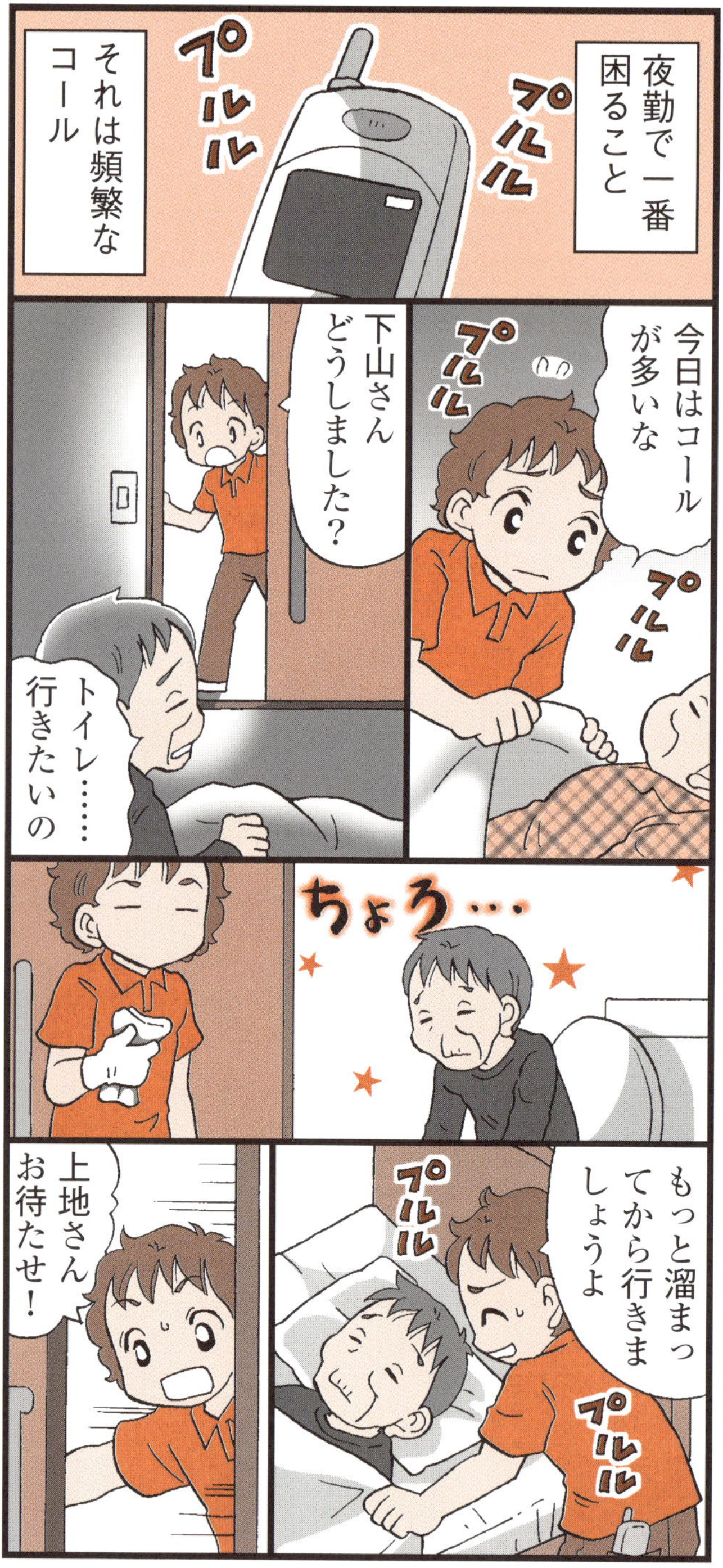

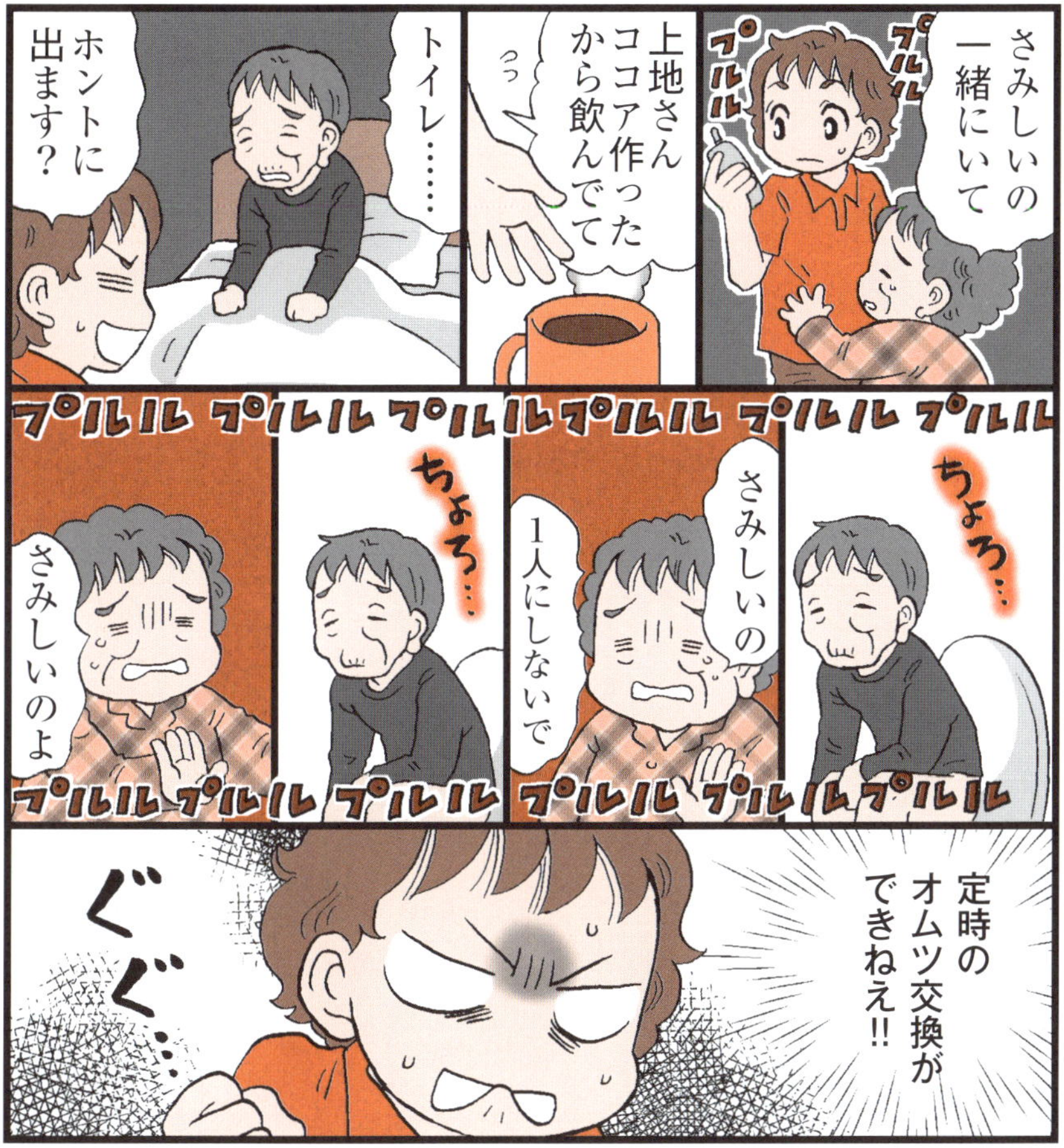

心に余裕がなくなるとナースコールにイライラ！

人員配置が少ない夜勤は、介護職員にとってストレスが大きくなる時間帯。この事例のように複数のナースコールが立て続けに鳴ったり、駆けつけても介助が必要でないケースが続いたりすると、心に余裕がなくなり、イライラが募るという人も多いことでしょう。

ところが同じような状況に対して、イライラを感じることなく、笑顔で対応できる職員もいます。

頻回なナースコールに怒りを感じる犬井さんと、笑顔で対応できる人の違いは、どこにあるのでしょうか。

知識編

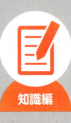

怒りの奥には、別のマイナス感情が隠れている

マイナス感情が膨らむと怒りとなる

怒りは**第二次感情**といわれています。怒りは単独で存在するものではなく、必ず**第一次感情**が一緒に存在しています。たとえば「不安だ」「さみしい」「苦しい」といった、**マイナスの感情が、怒りの奥に隠れている**のです。

海に浮かぶ氷山を思い浮かべてください。海面に出ている部分は氷山全体の1割程度で、残りの9割は海面の下に隠れているといわれています。

怒りの感情は、この氷山に例えることができます。海面下に隠れている部分が第一次感情で、海面上の部分が第二次感情の怒りです。第一次感情が膨張して大きくなると、第二次感情の怒りも比例して大きくなるという仕組みです。

第一次感情を理解してほしいから怒る

たとえば、こういった経験はないでしょうか。恋人との待ち合わせで5分遅刻し、大きな声で責められてしまった。以前は15分以上遅れても笑って許してくれたのに――。

これも氷山の海面下に隠れた感情が関係しています。最近デートの回数が減っていて「浮気しているのでは……」という「不安」にさいなまれていたなど、**怒る瞬間には、すでに第一次感情が大きく形成されています**。この**「さみしい」「不安だ」という感情を理解してほしい気持ちが、怒りとなって表れる**のです。

怒りは第二次感情

怒りの奥に本当に伝えたい気持ち（第一次感情）が隠れている

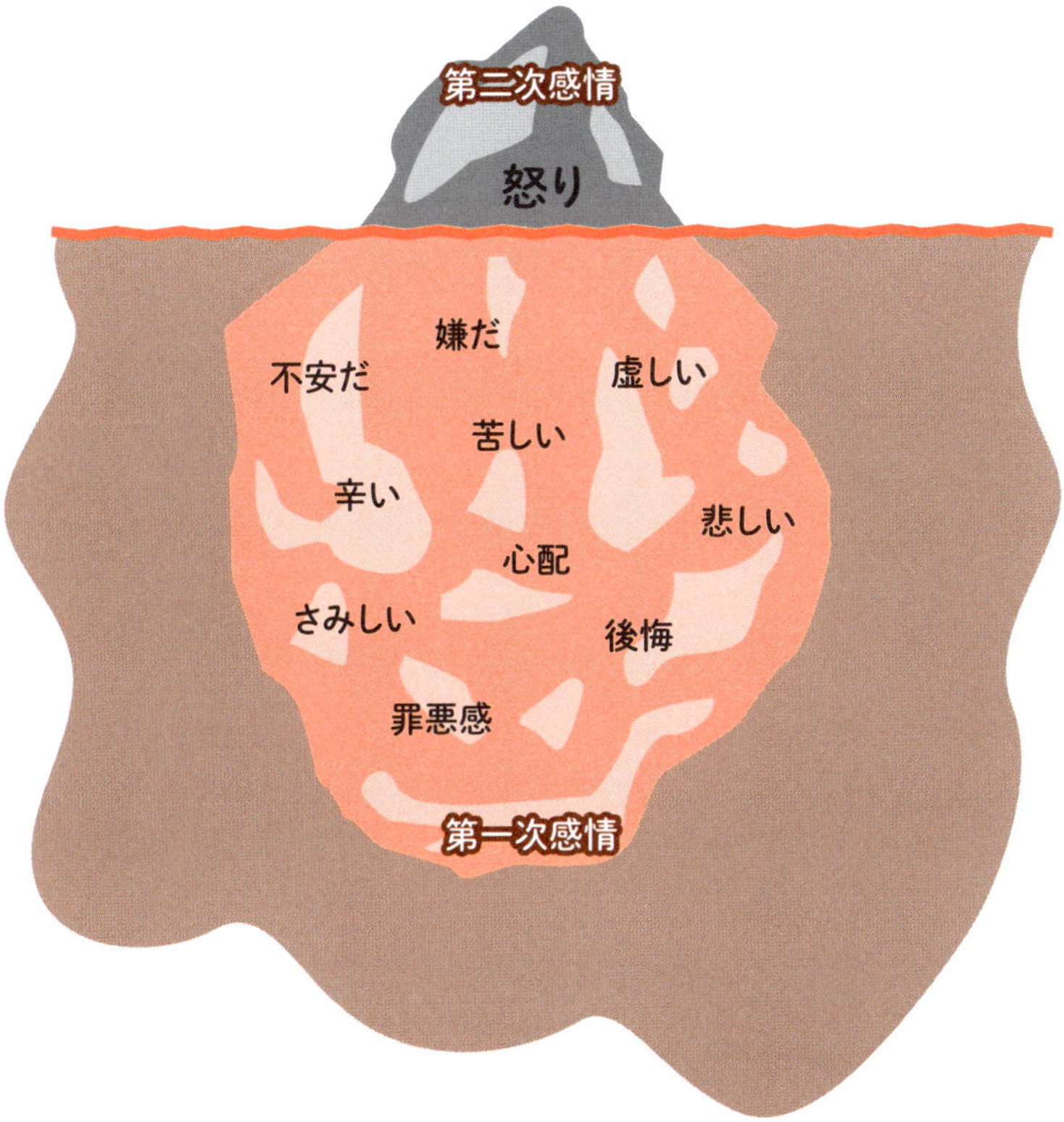

海面下の第一次感情が大きくなると
それに比例して第二次感情である怒りも大きくなる

実践編

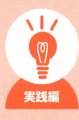

第一次感情を解消しよう

隠れている「本当の気持ち」に気づく

イライラした場面で、まず犬井さんがすべきことは「怒りの奥にある第一次感情は何か」を探ることです。**怒りの原因は、犬井さん自身の心の中に隠れている**ので、本当の気持ちに気づいて対処しなければ怒りは消えません。

第一次感情に向き合おう

「実はオムツ交換が苦手で人より時間がかかるため、頻回なナースコールに対応していると、オムツ交換が大幅に遅れてしまう」という不安感（第一次感情）が隠れていたとします。

犬井さんがそれに気づけたら、あとは、オムツ交換が手際よくできるように練習すればよいのです。

先輩にオムツ交換のやり方を見てもらったり、手際のよい職員のやり方を参考にしたりして自信が持てるようになるまで練習しましょう。

また、オムツ交換にかかる時間を把握しておいて「あと5人残っているから、〇分で終わる」と計算できるようにしておくと、心に余裕をもって業務に専念できます。

この考え方は、他人の怒りに対しても有効です。あなたのフロアに怒りっぽい利用者がいたら**「この人の第一次感情は何だろう」**と職員間で考えてみてください。その人の怒りが静まる解決策がきっと見つかるはずです。

アドバイス①

第一次感情を考えてみよう

イライラしてしまったら
自分の第一次感情を探ろう

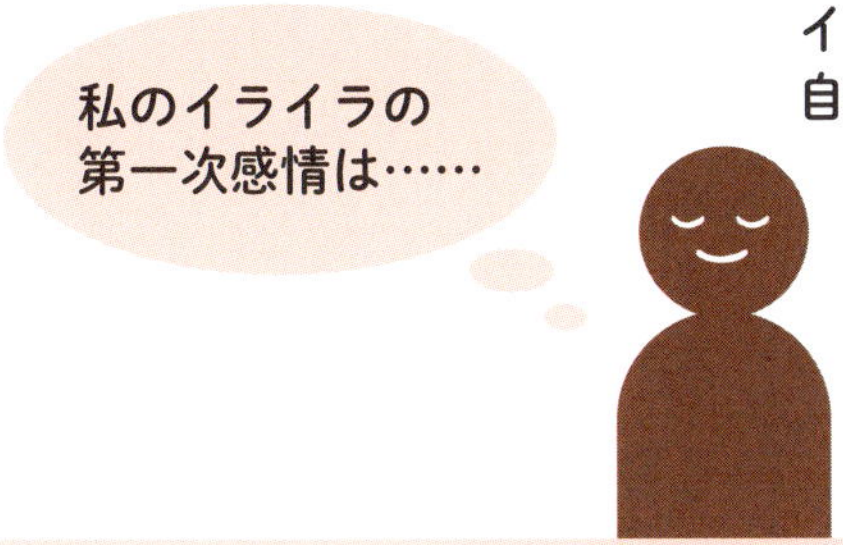
私のイライラの
第一次感情は……

第一次感情

オムツ交換が苦手で人より時間がかかってしまうのに、いちいちナースコールに対応しているとオムツ交換が間に合わない。どうしよう？

アドバイス②

第一次感情の解決を図ろう

第一次感情に気づいて対処することで、
心に余裕をもって仕事ができる

解決策の例

- オムツ交換が手際よくできるように練習する
- オムツ交換にかかる時間を把握して、時間の見通しを立てておく

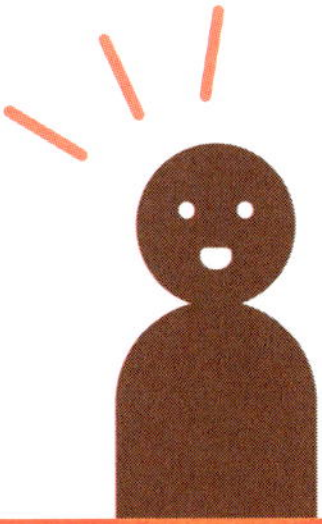

第一次感情が解決すると、怒りが静まる

CASE 05

先輩の身勝手な要求、なんで断れないんだろう……

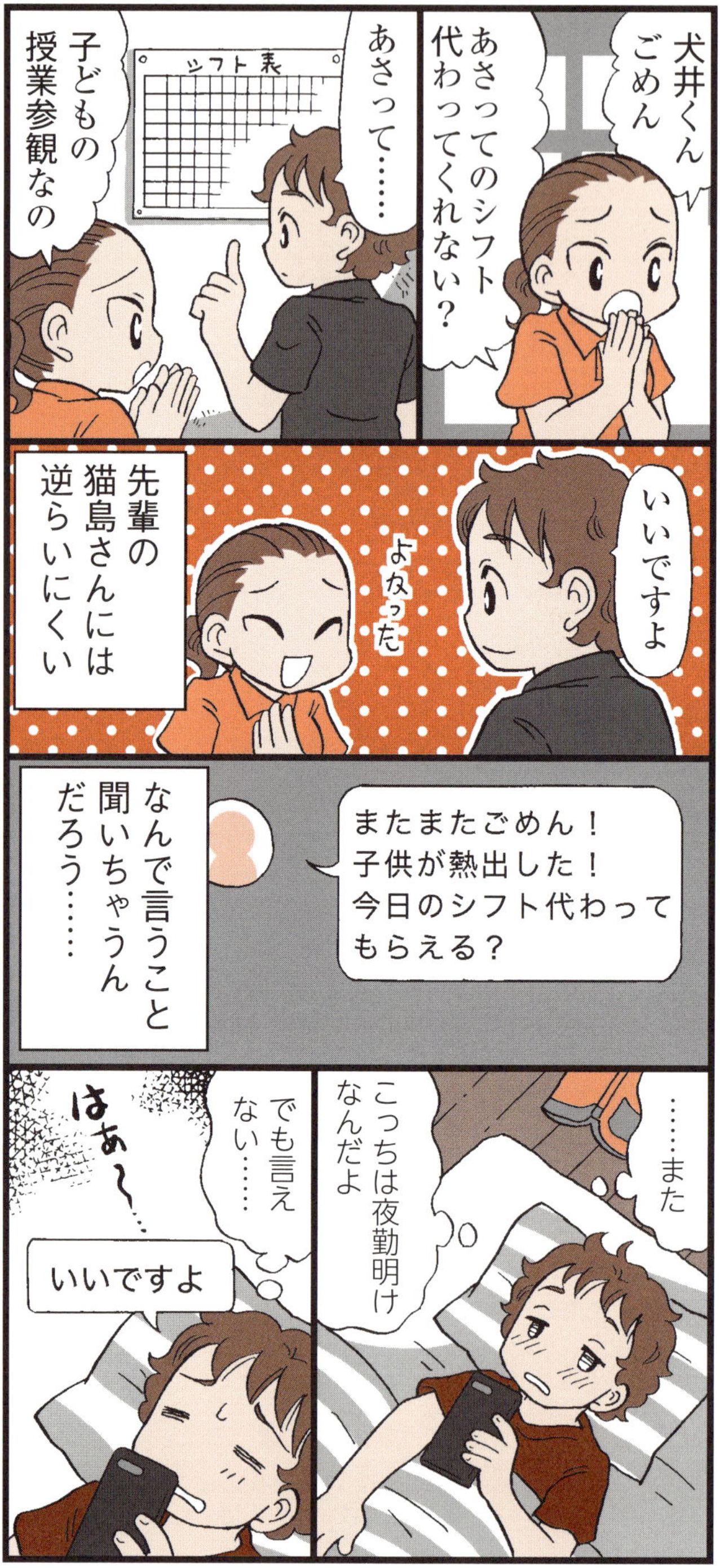

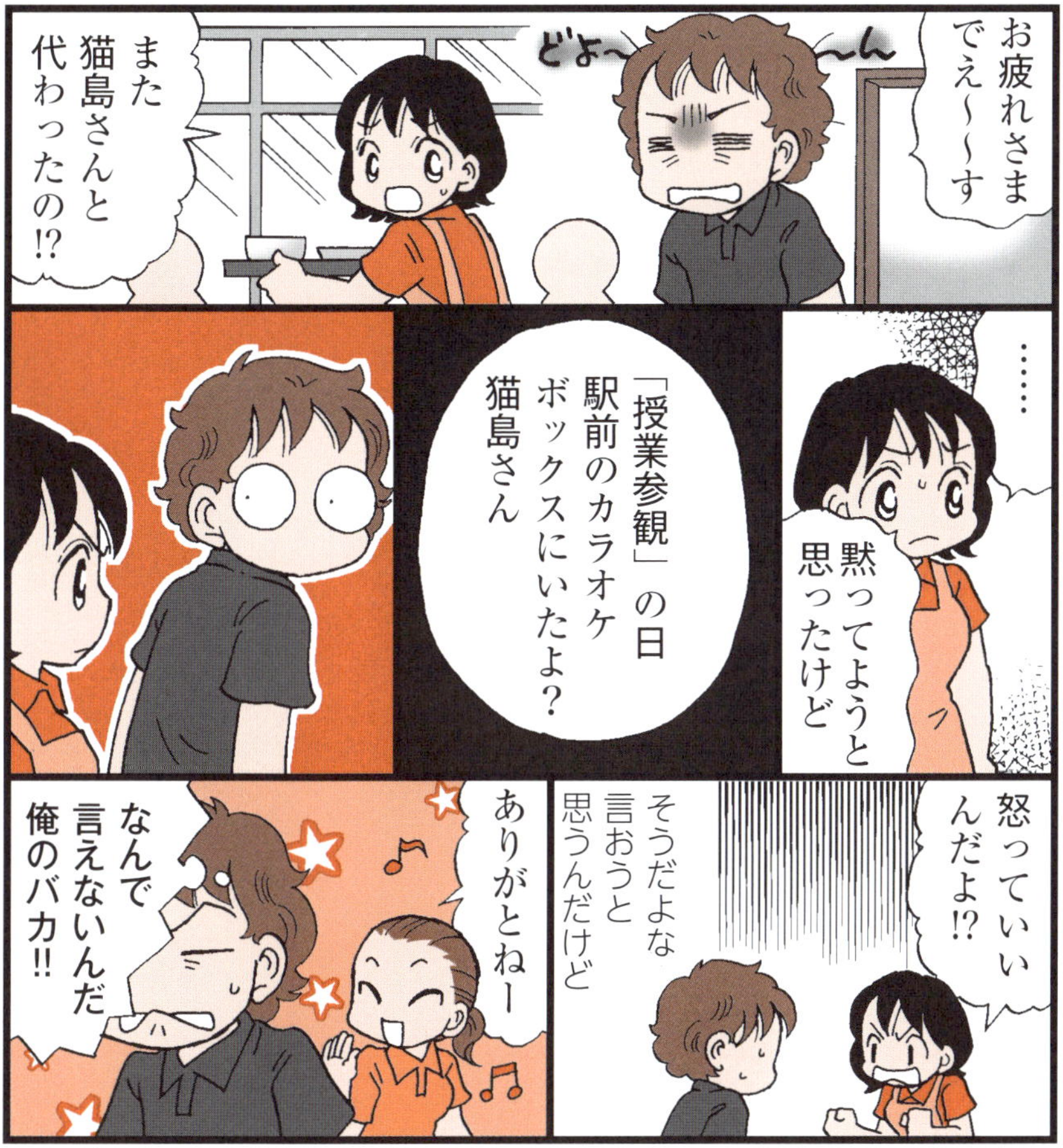

原因を追究しても解決策は見えてこない

職員全員の希望がかなったシフトというのは、なかなか組めないものです。ときには組織のために我慢も必要ですが、犬井さんは我慢を続けてパンク寸前のようです。

身勝手な要求だとわかってはいても、相手が先輩だとなかなかはっきり断れないものですよね。

後輩に負担を押し付ける猫島さんの行動に問題はありますが、犬井さんのように「なんで断れないんだ」と自分を責めても問題は解決しません。かえって問題はこじれてしまいます。

知識編

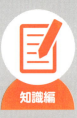

「問題志向」と「解決志向」

原因追究の手法と、解決に焦点を当てた手法

何か問題が起きたとき「なんでこの問題が起きたのだろう」という考え方と「どうしたら解決できるだろう」という考え方があります。似ているように見えますが、「なんで」は原因を追究するときによく使う言葉、「どうしたら」は原因よりも解決に焦点を当てています。

前者の考え方を**「問題志向」**、後者を**「解決志向」**と呼びます。

「どうありたいか」という未来をイメージ

「問題志向」は何が悪かったのか問題を列挙して、その改善方法を考えます。「過去」のことを中心に考えることが特徴で、生産現場での事故や医療ミスなど、因果関係がはっきりしている問題にはこの手法が向いています。

「解決志向」はソリューション・フォーカスト・アプローチともいいます。「どうなりたいか」という未来の姿をイメージし、そのためには具体的にどう行動すればいいかを考える、「未来志向」の手法です。

組織や人間関係のトラブルなどは「解決志向」で考えます。なぜなら因果関係が明確でないうえに「誰が悪いのか」という犯人探しをすると、かえって問題がこじれるからです。

怒りの感情のコントロールも「解決志向」で考えた方がうまくいきます。

「問題志向」の考え方

生産現場での事故やシステムトラブル、医療ミスの原因追究に向いている

あのとき、何が
悪かったんだろう？

・何が悪かったのか、過去を振り返る
・問題点を列挙する
・どうすればよかったのかを考える

↓

過去の問題を究明する

「解決志向」の考え方

組織や人間関係でのトラブルや心理的問題の解決に向いている

これから、どうなり
たいんだろう？

・「どうなりたいか」を考える
・理想とする未来の姿をイメージする
・どう行動すればよいかを考える

↓

未来への目標・行動につながる

実践編

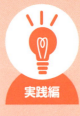

理想に近づくために、「解決志向」で考えよう

「なんで」では問題は解決しない

仮に犬井さんの例について、問題志向の手法で考えてみましょう。

原因追究をして過去にこだわると「なんで俺ははっきり断れないんだろう」と自分自身を責めてしまい、かえって怒りが増幅してしまいます。これではいつまでたっても解決策は見えてきません。**過去を見るのではなく、これからの目標や理想**を考えましょう。

「どうしたら」で解決へ導く

解決志向へ切り換えるためには、**「なんで」ではなく「どうしたら」**を使いましょう。「どうしたら」は未来へ導く言葉です。

人の頼みを断ることが苦手な犬井さんが、逆らいにくい先輩である猫島さんに、「どうしたら」今度は断れるようになれるか考えましょう。

「今後いっさい猫島さんとシフトは代わりません」ときっぱり断ることが理想的な状態だとします。犬井さんの性格や、相手との関係上難しいかもしれませんが、理想に少しでも近づけるように考えましょう。

すべての頼みを「NO」と言うのは無理でも、「いいですよ。その代わり、来週の夜勤を代わってもらえませんか」と交換条件を出すことはできるかもしれません。「どうしたら」の言葉をうまく使って、解決志向で物事を考えましょう。

アドバイス①

「なんで」はNG

なんで
こうなったんだ
なんで
あの人は

**過去の悪かったことばかりに
目がいき、怒りが増幅する**

アドバイス②

「どうしたら」理想に近づくか考えよう

理想とする未来の姿に近づくイメージをしよう

解決策		理想
シフト交代を承諾したうえで、「その代わりに、夜勤を代わってもらえないか」と交換条件を出す	→	「今後いっさいシフトは代わらない」ときっぱり断る

解決志向で考えると、怒りが増幅しない

CASE 06

よかれと思ってしたことで、うそつき呼ばわり

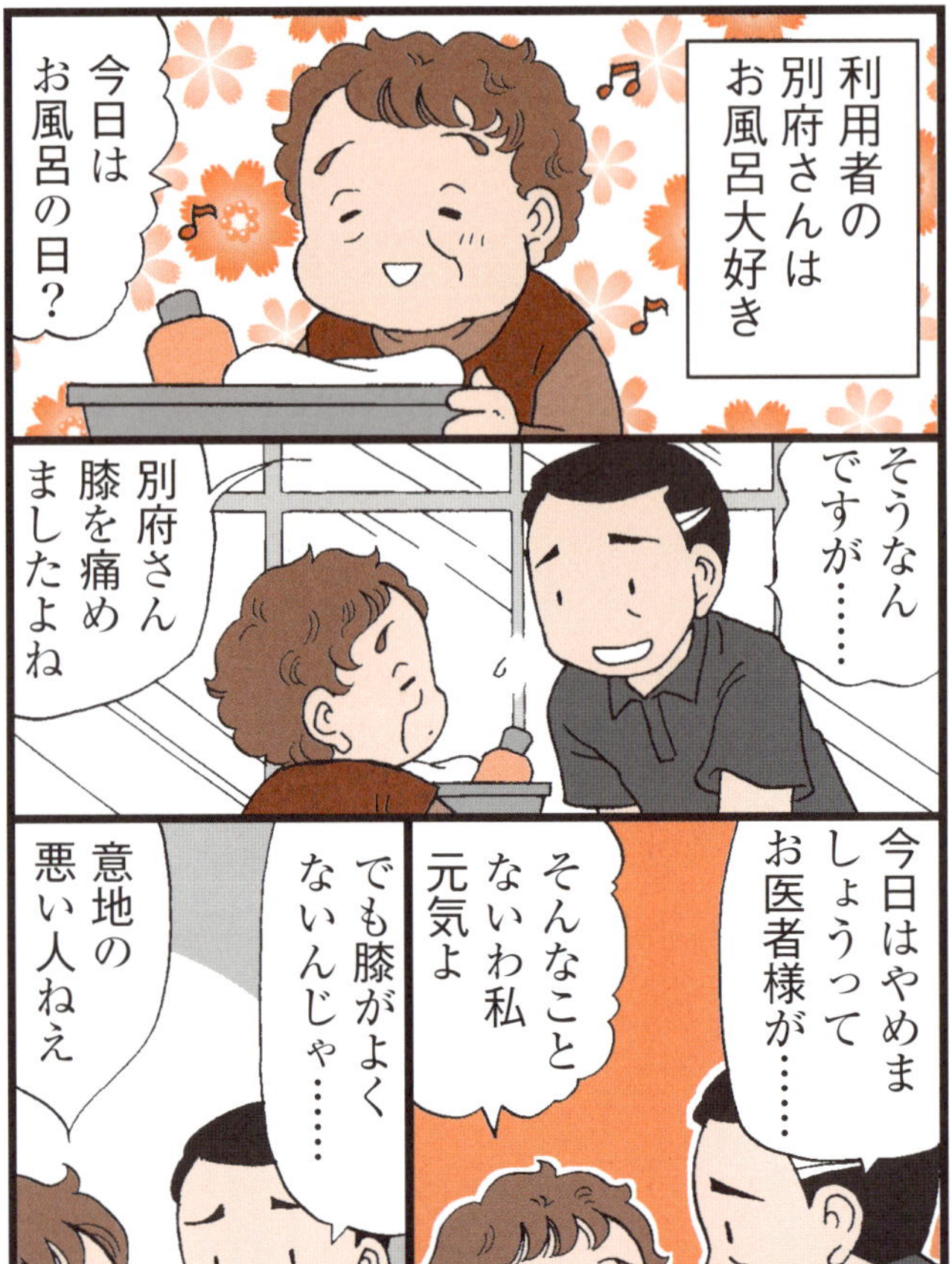

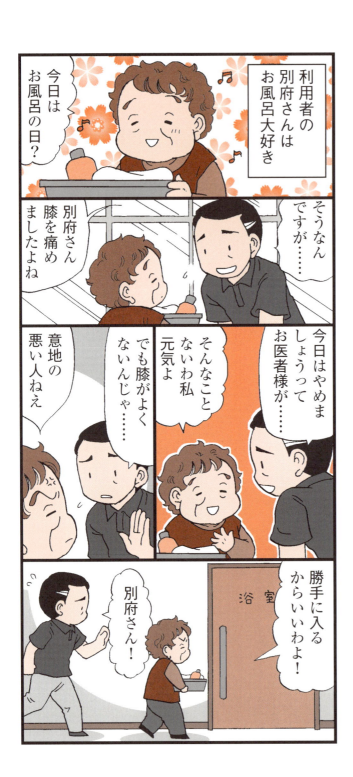

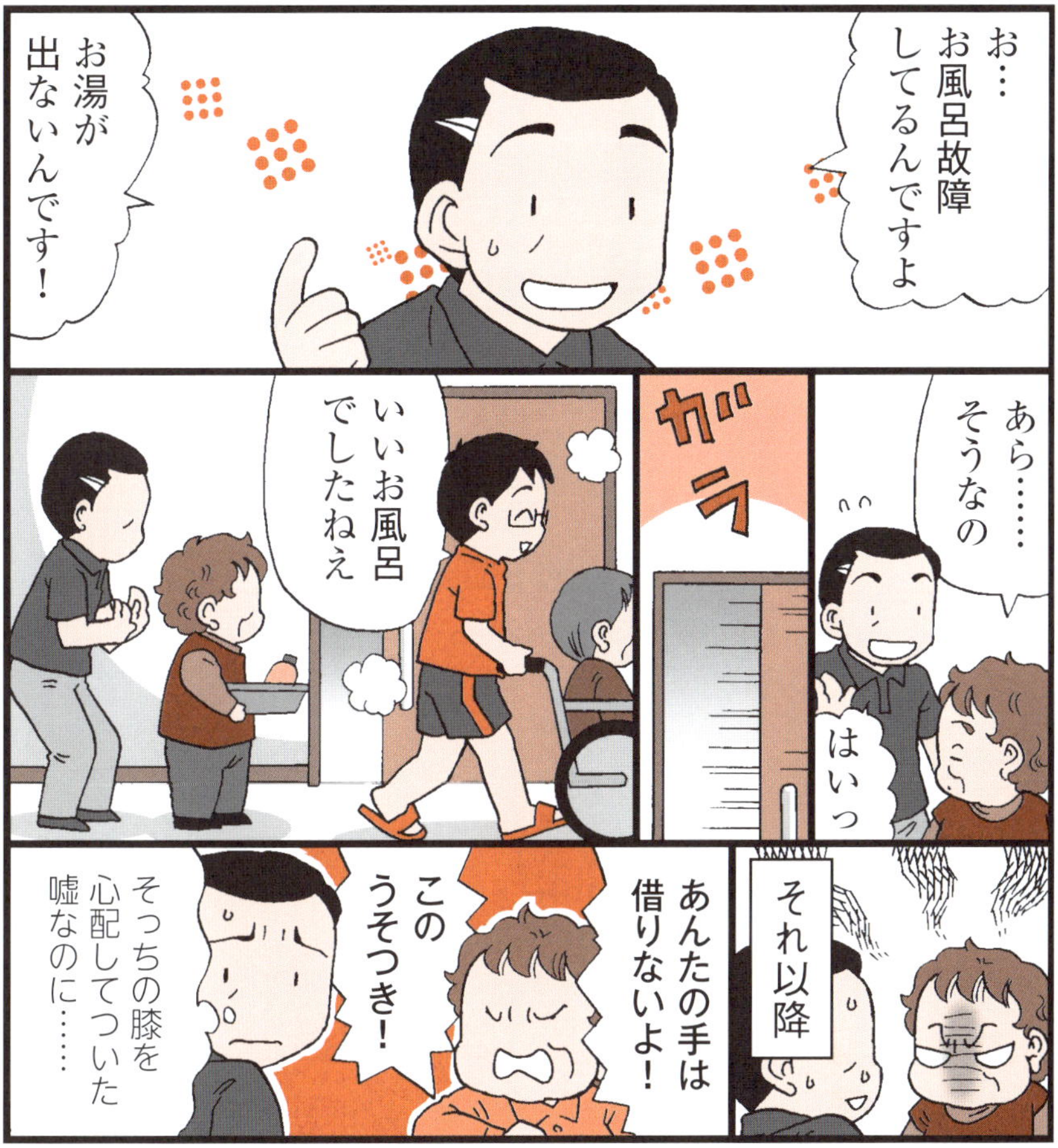

利用者の安全を考え嘘をついてしまった

お風呂好きの利用者に、入浴をあきらめてもらうことはとても難しいですよね。亀谷さんはとっさに嘘をついてしまいましたが、すぐばれてしまい、それ以降は何の介助もさせてもらえません。亀谷さんにとってはつらい結果となりましたが、果たして間違った行動だったでしょうか?

亀谷さんは膝を痛めた利用者の安全を第一に優先し、なんとか入浴を阻止しました。しかし、嫌われることを恐れて入浴させていたら、膝が悪化していたかもしれません。介護職はときに憎まれ役を演じなければならない職種なのかもしれません。

知識編

他人の評価に振り回されると怒りが募る

誰でも他人の評価が気になってしまう

誰でも他人の視線や評価は気になります。そして他人に嫌われたくない、という気持ちも持っています。

介護職は職場で上司や部下に認められたい、好かれたいと思っているだけでなく、利用者や利用者の家族の評価も気になります。それは人間の素直な心だといえます。

しかし気にしすぎてはいけません。**他人の視線や評価を必要以上に気にすることは、イライラの原因**になります。また他人の評価を気にしすぎる人は、振り回されやすく、落ち込みやすいという傾向が見られます。

他人の評価が正しいとは限らない

なぜ、私たちは人の評価に振り回されてしまうのでしょうか。それは**自分の価値観が確立されていない**からです。「これが正しい」とぶれないものが自分の中にあれば、人から何を言われても気にならなくなります。自分の言動に自信を持てるようになると、他人の視線や評価から自由になれます。

そもそも人の評価が正しいとは限りません。たとえばネットで高い評価を受けている飲食店に行ってがっかりした経験はありませんか。

ネット時代になったことで、他人の評価に振り回される人が以前よりも増加しています。

他人の評価を気にしていると落ち込みやすい

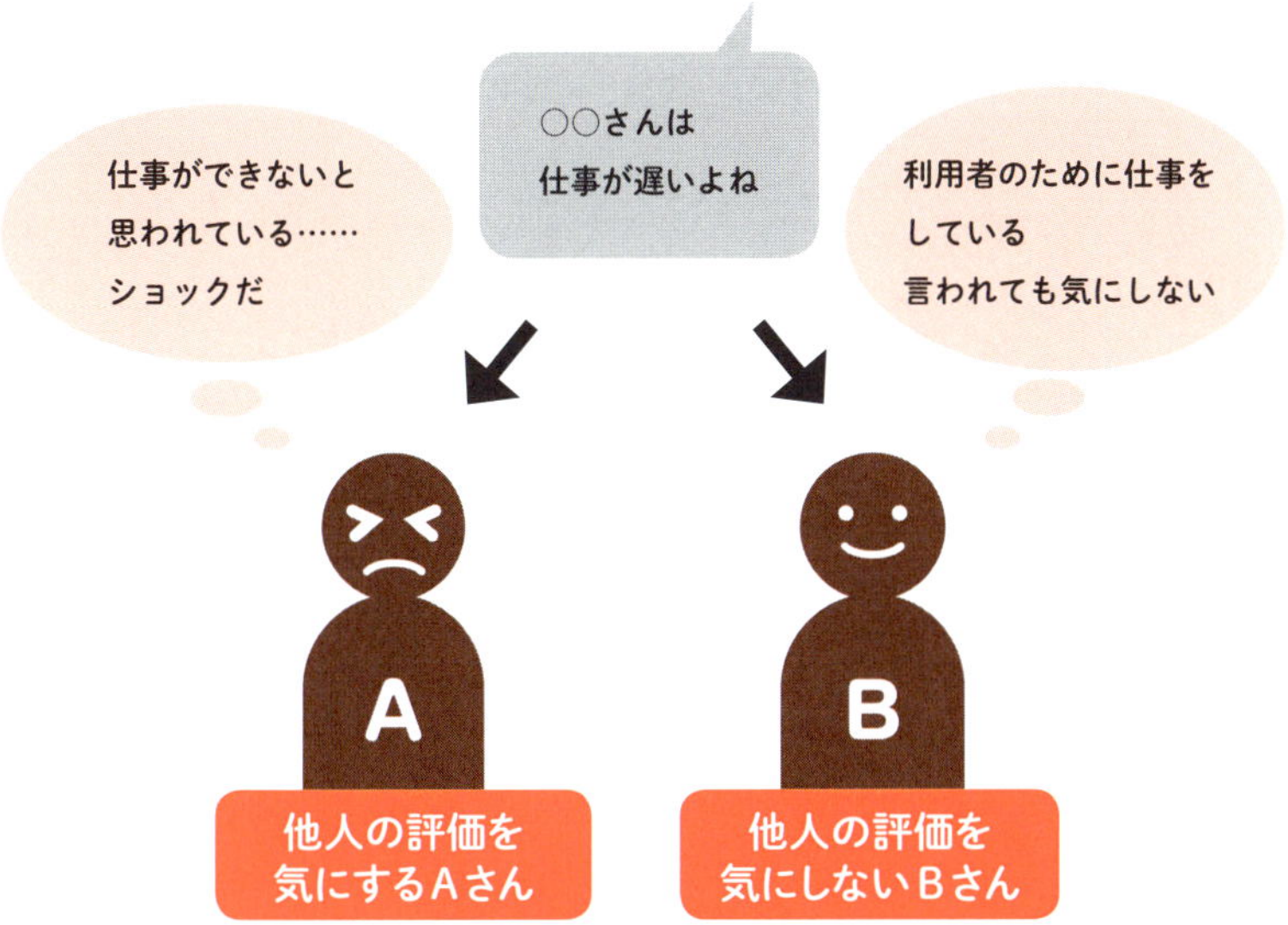
○○さんは
仕事が遅いよね
仕事ができないと
思われている……
ショックだ
利用者のために仕事を
している
言われても気にしない
A
B
他人の評価を
気にするAさん
他人の評価を
気にしないBさん

自分の価値観を明確にする

自分の価値観が確立していれば、
他人の評価に振り回されない

B

Bさんの価値観

- 業務を早く終わらせる＝仕事ができる、ではない
- 業務が少し遅れても、利用者が快適に過ごせるならその方がよい

実践編

自分の価値観を明確にしよう

「自分は正しい」と思えるなら気にしない

職員の亀谷さんは、利用者の別府さんのためによかれと思って嘘をつきましたが、結局ばれて嫌われてしまいました。

しかし、亀谷さんが「入浴して膝が悪化するのを防ぐことができた。自分は介護職員として正しいことをした」と自信を持って言えるなら、気にしなくていいのです。

そうはいっても、多くの人は他人の評価が気になるものです。他人に振り回されてイライラしている自分に気づいたら「**気にしない練習**」をしてみましょう。

ネットの評価に頼らないで判断する練習

あなたはモノを買ったりお店や宿を予約するときに、ネットの口コミやレビューを参考にしていませんか?

ネットの口コミやレビューは、他人の価値観によって評価されたものです。そういった評価を一切チェックすることを止め、**自分の感覚や経験だけで判断してみましょう**。失敗することもあるかもしれませんが、自分の価値観を大切にすることが、自分なりの評価基準を持つための練習になります。

自分の選択が一番よいものだと思えるようになれば、他人の評価に振り回されなくなります。

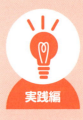

アドバイス①

他人の評価を気にしない

ネットのレビューや口コミを見ることをやめてみよう

他人の価値観によって
評価されたもの

アドバイス②

自分の価値観を優先しよう

1人で判断する練習を重ねることで、
自分の価値観を確立することができる

自分の価値観を確立すれば、怒りは減らせる

怒りの雑学②

人間関係で見返りを求めない方がよい？

「見返りがあって当然」ではない

レストランで１万円のコース料理を注文したら、それなりの高級食材を使った、手の込んだ料理を期待して当然です。もし５千円のコースと変わらない料理が出てきたら誰だって怒るでしょう。

しかし人間関係の中で見返りを求めるのが当然と考えると、怒りや不満を生む原因になります。人間関係は経済活動ではないからです。

たとえば、「先月、同僚のＡさんが病欠した際、代わりに私が夜勤に入った。来週、私用ができたのでＡさんにシフトを代わってほしい」と期待したとしても、Ａさんが代わってくれるとは限りません。

代わってもらえない場合、「あなたが困っているとき、助けてあげたのに」とＡさんを恨む気持ちが込みあげてくるのではないでしょうか。これは「自分がしてあげたことは相手もしてくれるはず」と見返りを求めたために生まれた怒りです。期待と結果のギャップは怒りを生みます。

見返りを求めないというのは、人間関係にまったく期待してはいけないということではありません。しかし他人への期待値を少し下げるだけで、怒りは抑えることができます。

▶ 見返りを求めてしまう例

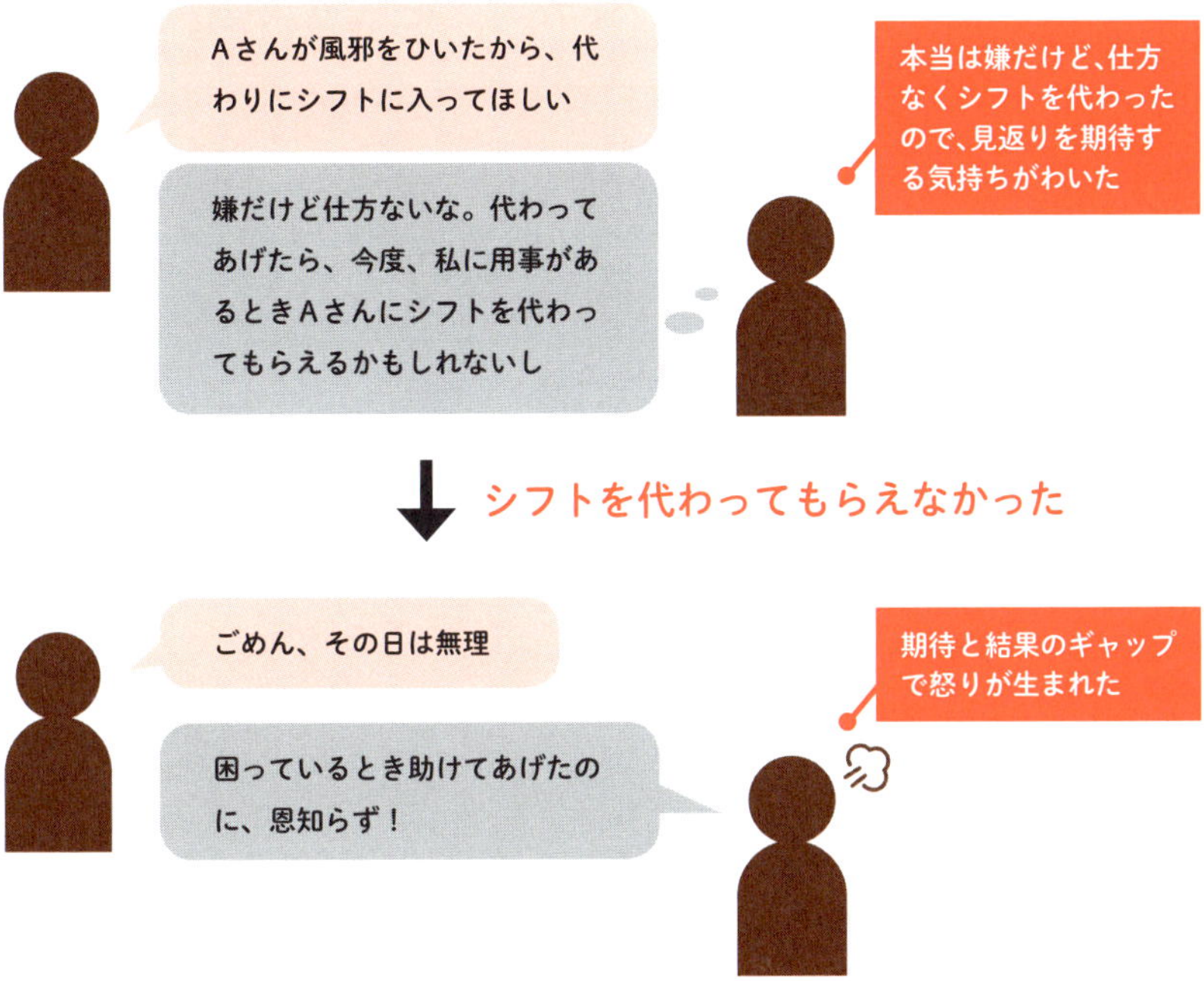
Aさんが風邪をひいたから、代わりにシフトに入ってほしい
嫌だけど仕方ないな。代わってあげたら、今度、私に用事があるときAさんにシフトを代わってもらえるかもしれないし
本当は嫌だけど、仕方なくシフトを代わったので、見返りを期待する気持ちがわいた
シフトを代わってもらえなかった
ごめん、その日は無理
困っているとき助けてあげたのに、恩知らず！
期待と結果のギャップで怒りが生まれた

「仕方なく」が怒りを生む

「仕方なく」病欠の同僚に代わって夜勤を引き受けたと思うと、見返りを求める気持ちがわいてきます。しかし、「ユニットの利用者さんや同僚のためになるなら」と考え、率先して引き受けたのであれば、見返りを求める気持ちはわいてこないはずです。

誰かを助けたり、面倒なことを引き受けたりするときは、引き受ける「動機」を明確にしておきましょう。仕方なく夜勤を引き受けるしかなかったとしても、「周りのためになるなら」と考えられると、ムダに怒りを溜め込まなくてすむようになります。

CASE 07

詮索好きな先輩にうんざり

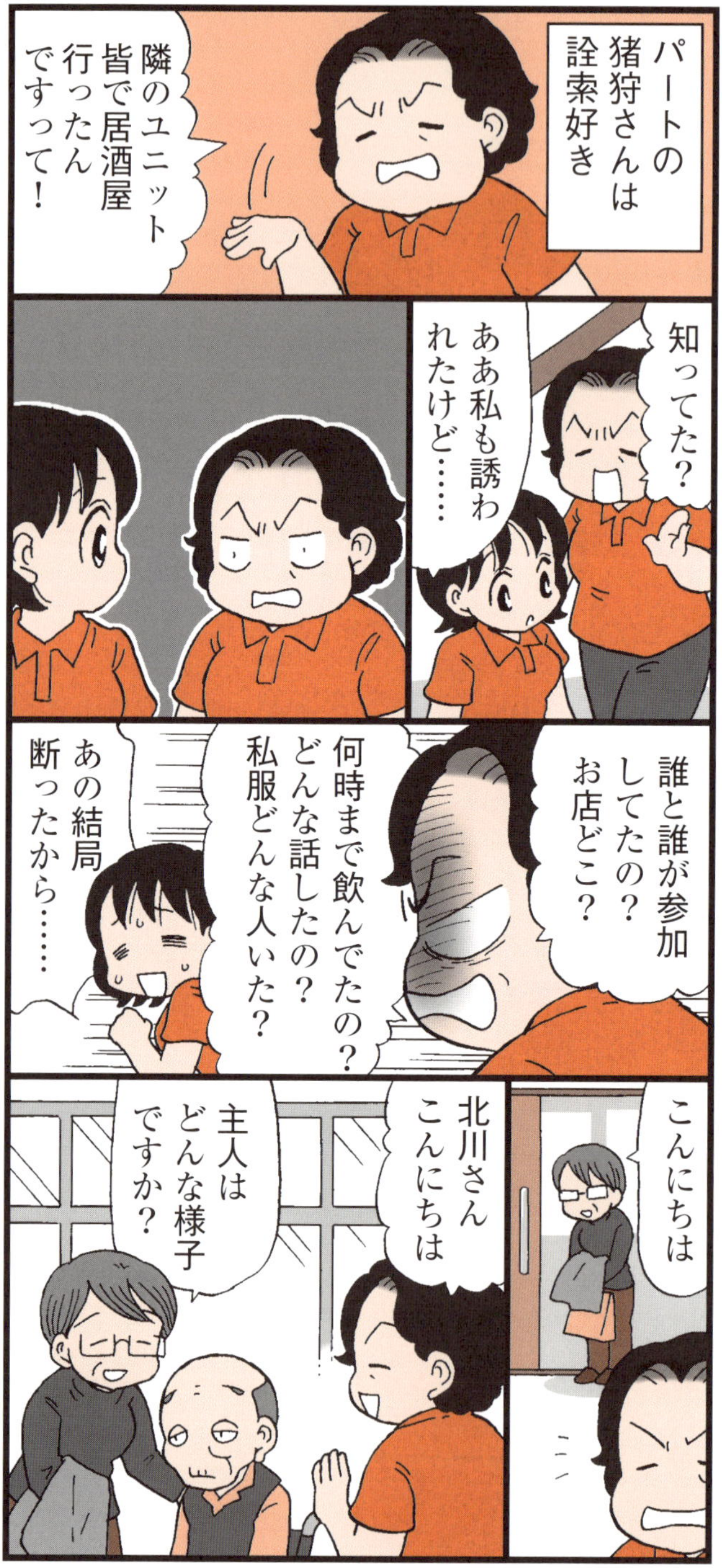

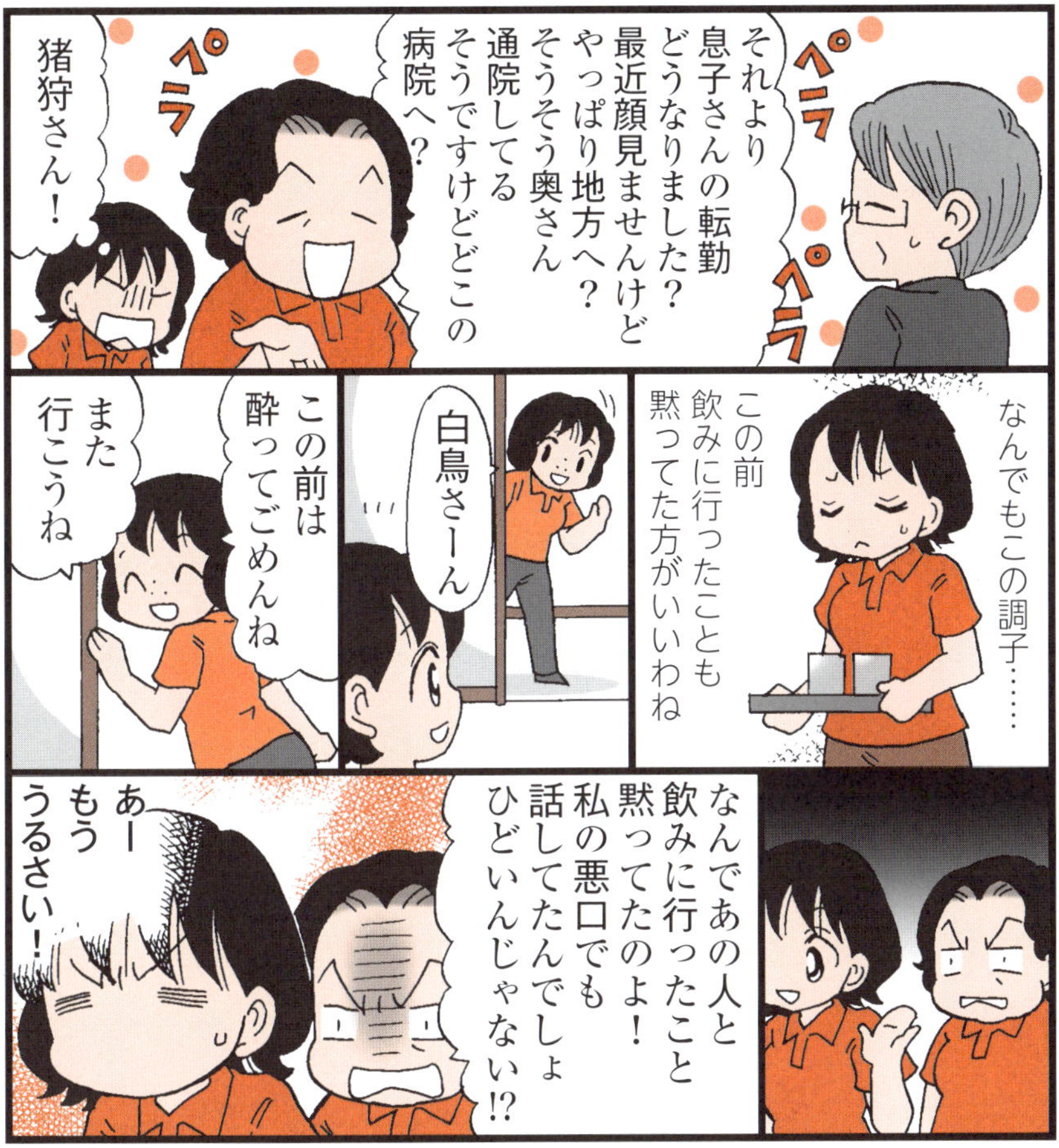

他人のプライバシーを詮索するのはパワハラかも？

どこの職場にも、「昨夜、誰と誰が飲みに行った」といった他人のプライベートを知りたがる人がいるのではないでしょうか。誰だって、プライベートに立ち入られていい気はしないですね。

しかし職場のルールを破っているわけではないので、面と向かって注意することができず、黙認しているケースが多いと思います。

実は猪狩さんのように、他人の行動や家族関係を詮索する行為が、職場のパワーハラスメントに当てはまる可能性があります。そうであるなら、黙認してはいけません。

知識編

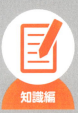

パワハラについて知ろう

パワハラは6つに分けられる

職場の人間関係の中でなんらかの苦痛を感じている人は、パワーハラスメントに該当していないかチェックしてみましょう。

職場のパワーハラスメント（以下、パワハラ）とは、同じ職場で働く人に対して、職場内での優位性を背景に、精神的・身体的苦痛を与えたり、職場環境を悪化させたりする行為です。

上司から部下に対してだけでなく、先輩と後輩、同僚同士、あるいは部下から上司に対して行われることもあります。優位性とは地位に限らず、人間関係や専門知識、経験などさまざまな優位性が含まれます。

パワハラには次の6類型があります。

①**身体的な攻撃**　叩く、殴る、蹴るなどの暴行を受けること。

②**精神的な攻撃**　ひどい暴言、侮辱や脅迫、名誉棄損に当たる行為を受けること。

③**人間関係からの切り離し**　1人だけ席が別室にあったり、仲間外し、無視されたりすること。

④**過大な要求**　業務上明らかに不要なことや、遂行不可能なことを強制されること。

⑤**過小な要求**　能力や経験とかけ離れた、程度の低い仕事を命じられること。

⑥**個の侵害**　私的なことに過度に立ち入ること。

なお、これらに該当しなければ問題がないというわけではありません。

パワハラの6類型

①身体的な攻撃の例

・丸めたポスターで頭を叩かれる
・コップを投げつけられる
・座っているいすを蹴られる

②精神的な攻撃の例

・長時間にわたり、繰り返し執拗に叱られる
・「バカ」「のろま」などの暴言を毎日のように浴びせられる

③人間関係からの切り離しの例

・1人だけ別室に席を移される
・業務に必要な資料が配布されない
・職場の全員が呼ばれている忘年会や送別会に1人だけ呼ばれない

④過大な要求の例

・新人なのに、いきなり1人で夜勤を任される
・始業時間より1時間も前に出勤するよう強要される

⑤過小な要求の例

・介護福祉士なのに掃除しか任されない
・仕事を与えられず放置される

⑥個の侵害の例

・交際相手について執拗に問われる
・携帯電話やロッカーなどの私物をのぞき見される
・有給休暇の申請時に、過ごし方を執拗に問われる

参考：厚生労働省ホームページ

パワハラは我慢せず、相談を

私的なことに立ち入る「個の侵害」

猪狩さんは同僚の職員が誰と、どの店で何時まで飲んでいたのか詮索しています。このようなプライバシーに過度に立ち入る行為は、パワハラの6類型の**「個の侵害」**に当たる場合があります。猪狩さんはパート職員ですが、年齢が50代で白鳥さんよりも年長で経験も長く、優位性が認められます。

パワハラは容認してはいけません。解決に向けた行動を必ず起こしましょう。

パワハラには厳正に対処を

パワハラの6類型のいずれかに当たる行為をされた場合は、まず「いつ、どこで、誰にどんなことをされたか」を記録しましょう。後々の事実確認の際に必要になります。

パワハラは我慢していると、エスカレートする可能性があるので、まず同僚や上司に相談します。上司に相談できない場合は、直接、施設長に相談してもかまいません。相談したことで不利益を受けないように、配慮してくれるはずです。

社内で解決できない場合は、外部の相談窓口に相談しましょう。各都道府県の労働局・労働基準監督署の総合労働相談コーナーは、無料で相談を受け付けており、電話でも相談できます。

職場でパワハラを受けて困っていたら、厳正に対処することをおすすめします。

アドバイス

パワハラ防止には組織で取り組もう

パワハラ対策には、個人ではなく組織で取り組む必要がある。
パワハラが起こらないために、みんなで話し合うことが大切

パワハラを予防するための取り組み例

トップのメッセージを伝える

組織のトップが、パワハラは職場からなくすべきものであることを明確に示す

ルールを決める

①パワハラ予防・解決について組織の基本方針を定める
- この事業所のパワハラの定義
- 相談・苦情窓口の設置　etc.

②就業規則やガイドラインなどで、組織の方針を明確にする

実態を把握する

- 社内アンケートを実施する
- 面談などで人間関係の悩みを聞く

教育する

- 管理職向けに研修を実施する
- 一般職員向けに研修を実施する

周知する

組織の方針やルール、相談窓口等の取り組みについて、掲示物や社内報などで従業員全体に周知する

参考：厚生労働省ホームページ

CASE 08

認知症利用者からのセクハラ

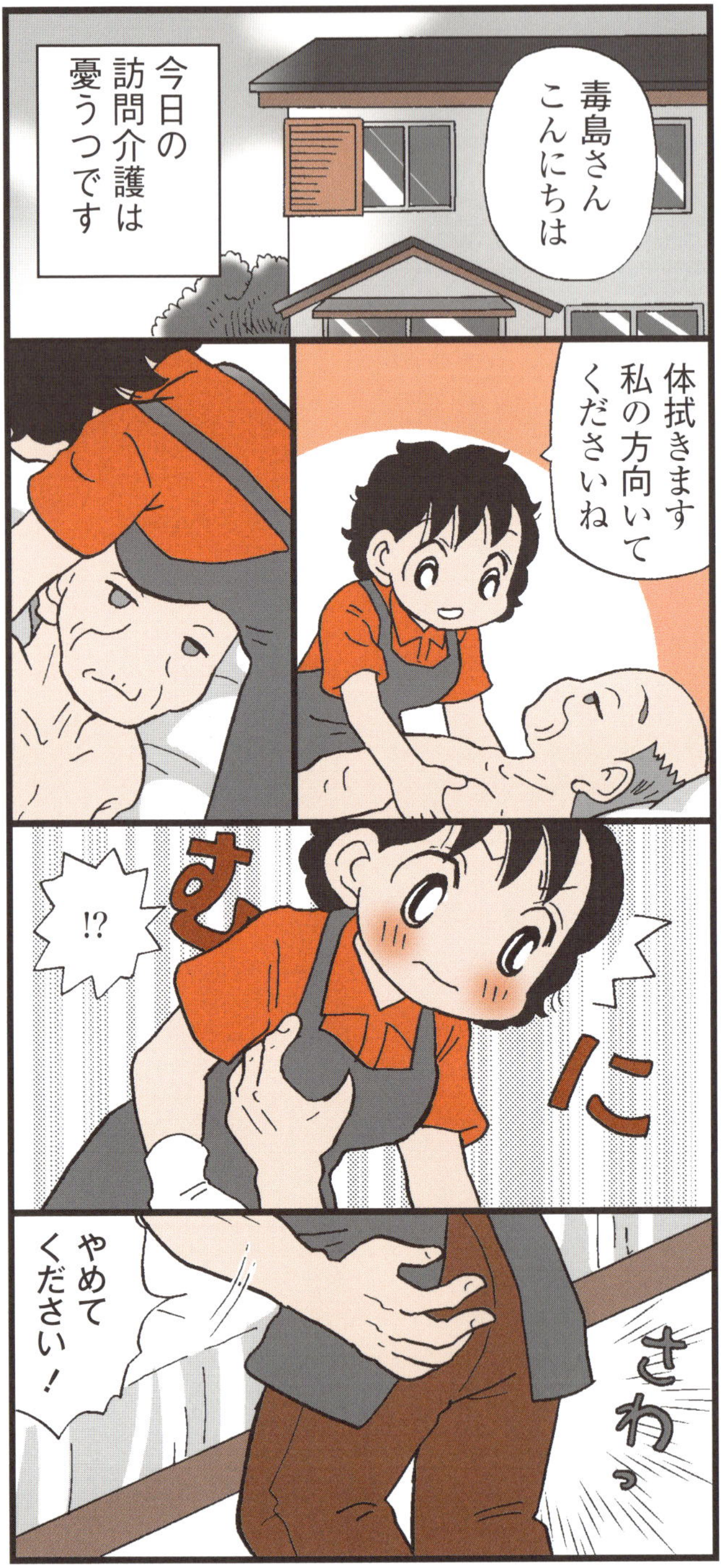

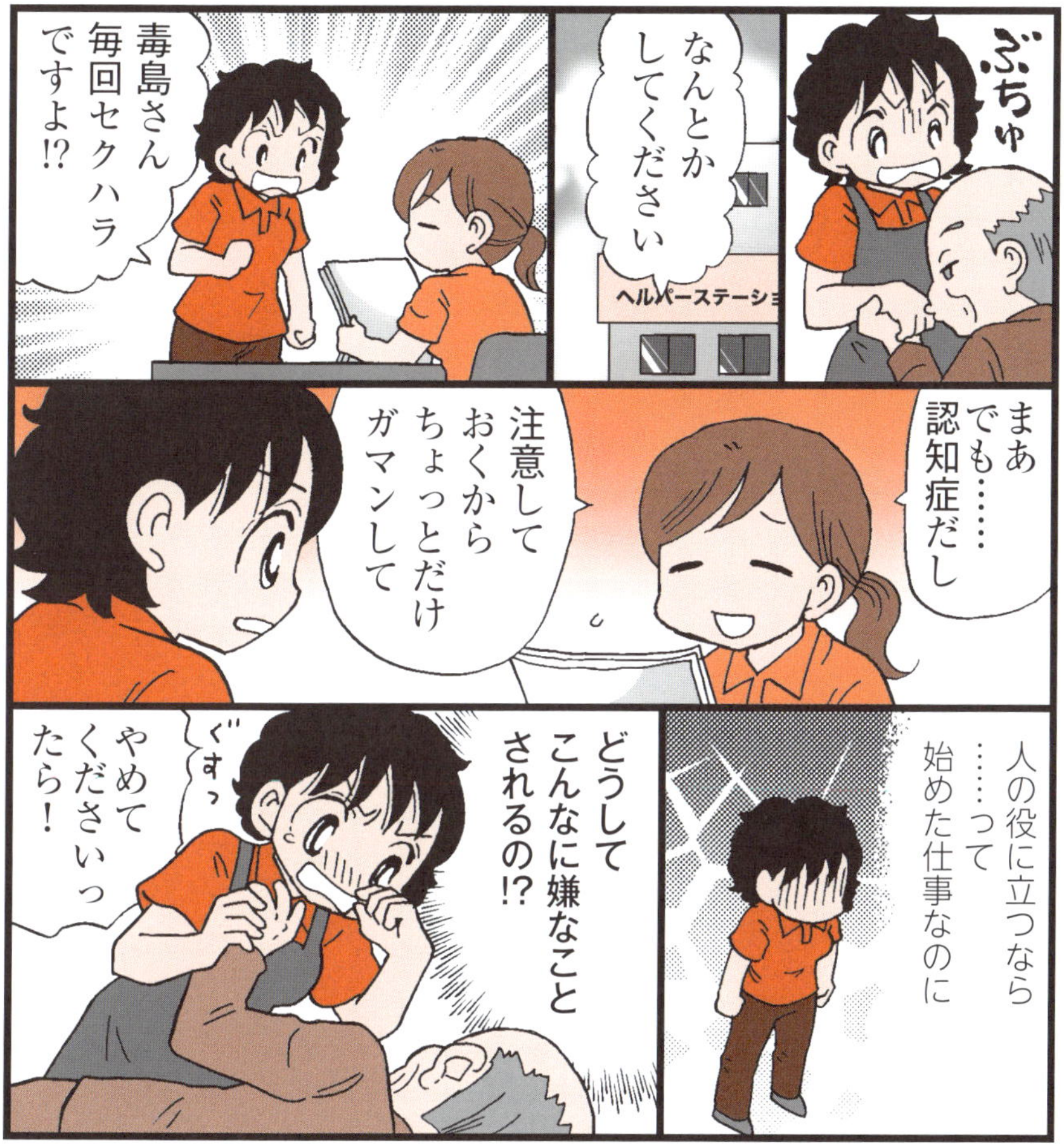

認知症利用者からのセクハラは我慢すべき?

ヘルパーの兎田《うさぎだ》さんは、認知症の利用者から不必要に体を触られて「やめてください」と頼みますが、利用者の行為は止まりません。

訪問介護は密室で2人きりになることが多く、このようなセクシュアルハラスメントの被害を受けるケースが多いといわれています。

しかも事業所は「相手は認知症なのだから我慢して」などと穏便にすませようとする傾向が見られます。

兎田さんはセクハラを我慢しながら、そのままケアを続けますが、この場面は果たして我慢するべきでしょうか?

知識編

怒りの衝動に対処する

衝動のコントロールとは何か

この事例を考える前に、まず衝動のコントロールについて説明しましょう。アンガーマネジメントは、大きく次の3つのメソッドに分けられます。

①衝動のコントロール　怒りで反射をしないための方法。

②思考のコントロール　怒りと上手につきあうための心の持ち方、怒りにくい体質の作り方。

③行動のコントロール　怒りを上手に伝える方法。

衝動のコントロールとは、思わずカッとなったとき、どのように対処するかについての考え方や、テクニックのことです。衝動のコントロールには、タイムアウト（P70参照）、スケールテクニック（P74参照）などがあります。

一番やってはいけないのが反射的な言動

駅の構内でぶつかってきたのに謝らない相手に対して、思わず怒ったことはありませんか？

怒りの感情が起きたとき、一番やってはいけないことが**反射的な言動**です。**怒りの感情に支配された状態では、事態をよくするための言葉はまず出てきません**。それどころか感情が暴走して、取り返しのつかない結果をもたらしてしまうことがあります。

感情が暴走しないように、理性の力でとっさの怒りをコントロールすることが大切です。

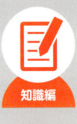

怒りに反射してはいけない

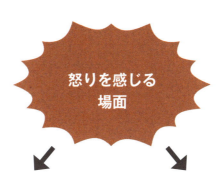

怒りを感じる場面

反射的にならない

一定の時間、怒りとは別の方向へ意識を向け、衝動をコントロールする

怒りのピークが過ぎると、冷静に対処しやすくなる

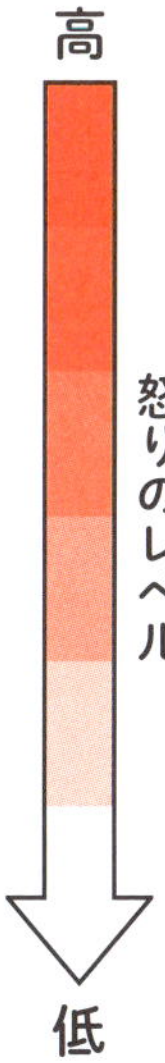

反射的な言動

怒りにすぐに反射すると怒りの感情に支配されたまま、相手へ暴言を浴びせたり、暴力を振るってしまう

反射的な言動は、怒りをヒートアップさせてしまう。取り返しのつかない事態や最悪の結果をもたらす場合もある

実践編

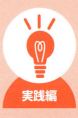

危機回避を優先しよう

怒りから気をそらします。

冷静さを取り戻し、気持ちを整え直す

これは衝動のコントロールの、**タイムアウト**というテクニックです。スポーツの試合中、悪くなった流れを変えるためにタイムをとることがありますが、タイムアウトもその場を離れることで、冷静さを取り戻したり、気持ちを整え直すことが目的です。

日本人は逃げることを卑怯なことだと考える傾向がありますが、怒りをコントロールするために、**いったん退却することが必要な場面**もあります。

気持ちを整え直した後で、担当を替えてもらうための対策を練りましょう。

その場からいったん離れる

セクハラを受けたヘルパーの兎田さんは「やめてください」と頼みますが、利用者は意に介さず、セクハラを続けます。兎田さんはこの状態にイラッとしながらも、利用者の体を拭き続けています。

こんなときは**仕事をいったん中断し、その場を離れましょう**。このままの状態では、利用者はセクハラをエスカレートさせる危険がありますし、兎田さんの怒りも増幅していきます。

もちろん黙って離れるのではなく「すみません、5分後に戻ってきます」と断ってください。**離れている間、セクハラのことは考えないようにして**

アドバイス

タイムアウトで気持ちを整える

いったんトラブルから離れることで、クールダウンする

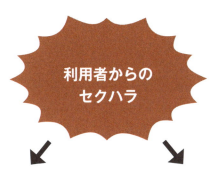

利用者からのセクハラ

○ 仕事を中断し、その場を離れる

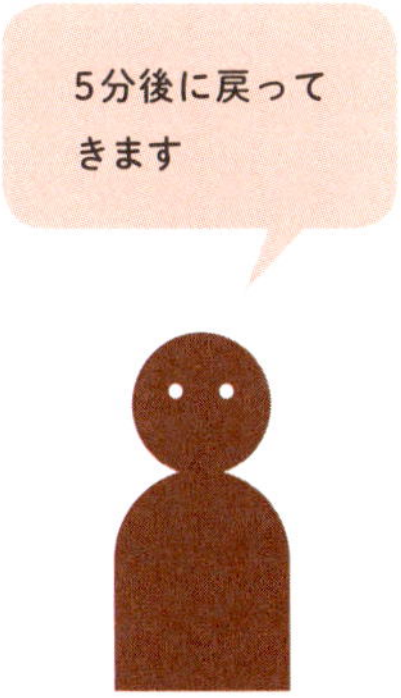
5分後に戻ってきます

気持ちが落ち着き、冷静に対策を考えることができる

× 怒りにとらわれたまま、仕事を続ける

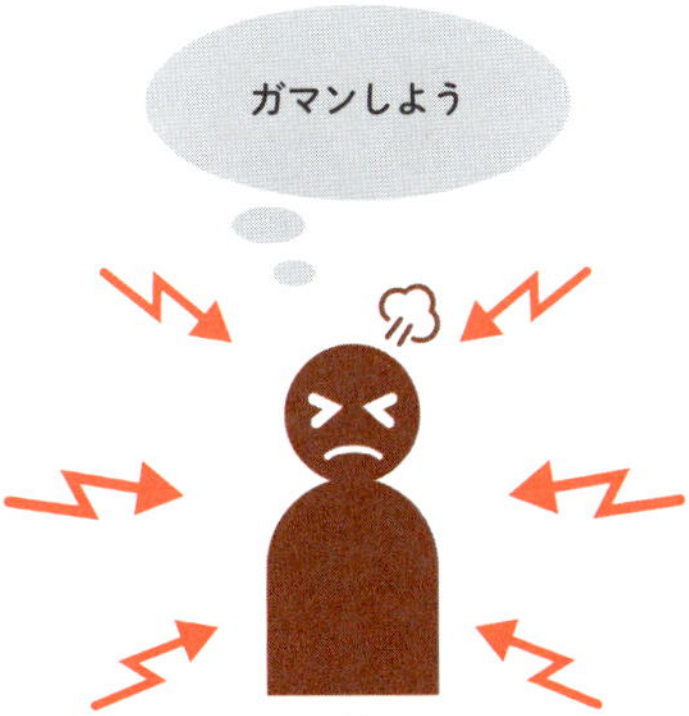
ガマンしよう

怒りが増幅し、利用者からのセクハラもエスカレートする危険がある

CASE 09

危機感がない同僚に怒り爆発

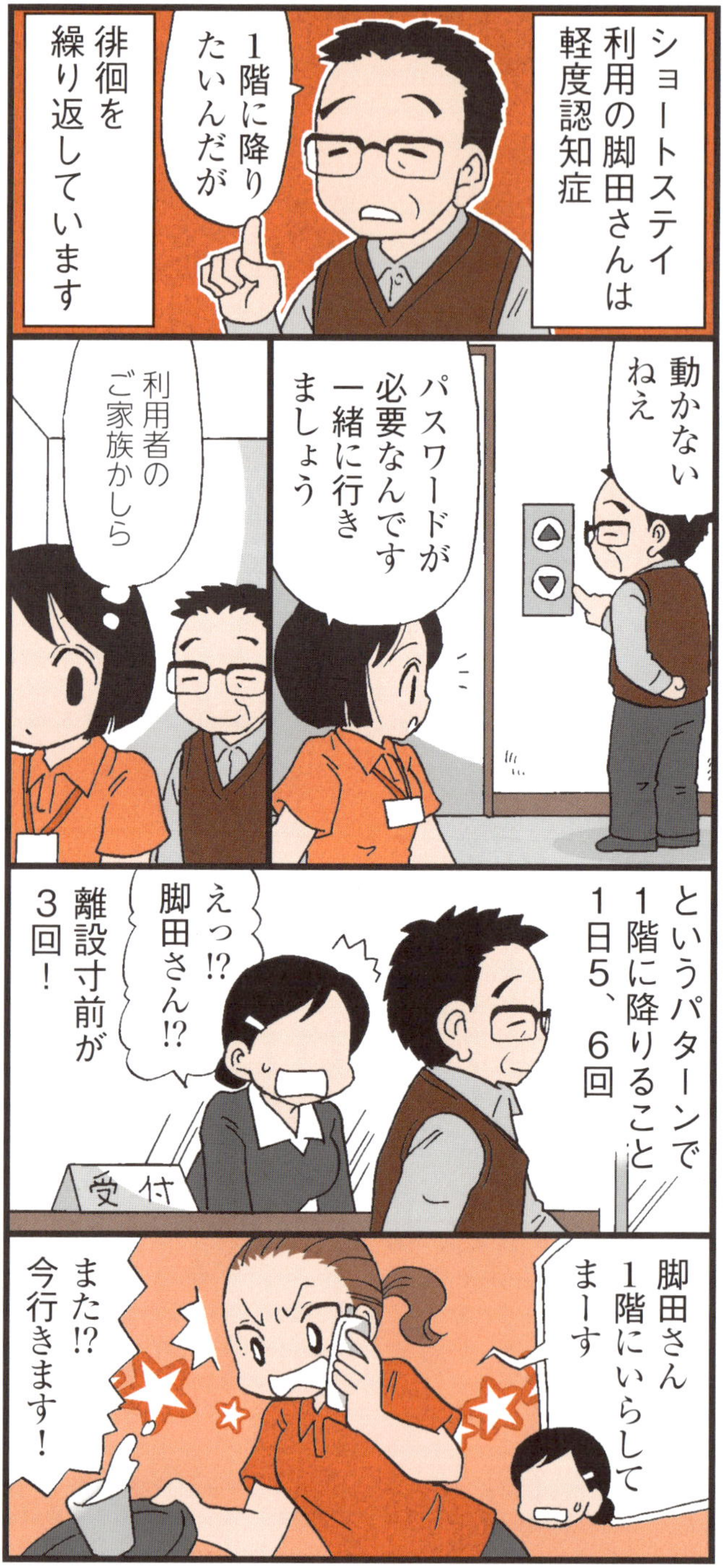

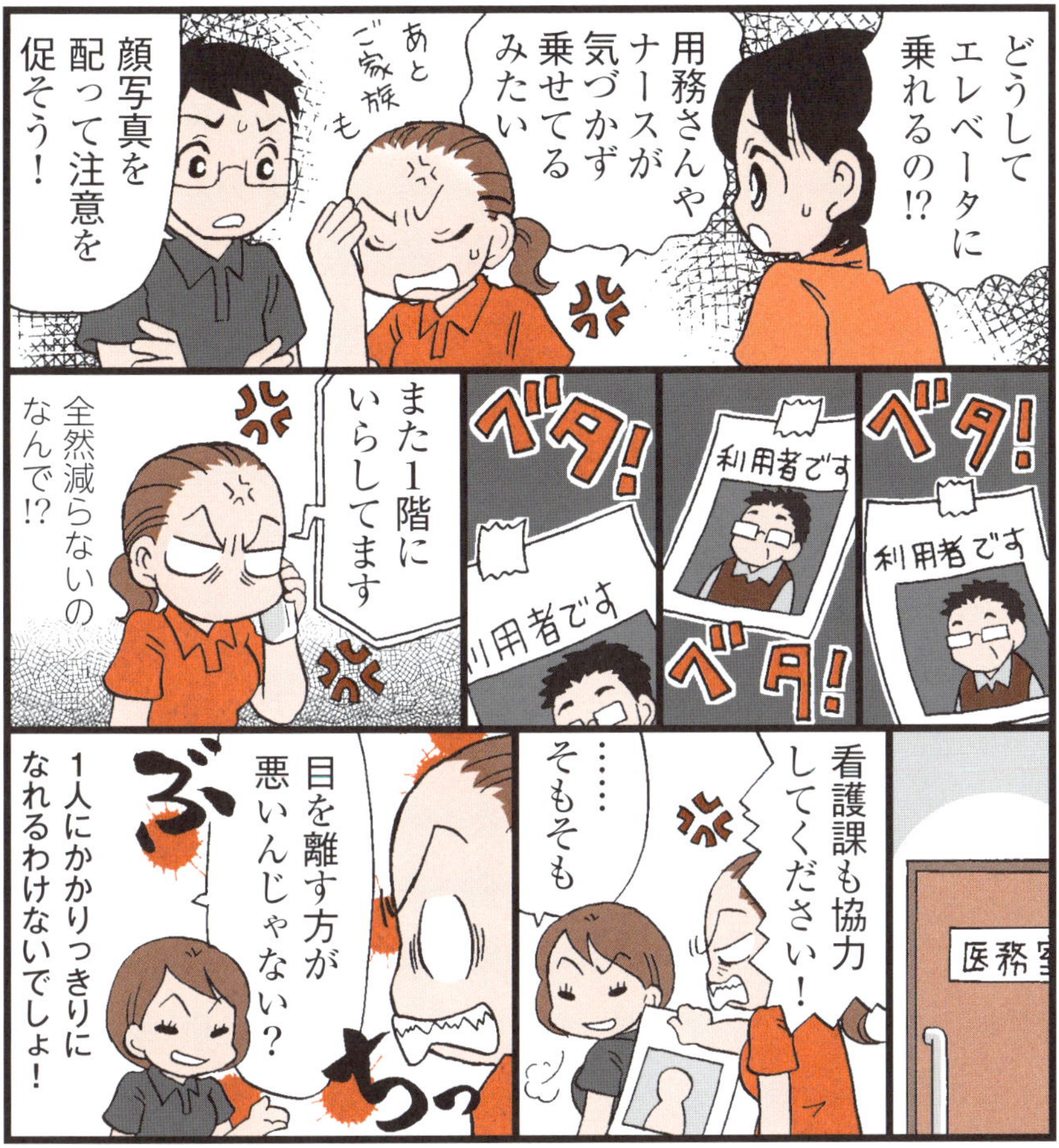

その怒りは本当に爆発寸前?

徘徊癖のある利用者の対応について、協力的でない看護師にムカムカしている猫島さん。完全に冷静さを失っているようです。

ところで猫島さんはどの程度の怒りを感じているのでしょうか? もしかすると怒りのレベルはそれほど高くないのに、「爆発寸前の怒り」だと自分自身で勘違いしているのかもしれません。

そんなときは、怒りのレベルを測ってみましょう。怒りの感情は目に見えないし、尺度もありませんが、「怒りの温度計」を使えば、誰でも測ることができますよ。

知識編

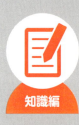

怒りの客観視には尺度が必要

尺度がないから、怒りの程度がわからない

徘徊癖のある利用者への対応の事例も、衝動のコントロールのテクニックを使います。今回は**「怒りの温度計」**を使って、自分の怒りのレベルを測る、**スケールテクニック**という方法を使います。

私たちの暮らしは多くの尺度に囲まれています。たとえば予想気温を見て服装を決めたり、体温を測って風邪が治ったかどうか判断したりしています。

しかし怒りの感情は測る尺度がないため、自分の怒りの程度が判断できません。そのことが、怒りの感情のコントロールは難しいと思ってしまう理由のひとつです。

10段階にレベル分けして記録していく

尺度がないなら自分で作って、**怒りを数値化**する練習をしてみましょう。イラッとしたとき、10段階でどのレベルか記録していきます（P96参照）。左ページの「怒りの温度計」の尺度を参考に、自分の感覚で決めてかまいません。

最初のうちは尺度が定まらず、レベル分けに迷うと思いますが、回数を重ねると定まってきます。同じ「イライラ」という言葉で表される**怒りも、レベルに差がある**ことに気づくでしょう。

スケールテクニックを続けていくことで、怒りを客観的に見ることができるようになり、冷静さを保てるようになります。

怒りのレベルは10段階に分けられる

自分の怒りをレベル分けすることで、
客観視できるようになる

怒りの温度計

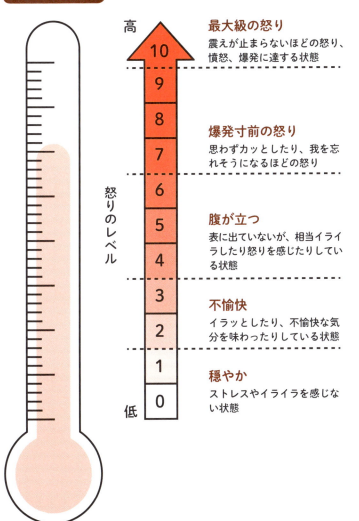

最大級の怒り
震えが止まらないほどの怒り、憤怒、爆発に達する状態

爆発寸前の怒り
思わずカッとしたり、我を忘れそうになるほどの怒り

腹が立つ
表に出ていないが、相当イライラしたり怒りを感じたりしている状態

不愉快
イラッとしたり、不愉快な気分を味わったりしている状態

穏やか
ストレスやイライラを感じない状態

実践編

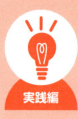

自分なりの「怒りの切り抜け方」を身につけよう

衝動のコントロールの方法はさまざま

衝動のコントロールにはタイムアウトとスケールテクニックの他にも、いくつかのテクニックがあります。

怒りを感じたとき、実際に試してみて、自分に合うものを探してみてください。

①6秒ルール

怒りを感じたら、6秒間待ちましょう。なぜ6秒かというと、人は6秒あれば理性的になれるといわれているからです。

6秒数えるのがもっとも簡単な方法ですが、それ以外にも、6秒間思考をストップする、好きな歌のサビを思い出すなどの方法があります。

②グラウンディング

怒りとは関係ないところに意識を集中させることで、怒りから目をそらすことができます。たとえばデスクの上のカップがあったら「色はクリーム色でふちが茶色」「取っ手が大きくて持ちやすそうだ」とひたすら観察してください。

③コーピングマントラ

自分を落ち着かせることができる魔法の言葉をあらかじめ用意して、怒りを感じたときにその言葉を自分に言い聞かせます。お気に入りの言葉なら何でもかまいません。

④ストップシンキング

怒りを感じたときに、イメージの力を借りて思考停止する方法です。

アドバイス

とっさの怒りに対処しよう

6秒ルール

怒りを感じたら、心の中で「1、2、3……」と6秒数える

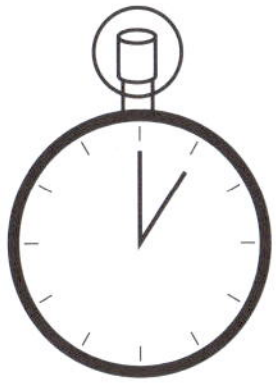

グラウンディング

置かれたカップや持っているペンなど目の前の物を観察する。色や素材、温度、触り心地などに意識を集中させる

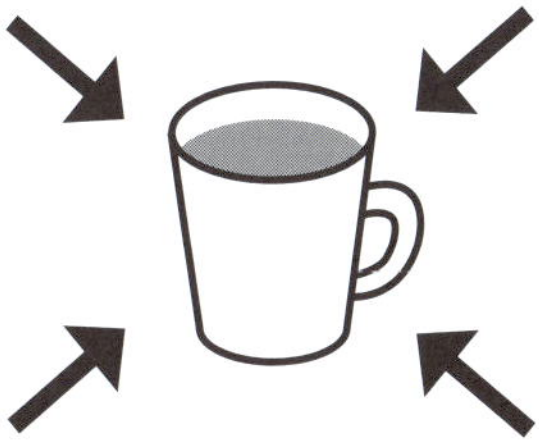

コーピングマントラ

「ドンマイ」「なんとかなるさ」という言葉や、ペットの名前など、自分を落ち着かせることができる言葉を口にしたり頭の中でつぶやく

ストップシンキング

頭の中に真っ白な紙を思い浮かべたり、頭の中のゴミ箱に怒りを捨てるなどして、怒りについて考えることをやめる

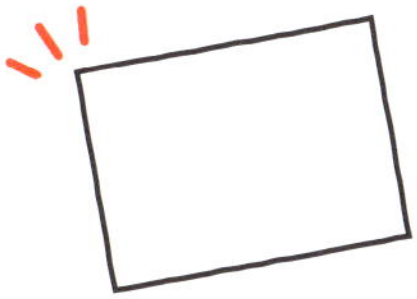

CASE 10

メールで欠勤連絡なんて非常識！

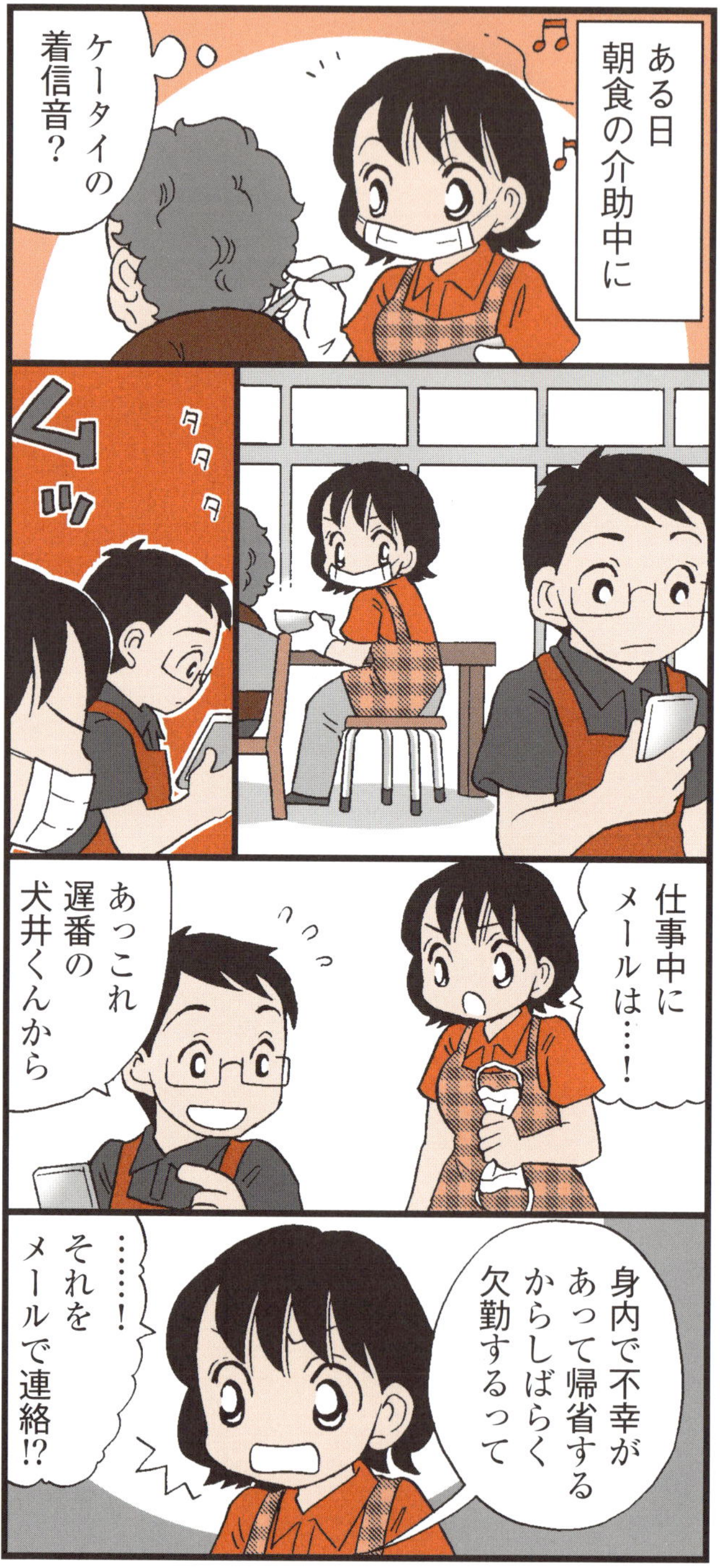

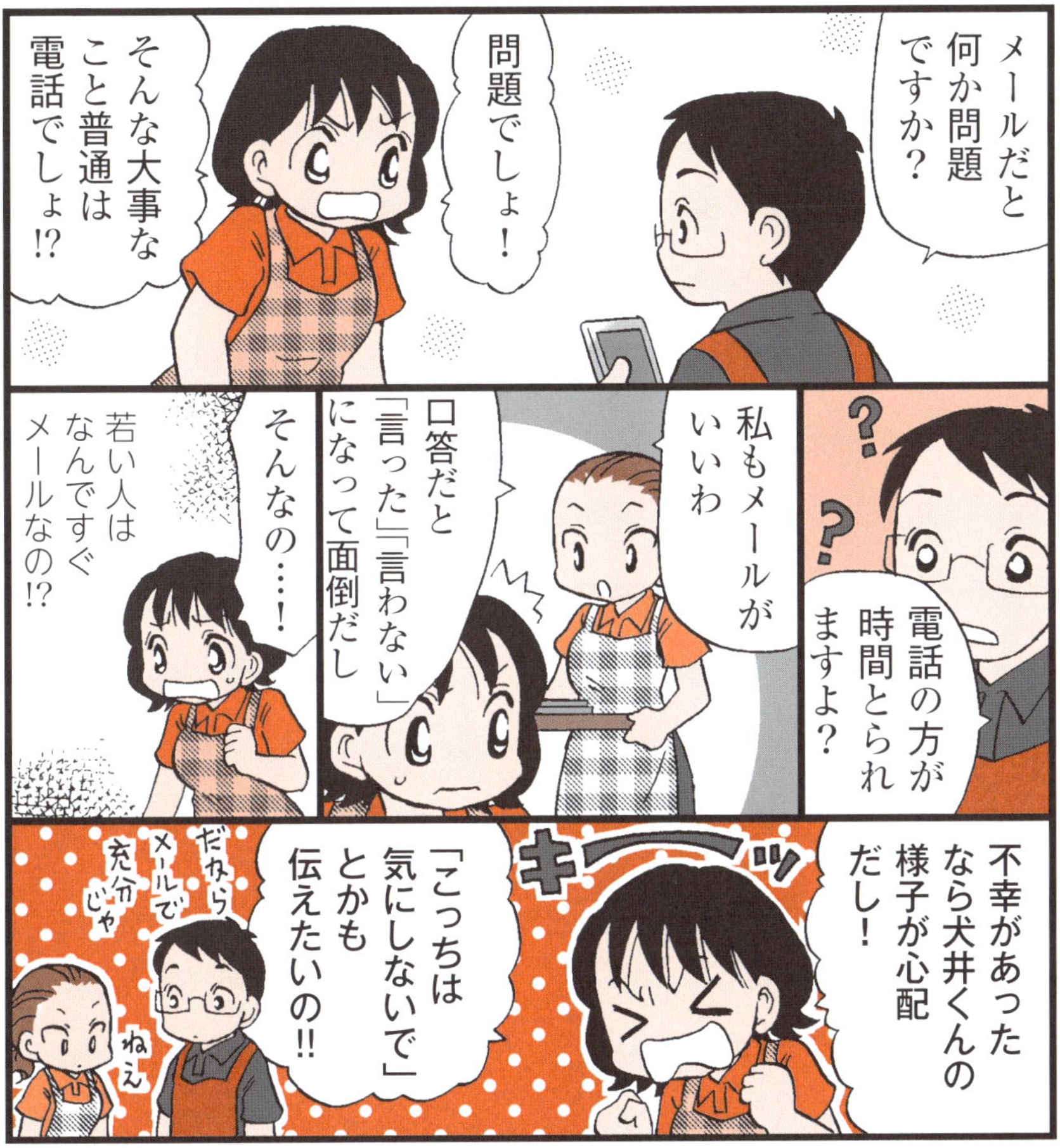

CASE 10

メールで欠勤連絡なんて非常識！

価値観の違いにイライラ

一昔前まで欠勤や遅刻の連絡は電話が当たり前でしたが、今はメールでよいと考える職員も増えてきました。しかし白鳥さんは「大事な連絡は電話で伝えるべき」という価値観を持っています。メールだと、連絡を受けたとき、確認したいことをその場で尋ねることができません。

一方、後輩の職員は「メールで伝えるべき」という価値観です。電話だと相手の時間がとられるし、メールの方が相手の都合で確認ができてよいという考え方です。自分の価値観と異なっているので、白鳥さんはイライラしてしまいました。

知識編

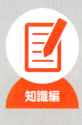

「べき」が裏切られると怒りが生まれる

「べき」は人それぞれ

私たちは日ごろから大切にしている**「べき」が裏切られたときに怒りを感じます。**「お年寄りには席を譲るべき」と思っているのに、知らん顔して座っている人を見るとイラッとするでしょう。**「べき」は、その人の育った環境や経験の中で培ったもの**で、本人にとっては「当たり前」のことですが、他の人にとってはそうでないことも多々あります。

また、多くの人にとって共通の「べき」でも、人によって「程度」が異なります。「始業時刻までに出勤すべき」と多くの人が思っていますが、「15分前には出勤すべき」と考える人もいれば、「ぎりぎりでも間に合えばいい」と考える人もいます。さらに「べき」は時代や立場、場所によっても変わります。

大切なことは、**自分と異なる価値観や考え方をする人がいることを理解する**ということです。

自分の許容範囲を3段階に分けてみる

あなたの「べき」を、左ページのような模式図にすると、怒りの境界線を知ることができます。一番中心が自分の価値観とまったく同じ「許せるゾーン」です。中心から二番目が自分の価値観とまったく一緒ではないけれど「まあ許せる」の範囲です。この範囲が広がると、小さなことにいちいち怒らなくてすむようになります。

「許せる」「許せない」は人によって違う

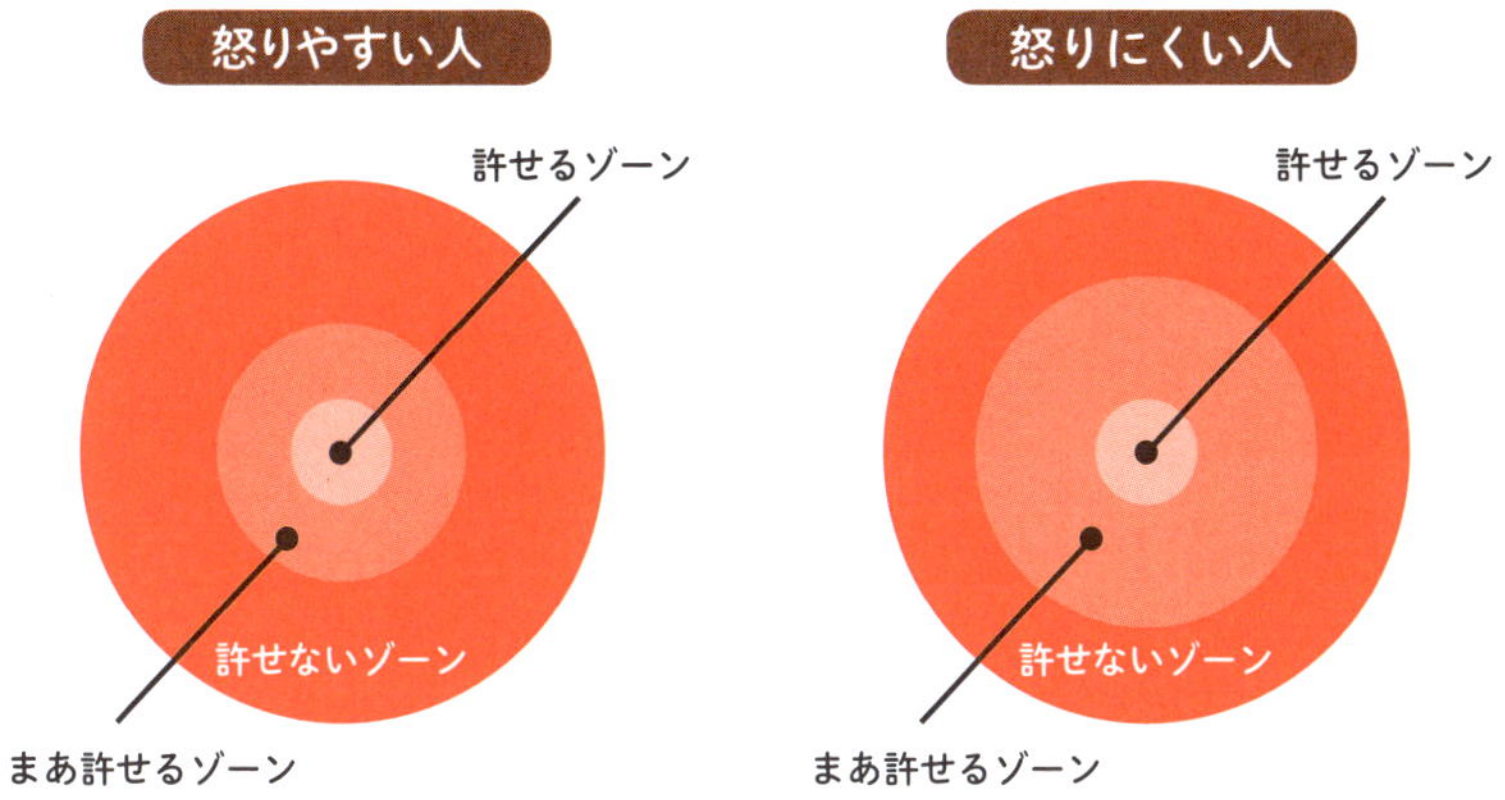

自分と違う価値観があることを理解する

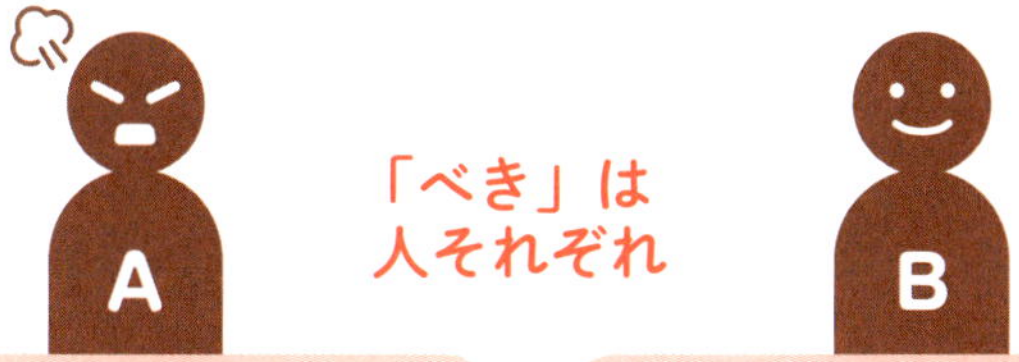

怒りっぽいAさん

- 電車内で電話で話すなんて非常識だ
- 始業時刻15分前には出社するべきだ
- 恋人がいるのに、恋人以外の異性と会うべきではない
- メールはすぐに返すもの

温厚なBさん

- 電車内で電話で話すことは気にならない
- 始業時刻までに出社していればOK
- 事前に知っていれば、恋人以外の異性と会っても気にしない
- メールはあとで返せばOK

実践編

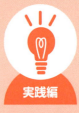

「怒りの境界線」を明確にする

価値観が異なるときはルールを決めよう

介護現場では、当日の急な欠勤連絡がよく問題になります。人手不足の中、限られた人数で人員配置をしているので、1人が休むだけで業務調整が大変なのです。

この場合の問題点は、**欠勤連絡の方法が職場の中で決まっていない**ことにあります。欠勤の連絡を「電話にすべき」という価値観と、「メールにすべき」という価値観のどちらが正しいかは決められません。このように職員間で価値観が異なったときは、話し合ってその職場でのルールを決めましょう。

たとえば「1週間前までにユニットリーダーに伝える」であれば、余裕をもって代わりの職員を見つけられます。これを100点満点の連絡方法とします。

次に「前日の夜7時までにユニットリーダーに電話かメールで連絡する。本人または家族が急病の場合、始業時刻1時間前までに電話連絡する」を「まあ許せる連絡方法」とします。それ以外の連絡方法は、この職場のルールに反します。

このような**ルールを作ることで「まあ許せるゾーン」と「許せないゾーン」の境界線が明確になります**。すると、無駄にイライラすることがなくなり、怒ることが上手になります。始業時刻ぎりぎりに「休みます」とメールしてきた職員に対しては、しっかり怒りましょう。

アドバイス①

組織のルールを決めよう

職員間での価値観が異なる場合は、話し合って
その職場でのルールを決めよう

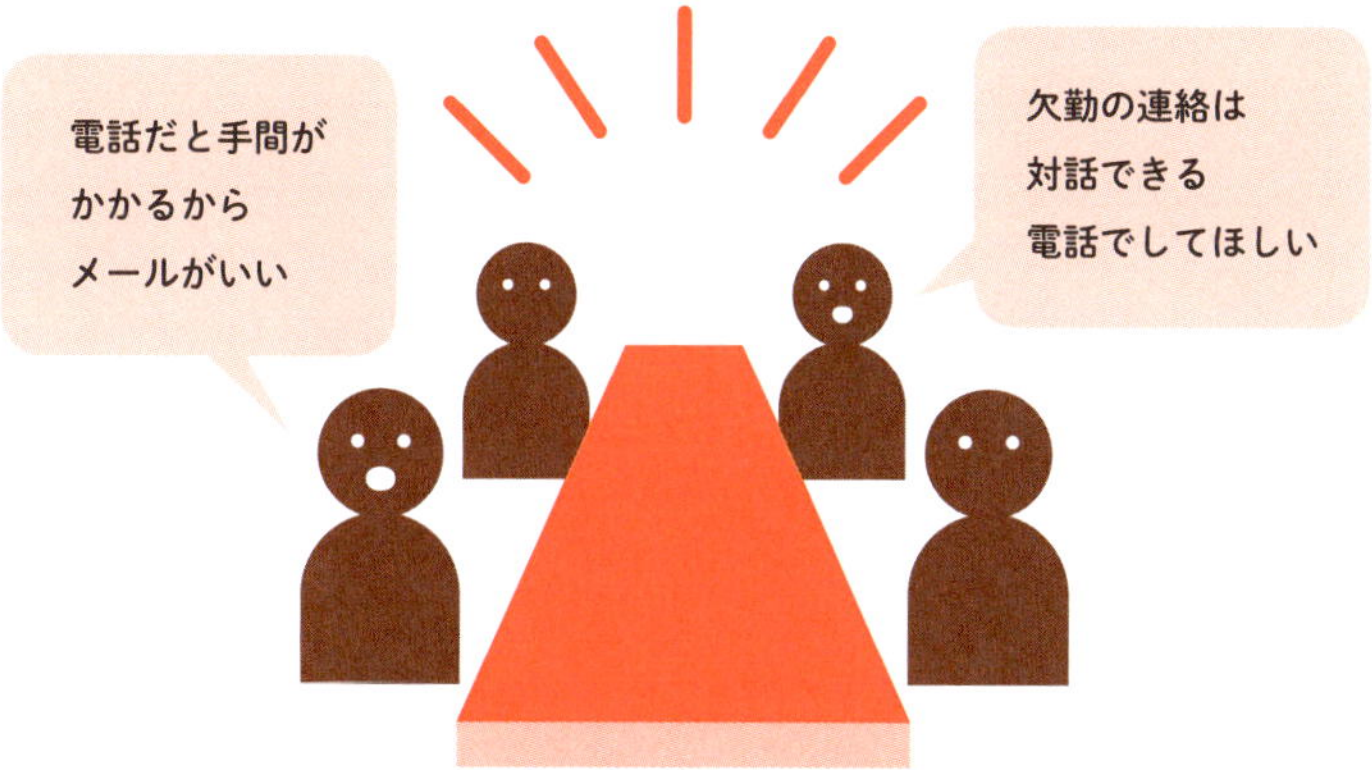
電話だと手間が
かかるから
メールがいい
欠勤の連絡は
対話できる
電話でしてほしい

アドバイス②

怒る基準をはっきりさせる

つるかめの郷の欠勤連絡のルール（例）

- 休日希望は前月に書面でユニットリーダーに提出する
- シフト決定後は、1週間前までにユニットリーダーへ書面を提出する
- 体調不良や急用の場合、前日の夜7時までにユニットリーダーに電話かメールする。欠勤の理由も報告する
- 急病の場合は、当日の連絡を認める。始業時刻1時間前までに事業所に電話する。欠勤の理由も報告する

ルールが決まれば、怒る基準がはっきりする

CASE 11

経費削減っていっても限度があるでしょ！

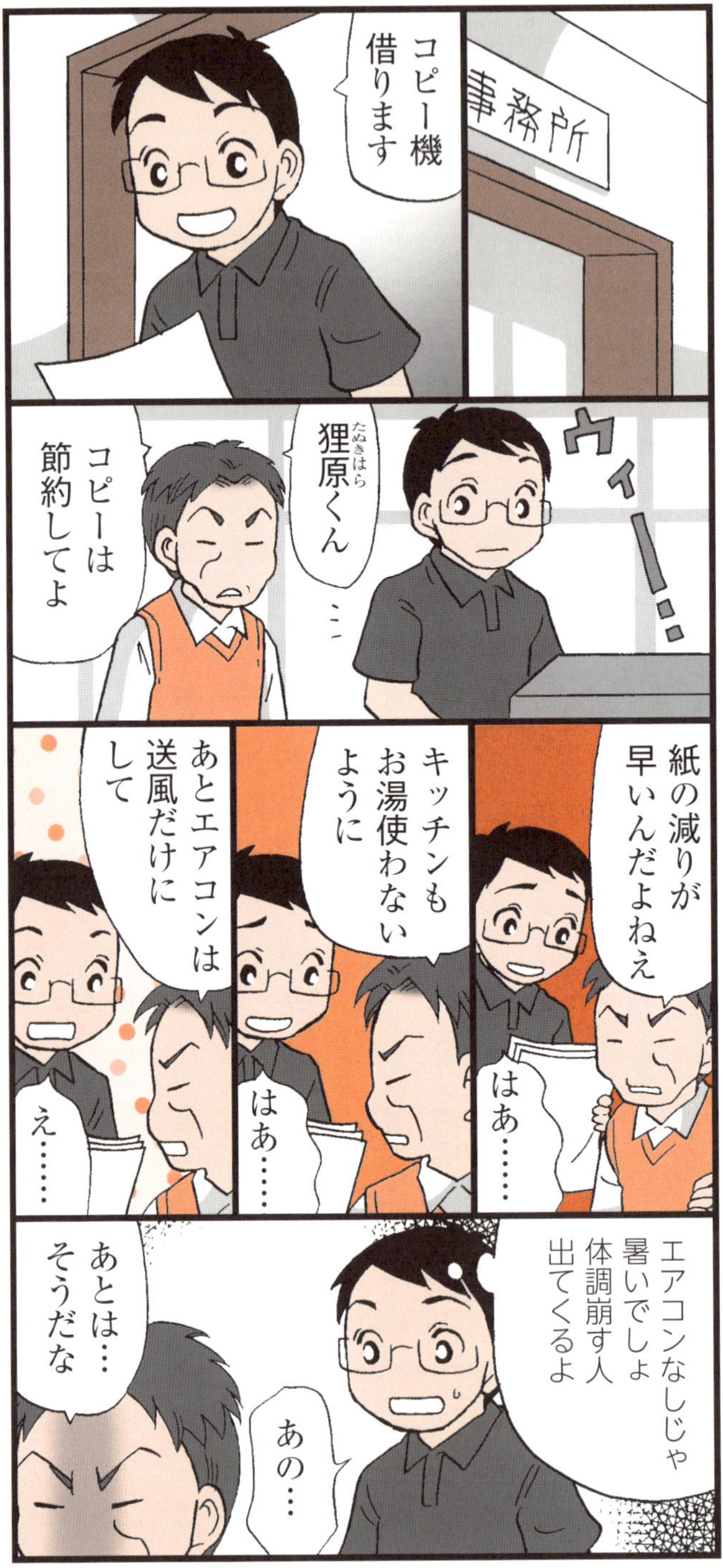

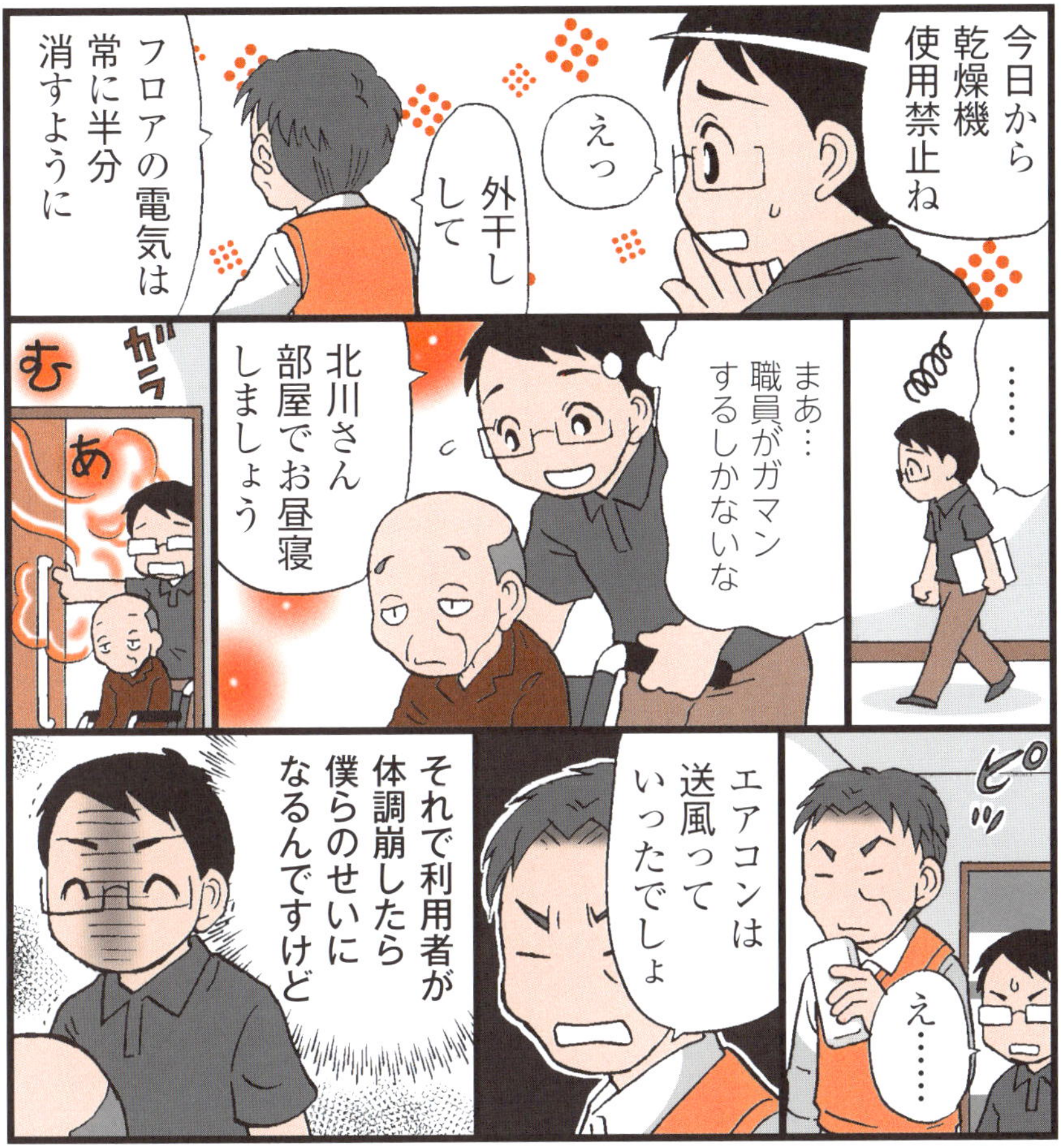

どの価値観を優先すべき？

どこの施設でも経費節減が課題となっているようです。「光熱費を節約してください」という経理の意見は間違ってはいませんが、介護職としては、冷房を使用しないことで利用者が体調を崩すことが心配です。

部署によって、ものごとの優先順位は異なりますし、同じ部署でも1人ひとりの価値観は異なります。管理者、リーダー、新人と立場が異なると、優先したいことも異なってくるでしょう。

しかし、それぞれが価値観を振りかざしていたら、対立するばかりで、組織のまとまりがなくなります。

知識編

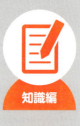

価値観には優先順位が必要

チームワークとお客様はどちらが優先?

多様性を重んじる現代においては、会社組織のメンバーの価値観もまた十人十色です。残業はすべきでないと考える人もいれば、徹夜もいとわないという人もいます。しかし1人ひとりが自分の価値観を優先すると、意見がぶつかりあうばかりで、組織としてのまとまりを欠いてしまいます。

たとえば「お客様を大切にすべき」と「チームワークを大切にすべき」という価値観は、どちらも重要だとする会社組織があったとします。ではチームのメンバーの参加が義務づけられている重要な会議と、お客様からの緊急の呼び出しがあった場合、どちらを優先すべきでしょうか。

組織としての優先順位が決まっていない場合、正解はありません。その場にいた社員が迷ったり、混乱したりすることになります。

多様な価値観が交錯する介護の現場

介護施設の場合、家族からの「転ぶと危険だから、絶対歩かせないで」という強い要望と「本人の健康とADLを維持するために、できるだけ歩いていただく」という施設の方針が異なる場合があります。

介護の現場はとくに多様な人のさまざまな価値観が交錯します。組織としての優先順位を明確にしておくことが重要です。

価値観だけでは組織はまとまらない

組織としての優先順位が決まっていない場合
正解はない

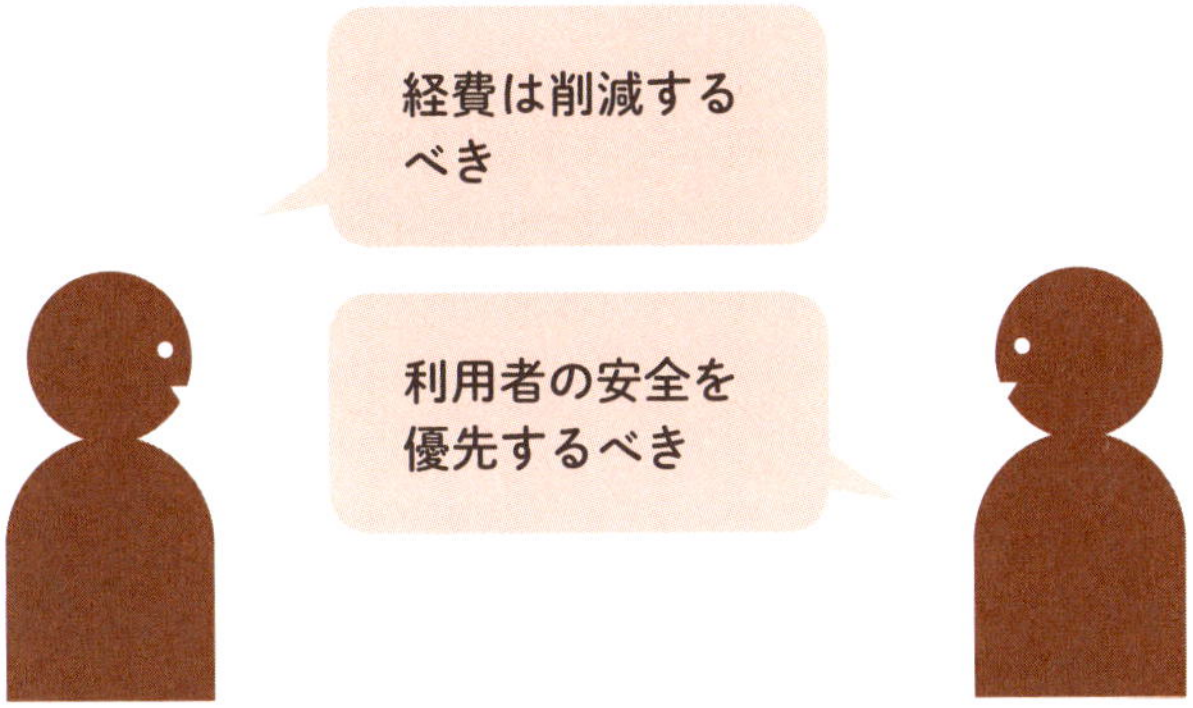
経費は削減するべき
利用者の安全を優先するべき

優先順位が決まれば現場の混乱が減る

つるかめの郷の優先順位（例）

1 利用者の安全を最優先するべき
2 利用者の希望は尊重するべき
3 報連相はするべき
4 利用者へのケアは平等に行うべき
5 定例会議には出席するべき
6 一部のスタッフに業務が偏るべきではない
7 時間内に業務を終わらせるべき
8 経費は削減するべき

実践編

組織としての優先順位を決めよう

組織で「べき」に順位をつける

組織としての優先順位を決めるためのワークは次のような手順で進めます。参加人数に制限はないので、ユニットの職員同士でも、フロア単位でも構いません。

参加者全員で左ページのようなシートに、組織で大切にしている価値観を列挙します。たとえば「担当時間内に業務を終わらせるべき」「利用者の安全を最優先して介護すべき」と8~10個程度挙げます。少ないと価値観の違いが実感できず、多いと順位をつけることが難しくなります。また**「~するべき」「~するべきでない」**と語尾を統一してください。

スタッフは、それぞれの項目について自分の優先順位をつけていきます。優先順位が高い順に1から8点をつけます。

目指す方向が決まると成果も上がる

全員が順位をつけ終えたら、項目ごとに合計点を出します。すると組織としての優先順位が決まります。合計点のもっとも低い項目が、組織にとって優先順位が高い価値観です。自分の順位と違っていても、組織の優先順位に従ってもらうようにします。

組織の優先順位を決めておくと、スタッフの目指すべき方向が定まり、現場で混乱することが少なくなり、成果も上がってくるはずです。

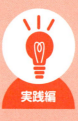

アドバイス

組織の価値観に順位をつけよう

❶ 組織の中で守りたい「べき」を挙げる

❷ ❶について、それぞれが思う優先順位をつけていく

❸ 全員が優先順位をつけ終えたら、合計点を出す。合計点のもっとも低い項目が、組織にとって優先順位が高い価値観になる

❹ 組織の優先順位を守る約束をする

つるかめの郷の優先順位ワーク（例）

項目（～べき、～べきでない）	狸原	白鳥	猫島	犬井	合計
利用者の安全を最優先するべき	1	1	1	1	4
利用者の希望は尊重するべき	2	2	3	2	9
報連相はするべき	4	6	5	6	21
利用者へのケアは平等に行うべき	5	4	6	3	18
定例会議には出席するべき	7	5	7	4	23
一部のスタッフに業務が偏るべきではない	8	3	8	5	24
時間内に業務を終わらせるべき	3	7	2	8	20
経費は削減するべき	6	8	4	7	25

高（合計4）　低（合計25）

※もし組織の優先順位が、法人理念、施設理念とかけ離れた結果になったら、スタッフに理念が理解されていないということ。代表者は、どういう組織作りをしたいのか、なぜそうしたいのか、スタッフに改めて示すことが必要です

CASE 12

あれこれ口うるさい利用者家族にイライラ

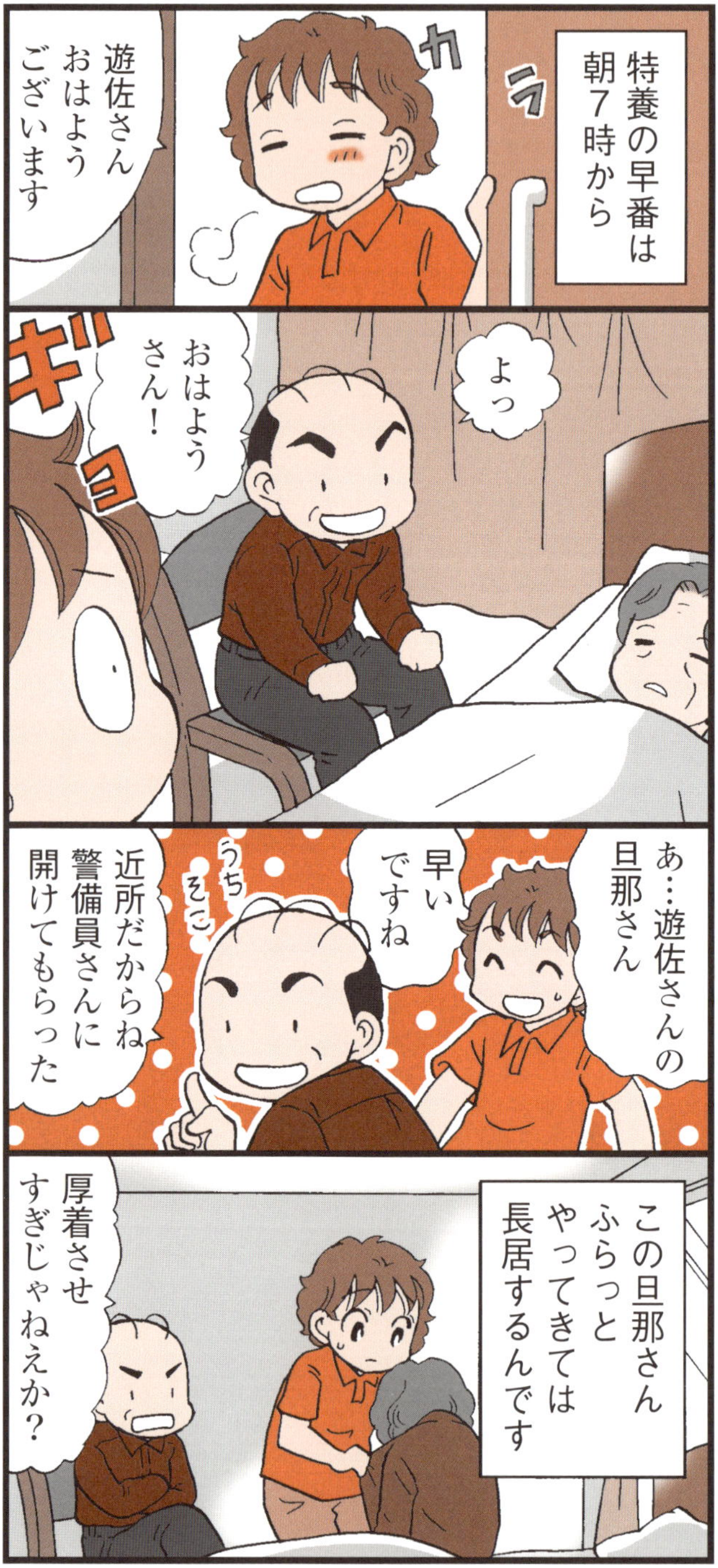

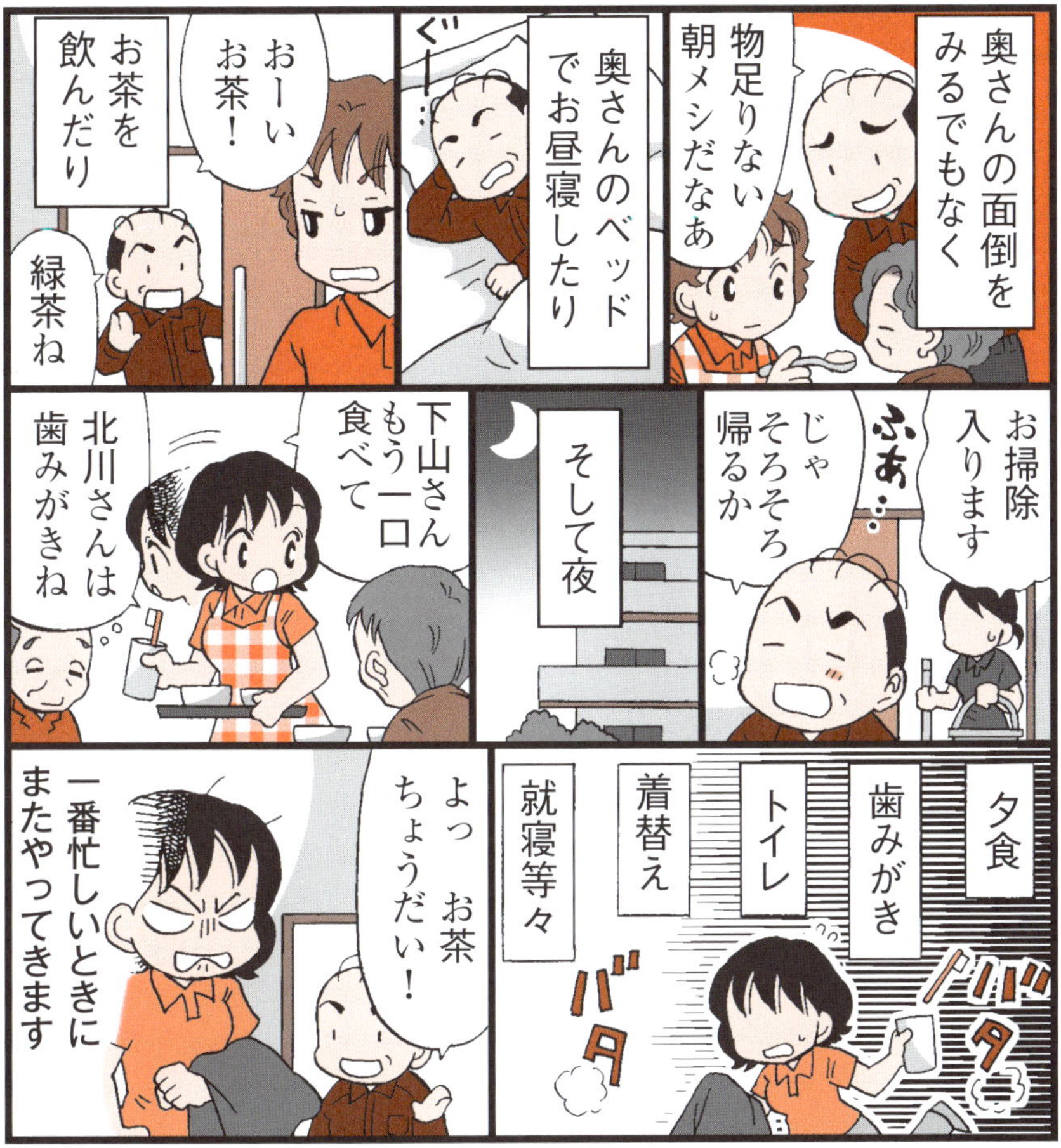

苦手な人にはどう対応するべきか

妻の面会に来るといつも長居をして、忙しいときに頼み事をする利用者のご主人。食事介助を手伝わないどころか、嫌味を言って職員の気持ちを逆撫でします。

職員はもちろん面と向かって文句をいうことはできません。ストレスが溜まって、彼の顔を見た瞬間に、怒りの表情に変わる職員もいます。

しかし嫌な相手に、嫌な表情で接してはいけません。身体と心はつながっているので、よけいムカムカしてきます。嫌だと思う相手には逆に、笑顔で接して、優しい言葉をかけてみましょう。

知識編

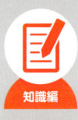

笑顔を作ると、怒りが静まる

イライラしたときは笑顔を作る

人は誰でもうれしいことがあると笑顔になり、腹立たしいことがあると目元が吊り上がって険しい表情になります。人間の行動は感情に従っているものですが、逆に、**行動が感情を動かすことができる**ことがわかってきました。

心理学の「**表情フィードバック**」と呼ばれる仮説で、たとえば怒ったふりをしていると本当にイライラしたり、楽しくないときでも笑顔を作ることで明るい気分になったりすることがあります。先に表情を動かすことで、気分も連動して変わっていくのです。

意識して口角を上げる

そこで**イライラしたときは、無理にでも笑顔を作ってみましょう。**「怒っているときに笑おうと思っても、表情が引きつるだけでうまくいかない」という人が多いと思いますがコツがあります。

怒りを感じると、口元がへの字になりますが、意識して口角を上げてみるのです。最初は5ミリ程度でも大丈夫。表情筋がゆるむことで、脳が「今、明るいことを考えた」と信号を出し、怒りの感情がすっと引いて冷静になることができます。

しばらく笑顔を続けていると、**怒りが静まるだけでなく、ポジティブで寛容な気持ちになってきます。**

行動が感情を動かす

意識して口角を上げ、笑顔の表情を作る

口元がへの字に
ならないように

↓

脳が「今、明るいことを考えた」と判断する

↓

本当に楽しい気持ちに
なってきた

↓

笑顔を作れば怒りが静まる

実践編

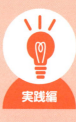

心が穏やかになる習慣を身につけよう

丁寧な所作や言葉づかいが心を変えていく

表情だけでなく所作や言葉づかいなどを整えていくと、穏やかな心を保つことができるようになります。

笑顔の他にも「表情フィードバック」を利用した次のような習慣を取り入れてみてください。心が穏やかになる習慣を身につけることで、無駄な怒りに振り回されることが減っていきます。

①穏やかな表情

笑顔を作ることでポジティブな気持ちになるように、普段から穏やかな表情を心がけていると、気持ちも穏やかになります。

②深呼吸

呼吸が浅いと不安や焦りを感じやすくなり、怒りっぽくなります。ゆっくり吐いて、ゆっくり吸う深呼吸の習慣を身につけましょう。ポイントは肺の中の空気を吐き切ることです。

③立ち居ふるまい

立ち居ふるまいや所作を美しく、丁寧にすることで、心を整える効果があります。

④言葉づかい

普段から丁寧な言葉を使う習慣をつけましょう。利用者や上司に対してはもちろんですが、同僚や部下に対して乱暴な言葉づかいをしていないでしょうか。あなたが発する言葉も、あなたの心とつながっています。

アドバイス

身体を整えて、心も整えよう

穏やかな表情

普段から穏やかな表情を心がけていると、眉間にしわを寄せるなどの「怒り顔」を作りにくくなり、穏やかな気持ちを保つことができる

深呼吸

呼吸を整えることに集中していると、気持ちも整ってくる

美しい立ち居ふるまい

普段のしぐさや身のこなしを丁寧にこなすように意識する

丁寧な言葉づかい

普段から丁寧な言葉を使うことで、相手に主張が伝わりやすい

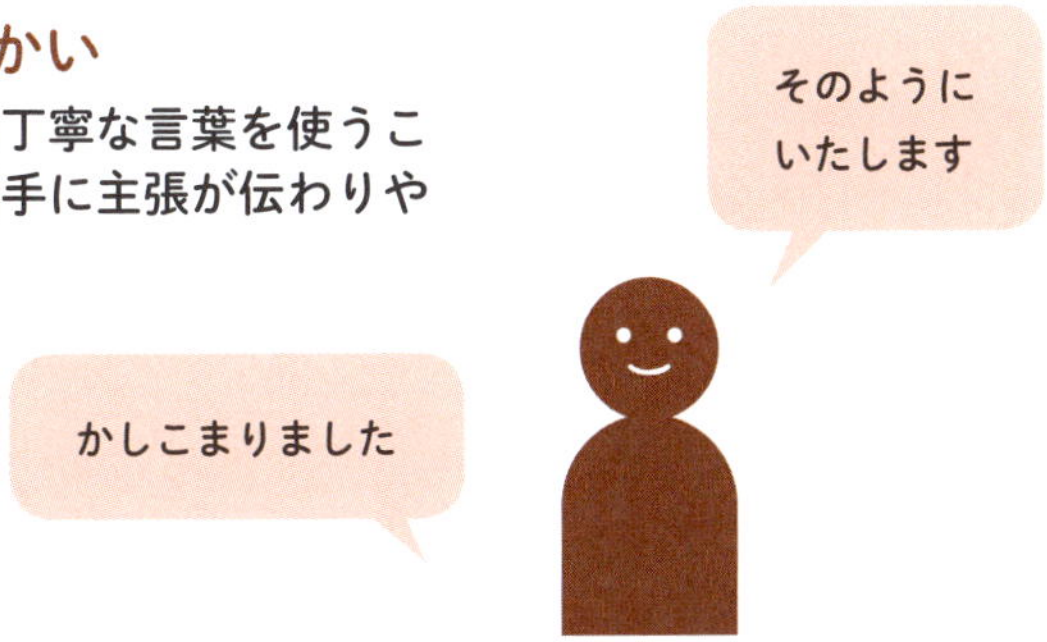
そのように
いたします
かしこまりました

怒りの雑学③

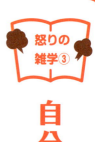

自分の怒りの傾向を知る「アンガーログ」

自分の怒りについて思い違いをしがち

「あなたは最近、何に対して怒りましたか？」と聞かれたとき、正確に答えることができますか？怒ったことは覚えていても、何に対して怒ったか、どのように怒ったかについて記憶している人は少ないのではないでしょうか。

また、自分の怒り方について思い違いをしている人も多くいます。「職場では怒ってばかりいるが、家庭ではほとんど怒らない」と言っている人が、実際は回数こそ少ないものの、強度の高い怒りを家庭で爆発させていることもあります。

そこで自分の怒りを客観的に振り返るために、怒り（アンガー）を記録（ログ）してみましょう。

▶ アンガーログのメリット

1. 「記録する」アクションで、気持ちをクールダウンできる
2. 自分の怒りの傾向がわかる
3. 怒りのパターンに気づいて、事前に対策できるようになる

▶ アンガーログの記入例

日　時	20xx 年 6 月 13 日
場　所	職場
出来事	後輩が以前に教えた仕事のやり方を忘れていた
怒りの強さ	1 ～ 10（3 に印）

Point
記録に残すということが一番大切
すべてを完璧に書く必要はなし

Point
感情を交えずに、事実だけを書く

Point
スケールテクニック（P74参照）の10段階で評価

怒りを感じたら記録する

アンガーログを書くときは、怒りの分析や原因の究明、解決策は必要ありません。事実だけを簡単に、その都度、その場で記録します。

記録した直後には読み返しません。怒りの感情が再燃してしまうおそれがあるからです。1週間くらい経って気持ちが落ち着いたときに振り返るとよいでしょう。

アンガーログを手軽に記録する方法のひとつとして、日本アンガーマネジメント協会が開発したアプリ「感情日記」があります。スマートフォンを持っている人は試してみてください。

自分にショートメールを送ったり日記アプリを使ったりする方法もある

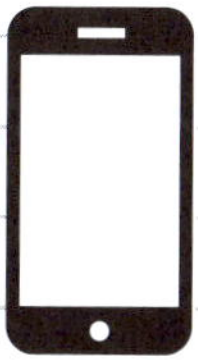

「境界線」を決めることで職場の課題を解決

社会福祉法人泰清会
サンライズマリン瀬戸
久保田《くぼた》 あけみさん（施設長）

私は看護師として総合病院に12年勤務した後、社会福祉法人泰清会の立ち上げに関わり、現在は地域密着型特別養護老人ホームの施設長を務めております。

感情労働といわれる介護の仕事は、良好な人間関係が求められます。そのためのノウハウを探していたところ、アンガーマネジメントと出会いました。当時は、認知症の母親の行動にイライラすることが多かったのですが、アンガーログ（P96参照）などを活用することで許せることが増えました。以前より母が愛おしく感じられるようになるとともに、認知症の方のご家族の気持ちに共感ができ、よいアドバイスができるようになったのです。

人間関係が改善されると、楽になる！

私の職場の課題のひとつが、職員間でケアの統一ができていなかったことです。自立支援を徹底している職員もいれば、過剰介護となる職員も見受けられました。そこで三重丸の模式図を使って「べき」の境界線をはっきりさせる（P80参照）、というテクニックを取り入れました。職員を集めて「せめて、この部分は統一しよう」「最低限、ここまでは全員ができるようにする」と1つひとつルールを決めていったのです。「せめて」「最低限」という言葉を使うことで、職員全員が達成可能なレベルを考えることができました。

もうひとつの課題が、職員間の言葉の乱れです。親近感からか、後輩・同僚を呼び捨てにする職員もいたので、言葉づかいについても境界線を決めました。申し送りで決まりを読みあげるなどして職員に周知し、役職者に対しても守れていなかったら注意をするように、境界線を見せる努力も意識しました。

このような取り組みを進めた結果、ケアの統一や言葉づかいについて、徐々に改善され、境界線を決めることや見せる努力の有効性を実感しました。

また、虐待防止は研修でも取り上げる重要なテーマです。豊かな知識を持つ職員であっても、ついカッとなる場面があります。私は「6秒ルール」（P76参照）を使って反射的な行動をとらないことや、いったんその場を離れてクールダウンする「タイムアウト」（P70参照）のテクニックを勧めています。

人間関係がよくなると仕事がしやすくなり、効率化やサービスの質の向上にもつながります。介護に携わる方には、ぜひアンガーマネジメントを活用いただきたいと思います。

CASE
13
自分にばかり都合がいいシフトを組むユニットリーダー

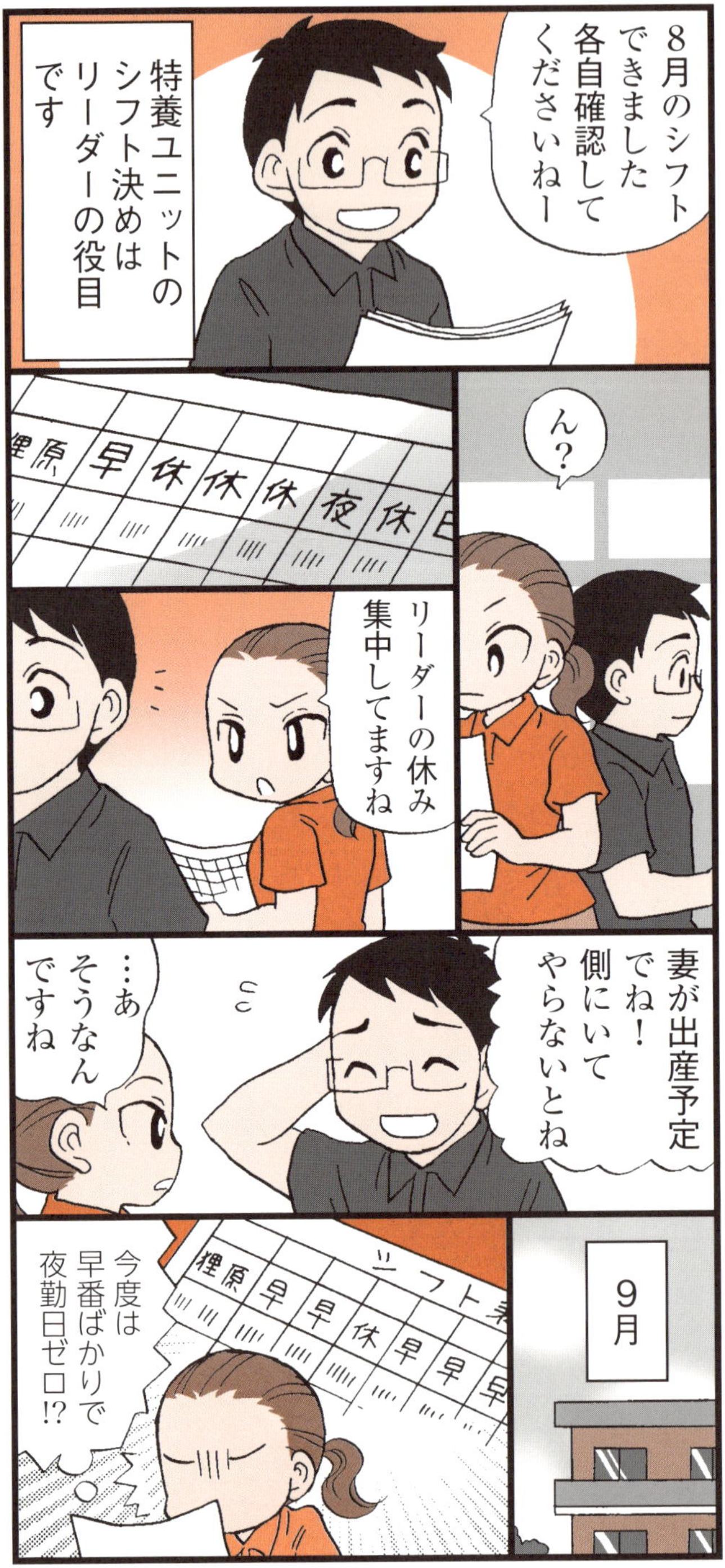

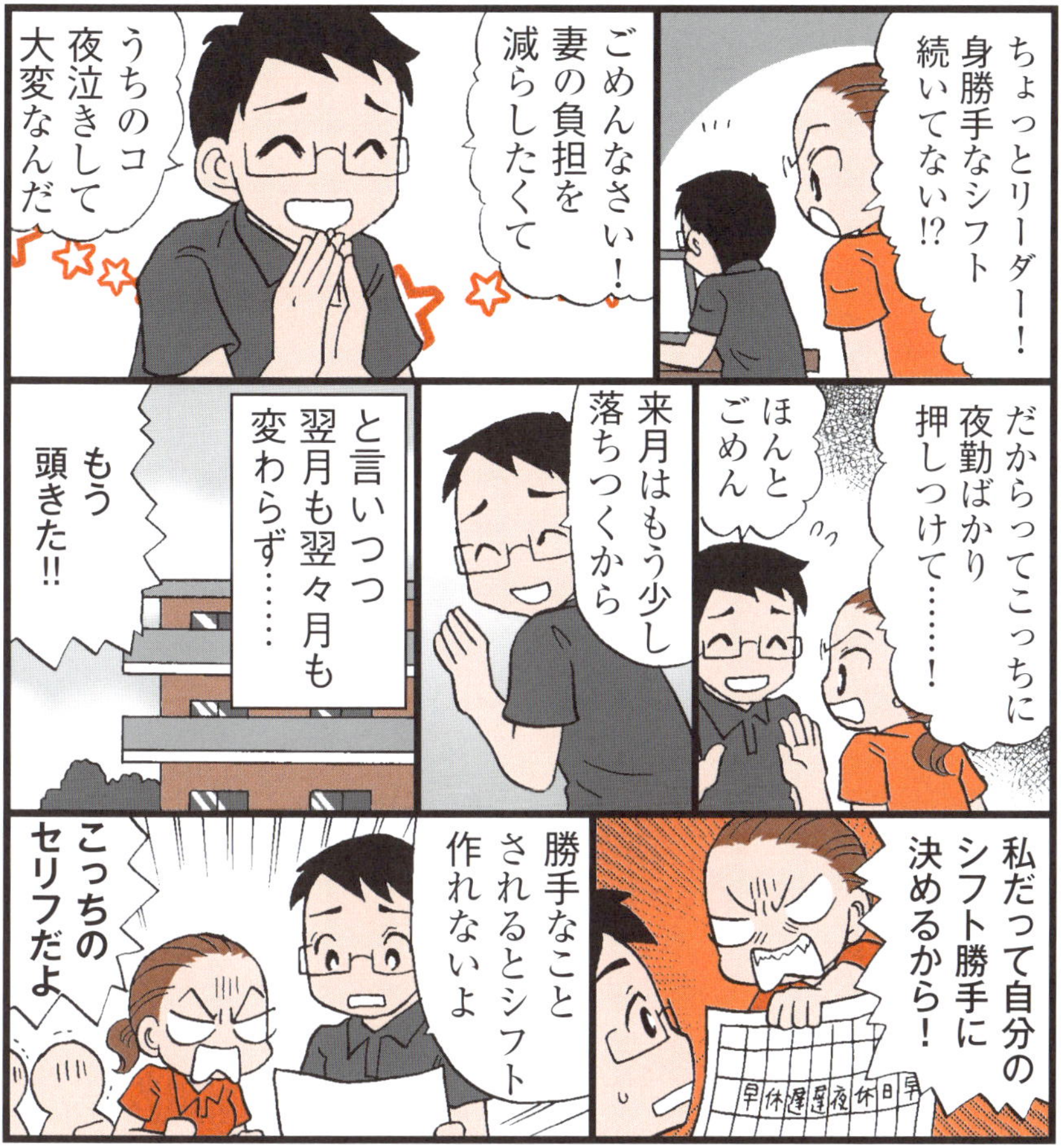

激怒したときの感情を自分の言葉で表現してみる

同じ不愉快な出来事に遭遇しても、怒りの感情の表し方は人それぞれ。猫島さんのように怒りを爆発させる人もいれば、怒りを内側に溜め込んで表面には出さない人、あるいは「それくらいは気にしない」と軽く受け流してしまう人もいます。

部下に負担を押し付けるユニットリーダーの行動に問題はありますが、一方的に非難するだけでは、建設的な議論はできません。

猫島さんのように怒りを強く表してしまう癖がある人は、一度冷静になって、自分の怒りをうまく表現する必要があります。

知識編

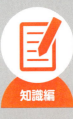

問題のある怒りのタイプ① 強度が高い怒り

強すぎる怒りは人間関係に支障をきたす

怒りの表現の仕方は人それぞれですが、猫島さんのように非常に強い怒りを「**強度が高い怒り**」といいます。

怒ること自体は問題ではないのですが、周囲の人を萎縮させてしまうような度を越した怒りは、会社や家庭の人間関係に支障をきたすことがあります。

身近に怒りの強度が高い人がいたら

怒りの強度が高い人とは「自己主張が強い人」「ふるまいの乱暴な人」「高圧的な態度の人」です。

事例の猫島さんはそこまでではありませんでしたが、相手がいくら謝っても意に介さず、気がすむまで大きな声で怒り続ける人、ささいなことに激昂する人などはこのタイプです。内心怒っているのに表情に出さない人に比べて、わかりやすい人といえるでしょう。

怒りの強度が高い人の怒りには時間帯や場所、相手など決まったパターンがあります。怒りの強度が高い人が身近にいる場合は、よく観察し、怒りのパターンを見つけて配慮するようにしましょう。

たとえば介護施設の利用者であれば、入浴介助の際にすぐ怒る、あるいは若い男性職員に対してすぐ怒るといったパターンがあるはずです。

強度が高い怒りの特徴

- 一度怒り出すと止まらない
- 相手が謝っていても、気がすむまで怒鳴り続けてしまう
- ささいな出来事にも、必要以上に激昂してしまう

怒りの強度が高い人とのつきあい方

身近に怒りの強度が高い人がいるときは、その人が怒りやすい時間帯や場所などを観察してみよう

怒りのパターン		対処法（例）
利用者Aさん 若い男性職員が介助しているときに怒りやすい	→	介助者はなるべく女性職員が行うようにする
ユニットリーダーBさん 朝は機嫌が悪い	→	相談はお昼以降にする

怒りのパターンがわかれば、回避もできる

実践編

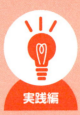

怒りを表現するボキャブラリーを増やそう

自分の気持ちを正確に把握する

怒りの強度が高い人は、自分が怒っていることを周囲に主張したくなるために、必要以上に強く怒ります。そのようなタイプの人の改善トレーニングは、まず「怒りの温度計」を使ったスケールテクニック（P74参照）で、自分がどの程度怒っているかを、冷静に考えてみることです。

もうひとつの改善トレーニングは、**怒りを表現するボキャブラリーを増やすこと**。怒りは幅の広い感情なので「腹が立つ」「むしゃくしゃする」など、表現する言葉がたくさんあります。ボキャブラリーが増えることで、より正確に自分の気持ちを把握することができます。

語彙が増えると激昂することが減る

しかしボキャブラリーが貧困で「ウザい」「ムカつく」「キレる」の3種類しか使わない人は、怒りの感情を3段階にしか分けることができません。それほど強い怒りを感じていないのに、すぐ「キレる」という表現を使うので、正確な怒りの度合いを認識できないのです。

怒りの感情がわいたとき、今の気持ちを表す言葉は何かを考えてみてください。5種類持てば5段階に分けられるし、10種類持てば10段階に分けて表現できるようになります。**ボキャブラリーが豊かになるにつれ、度を超えて激昂することも減っていくはず**です。

アドバイス

語彙を増やして、怒りを適切に表現しよう

怒りは幅広い感情。怒りの強度が高い人は、スケールテクニック（P74参照）に加えて、自分の怒りの感情を正確に表現できるようにボキャブラリーを増やそう

強

怒りの強さ

弱

怒りのボキャブラリーの例

怒髪天をつく、はらわたが煮えくり返る、烈火のごとくに、血管が怒りでふくれあがる

逆鱗に触れる、青筋立てて怒る、虫《むし》唾《ず》が走る、腹の虫がおさまらない、地団駄を踏む

ガミガミ言う、語気を荒げる、ぷりぷりする、胸糞が悪い、憤る、業を煮やす、息巻く

カッとなる、声をとがらせる、目に角が立つ、気色ばむ、カリカリする、目くじらを立てる

ふくれる、むっとする、気に障る、不機嫌になる、へそを曲げる、不信感をつのらせる

このボキャブラリーは自分の気持ちを把握するためのもので、実際に相手に向かって言うためのものではない

CASE 14

娘とのやりとりを思い出すだけでイライラ

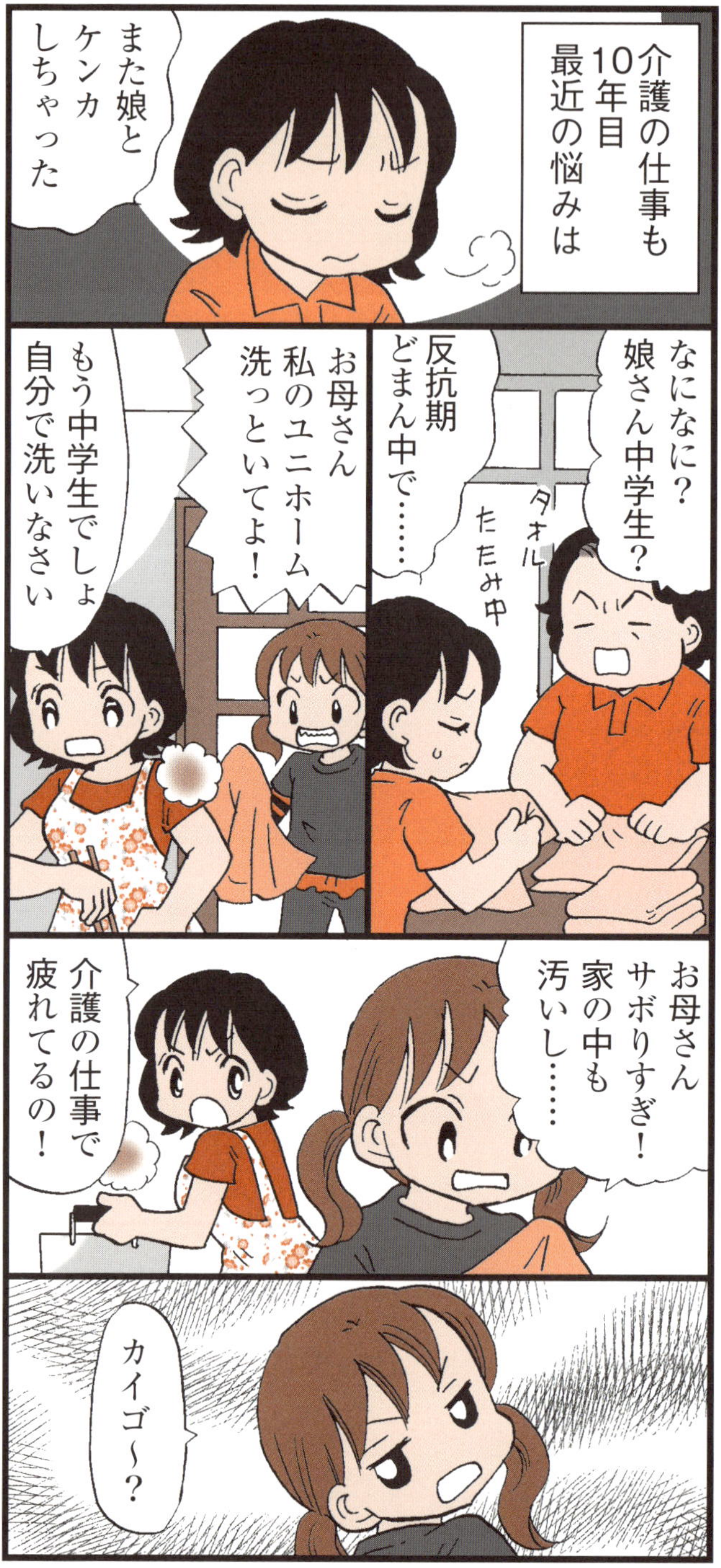

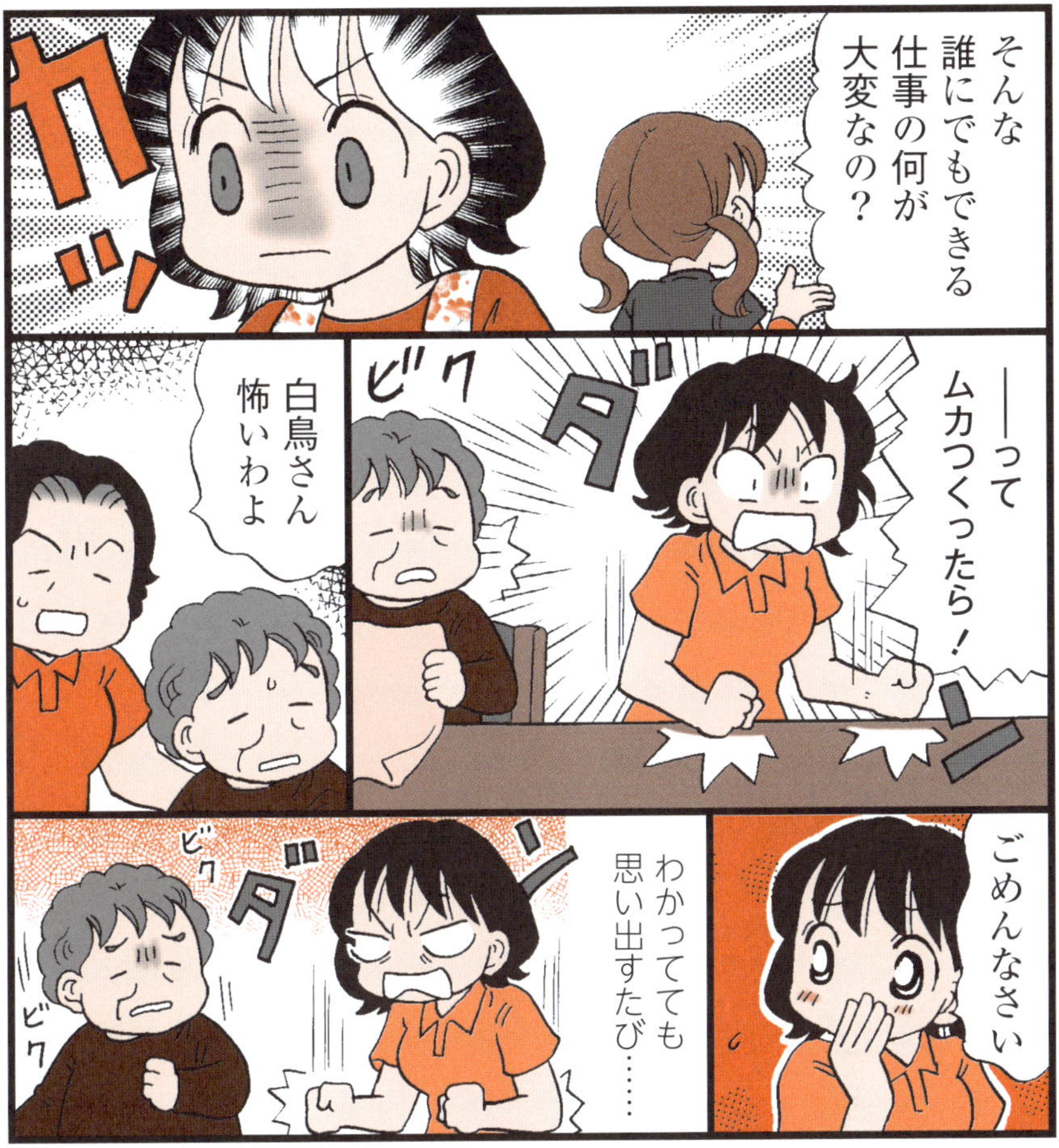

怒りを引きずると「今」に集中できない

白鳥さんは娘さんとのケンカのやりとりを思い出すたびに、怒りが込み上げてきます。介護の仕事に誇りを持っているのに、娘さんから「誰でもできる」と言われたことがとくに許せません。

でもそのたびに、周りの人を怯えさせるほどの剣幕で怒るのはいかがなものでしょうか。なにより白鳥さん自身が、目の前の仕事に集中できませんよね。

過去は変えることができません。怒りを引きずっても、いいことは何ひとつないので、過去の怒りにとらわれるのはやめにしましょう。

知識編

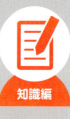

問題のある怒りのタイプ②
持続性が高い怒り

怒りをいつまでも手放すことができない

怒りの強度と同様に、怒りの持続時間も人によって異なります。一度怒りを発散させると、その感情をすぐ手放すことができる人もいれば、白鳥さんのようにいつまでも手放すことができずに、思い出すたびに怒る人もいます。後者のような怒りを「**持続性が高い怒り**」といいます。

一度怒り出すと「**前から言っているけど**」「**何度も言っているけど**」といった具合に、過去の出来事を蒸し返して怒るのが特徴です。言われた人は「なぜ、そんな昔のことを持ち出すのか」と不思議に思いますが、怒りの感情にとらわれていると、時間の感覚がなくなって、昔のことを昨日のことのように思い出すことができるのです。

怒りの持続性が高い人は「プライドが高い完璧主義者」「神経が細やかな気配り上手」で、すぐ自分の世界に入り込んでしまいます。

また、常に他人の評価を気にしますが、たとえ傷ついても表情に出すことはありません。

身近に怒りの持続性が高い人がいたら

怒りが持続する人とコミュニケーションをとる際には、次の3つのことに配慮しましょう。まず、**発言を中断しないで最後まで聴く**、その人の**怒りに共感して寄り添う**、嫌なことを断れないタイプが多いので、あらかじめ「**NO**」**の選択肢を提示してあげる**ことです。

持続性の高い怒りの特徴

前から
言ってるけど
何度も
言ってるけど

・過去に感じた怒りを忘れられない
・昔のことを蒸し返して怒ってしまう

怒りの持続性が高い人とのつきあい方

身近に怒りの持続性が高い人がいるときは、
普段のコミュニケーションから配慮してみよう

怒りの持続性が高い人の特徴

パート職員Bさん

・プライドが高い完璧主義者
・神経が細やかな気配り上手
・常に他人の評価を気にしている

→

コミュニケーションのとり方

・報告や相談は途中でさえぎらず、最後まで聴く
・愚痴や相談は、まずはBさんの怒りに共感する
・仕事を頼むときは「急ぎではないので、後でもいいのですが」などと言葉を添える

**プライドを傷つけない
コミュニケーションを心がける**

実践編

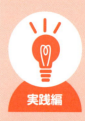

「今、ここ」に意識を集中させる

過去や未来に意識を向けない

白鳥さんのように怒りの持続性が高い人は**「今、ここ」に意識を集中させる練習をしましょう。**

たとえばオムツの交換中に過去の怒りにとらわれてしまったら、目の前の仕事にすべての意識を集中させせます。「今、ズボンが脱げた」「両足の膝が曲がった」など1つひとつの動作に意識を向けることで、怒りから離れることができます。

利き手と逆の手で生活してみる

よけいなことを考えなくなるためのトレーニングに、「利き手と逆の手で生活する」という方法があります。箸を使う、野菜を切るといった行為は無意識にできるので、頭の中によけいなことを考えるスペースが生まれます。

しかし利き手と逆の手で箸を使おうとすると、**手先に意識を集中させなければできないので、よけいなことを考えられなくなります。**1日5~10分程度、利き手とは逆の手で生活してみましょう。そのうち「今、ここ」に集中する感覚をつかむことができます。

歩くことも無意識にできるので、雑念が生じやすいといえます。そこでおすすめなのが**「ウォーキング・メディテーション(歩き瞑想)」**です。足の裏に意識を向け、足の指がどのように曲がり、つま先やかかとがどのように着くかを意識しましょう。怒りが大きくなることを防ぐことができます。

アドバイス①

利き手と逆の手を使う

箸を使う、ペンを持つ、野菜を切るなど、普段やっている動作を、利き手と逆の手で行ってみる

アドバイス②

ウォーキング・メディテーション

「歩く」ことに意識を集中させる。とくに足の裏に意識を向け、かかと、土踏まず、足の指が、どのように動いているかを丁寧に確認しながら歩いてみる

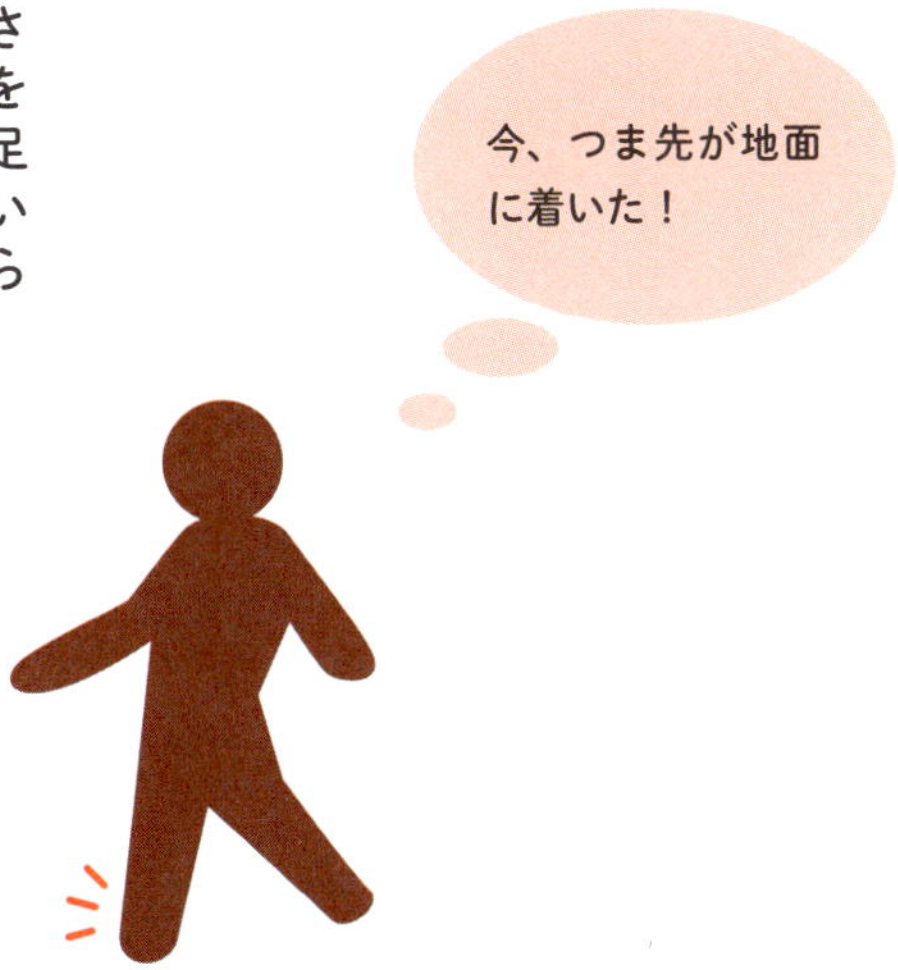
今、つま先が地面に着いた！

CASE 15

イケメンからしかご飯を食べない利用者にムカッ

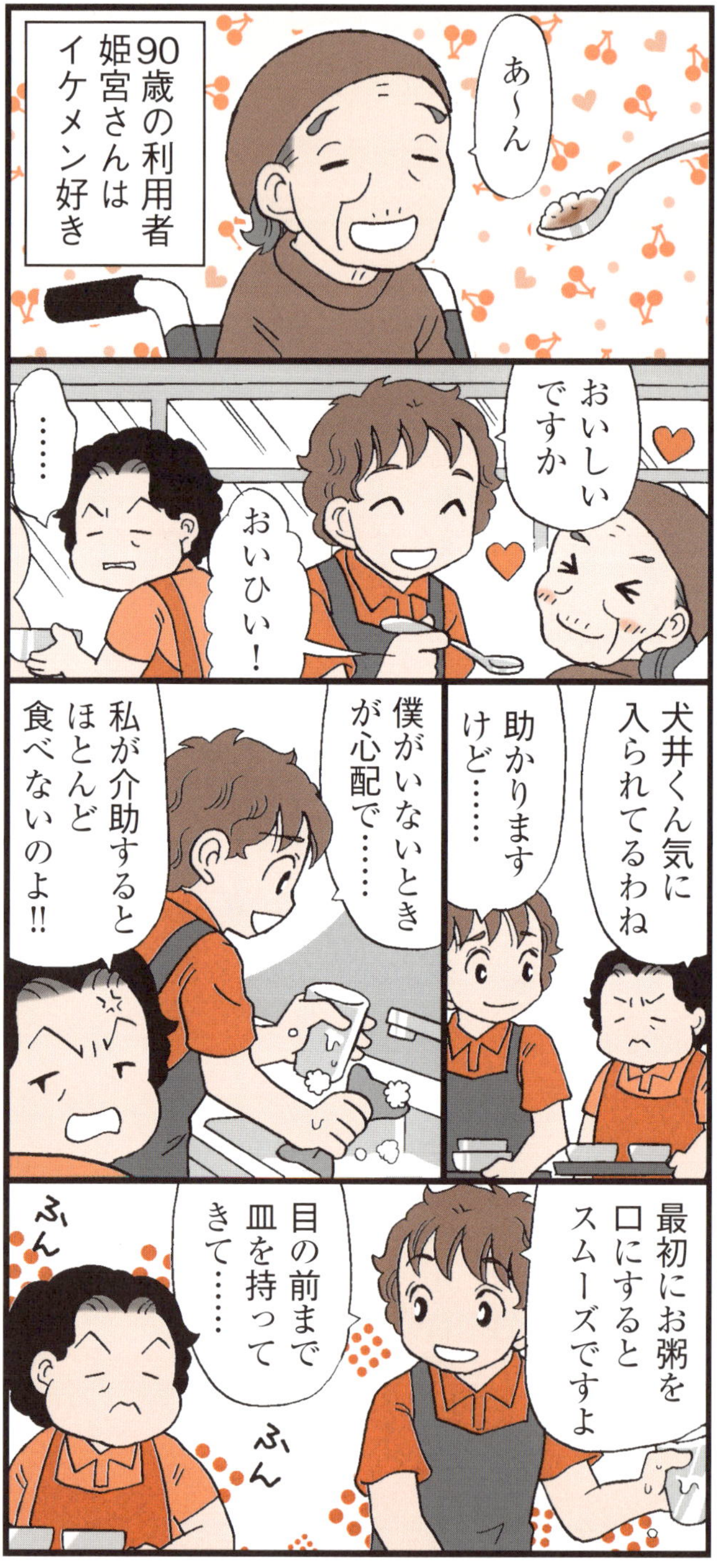

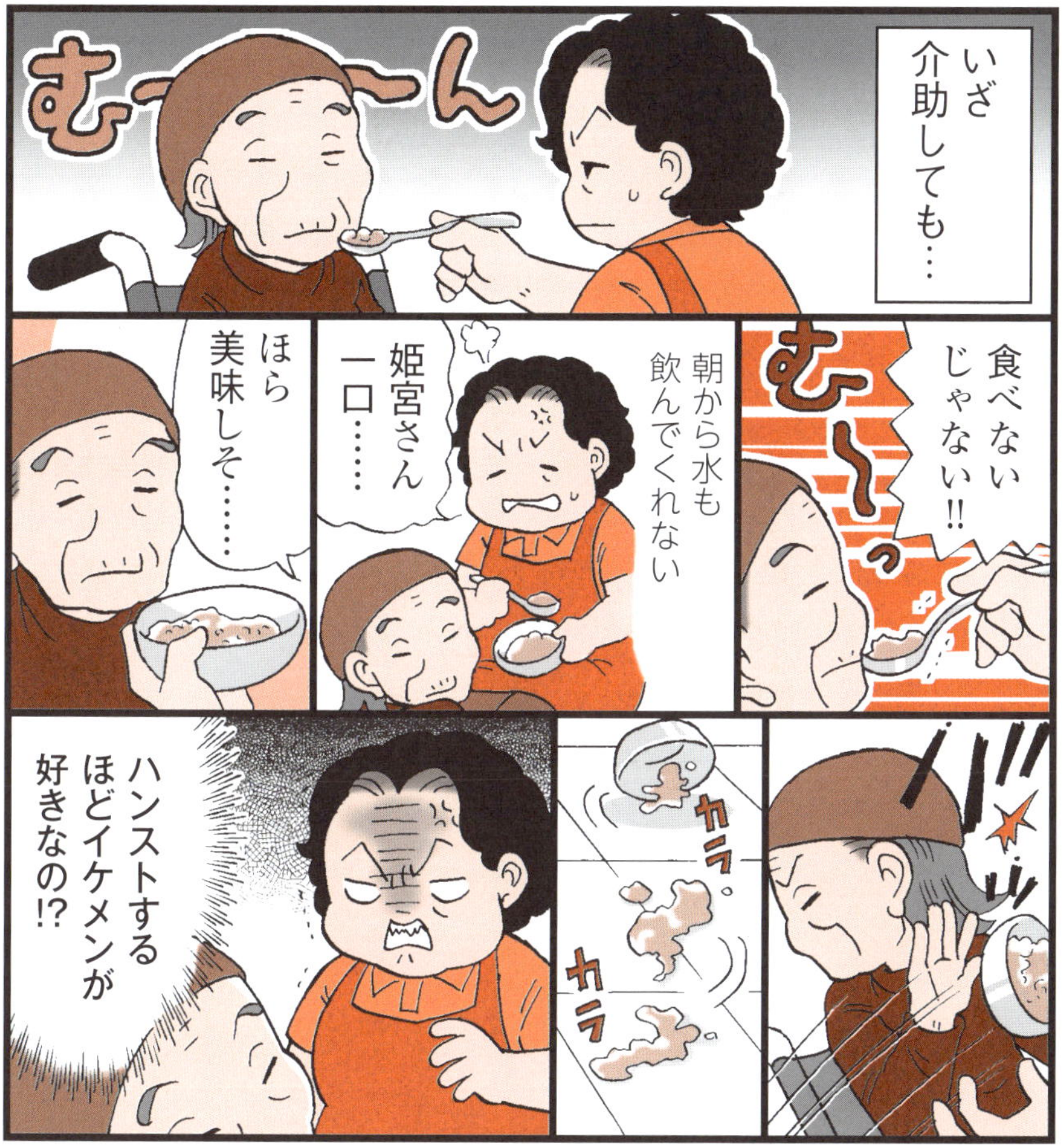

心に余裕がない日はあらゆることが気に障る

利用者にとって相性のいい職員とそうでない職員がいるのは仕方のないことです。事例のようにあからさまに好き嫌いを示す利用者もいます。

しかし利用者から理不尽なことをされたとしても、冷静に対処できる日と、ムカッと感情的になってしまう日がありますよね。この差は、あなたの心の状態に関係しています。

心に余裕がある日はさらっと受け流すことができますが、余裕がない日はささいなことが気に障ります。介護職は日々、ストレスにさらされる仕事だからこそ、上手にストレス解消しましょう。

知識編

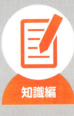

問題のある怒りのタイプ③
頻度が高い怒り

イライラは伝染する

猪狩さんのようにささいなことにひっかかりを覚えて、頻繁にイライラしている状態を「**頻度が高い怒り**」といいます。

怒りの頻度が高い人は「自分のことが理解されていないのでは?」という不安から、怒りの感情を周囲に伝えようとして、声を荒げたりします。

怒りは伝染しやすい感情です。頻繁にイライラしている人がいると、怒りの感情が広がって職場全体の集中力が低下してしまいます。

身近に怒りの頻度が高い人がいたら

怒りの頻度が高い人は「せっかち」だったり「人に対して厳しい」という特徴があります。**近づかないことが一番の対処法**ですが、上司や同僚であればそうもいきません。どのようにつきあえばよいのでしょうか。

まず反論しないことです。その場は「そうですね」と同意しておき、言いたいことがある場合は、後で冷静に話せる機会を作りましょう。

相手が上司であれば、「ホウ・レン・ソウ（報告・連絡・相談）」を徹底しましょう。不安にかられると、さらなる怒りを呼ぶからです。

また相手が話している最中、意識して大きくうなずいたり、あいづちを打つようにしましょう。「しっかりあなたの話を聴いていますよ」と態度で伝えるのです。

頻度が高い怒りの特徴

まだ終わってないの？
もっと早くできないのか！

・１日中イライラしてしまう
・見るもの、聞くものすべてに引っかかってイライラしてしまう
・イライラを周りにまき散らしてしまう

怒りの頻度が高い人とのつきあい方

怒りの頻度が高い人は、不機嫌になることで
「自分の不安を理解してほしい」と周囲に伝えている

対処法の例

利用者Aさん 職員に対して、頻繁に声を荒げて怒っている	→	・Aさんが話している間は「そうですね」などあいづちを打ったり、大きくうなずいたりして、しっかり話を聴いていることを態度で示す
ユニットリーダーBさん せっかちで１日中イライラしている	→	・「ホウ・レン・ソウ（報告・連絡・相談）」を徹底する ・イライラしているときはなるべく近づかない

イライラのもとは
「気持ちをわかってほしい」という不安

実践編

健康的なストレス解消法を身につけよう

グチは怒りを増幅させる

怒りの頻度が高い人は気分転換が不得意です。いつも心に余裕がないために、ささいなことでカチンときてしまうのです。

そこで自分なりのリラックス法を複数用意してストレスを解消しましょう。

ストレス解消に、「友人にグチを聞いてもらう」という人は多いと思いますが、あなたが**過去の怒りを口にするたびに、記憶に定着させてしまうので逆効果**です。怒りを再生することで、自分で悪い解釈をつけ加えてしまい、事実をゆがませることもあります。ストレス解消どころか、怒りがさらに増幅してしまいます。

また、お酒に走る人も多いと思いますが、やけ酒はストレスの量に比例して、飲む量がどんどん増えてしまい、新たなストレスを生むのでやはりおすすめできません。その他に注意したいのはゲームなど中毒性のあるもの。ダラダラと続けてしまうので、かえって疲れてしまいます。

身体の緊張をほぐす軽い運動がおすすめ

ストレス解消によいのは、ジョギングや水泳などの軽い運動です。身体の緊張をほぐし、高いリラックス効果が期待できます。スポーツは苦手という人は、カラオケや部屋の掃除などが気分転換に役立ちます。健康的なストレス解消法を習慣づけましょう。

アドバイス

健康的にストレス発散しよう

毎日できること、休日にしかできないこと、仕事場でもできることなど、複数用意しておく

効果が高いストレス解消法

- 軽い運動（ジョギング、サイクリング、水泳など）
- 身体の緊張をほぐす運動（ヨガやストレッチ）
- カラオケ
- 部屋の掃除

長く続けられるものや、時間を決めて取り組める趣味がおすすめ

逆効果になるストレス解消法

- グチを聞いてもらう
- 中毒性のあるもの（やけ酒、ゲーム、ギャンブル）

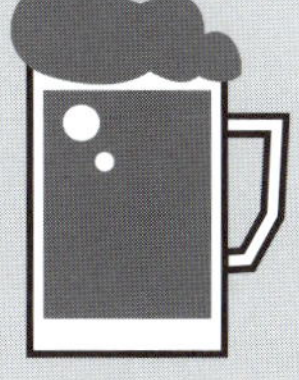

怒りの雑学④

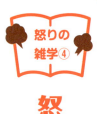

怒りのタイプを知ろう「タイプ別診断」

怒りのタイプを知れば怒りをコントロールできる

怒りを感じるポイントや、怒りを感じたときの表現方法は人それぞれですが、傾向としていくつかのタイプに分けることができます。

自分の怒りのタイプに気がつくことができれば、怒りへの対処方法も考えやすくなります。あらかじめ怒りの原因や場面をうまく避けることもできます。

怒りを上手にコントロールするために、あなたの怒りのタイプを調べてみましょう。

次のページの質問について、1～6点で点数をつけてください。

すごくそう思う	6点
そう思う	5点
どちらかというとそう思う	4点
どちらかというとそう思わない	3点
そう思わない	2点
全くそう思わない	1点

質問	点数
Q1.世の中の規律に従うべきだ	
Q2.物事は納得いくまで突き詰めたい	
Q3.自分に自信があるほうだ	
Q4.人の気持ちを誤解することがよくある	
Q5.なかなか解消できない、強いコンプレックスがある	
Q6.たとえ小さな不正でも見逃されるべきではない	
Q7.好き嫌いがはっきりしているほうだ	
Q8.自分はもっと評価されてもいいと思う	
Q9.自分で決めたルールを大事にしている	
Q10.人の言うことをそのまま素直に聞くのが苦手だ	

診断方法

下の計算式にP119の数字を入れて、それぞれの合計点を出してください。①〜⑤のどの合計点が1番高かったでしょうか。最も合計点が高いものがあなたのタイプです。

もし合計点が同じものが2つ以上あった場合は、それらの性質が合わさったものがあなたのタイプになります。

Q1		Q6		合計		
□	+	□	=	□	➡	❶
Q2		Q7		合計		
□	+	□	=	□	➡	❷
Q3		Q8		合計		
□	+	□	=	□	➡	❸
Q4		Q9		合計		
□	+	□	=	□	➡	❹
Q5		Q10		合計		
□	+	□	=	□	➡	❺

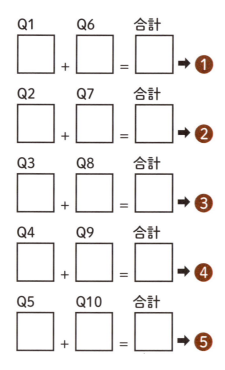

怒りのタイプ

1 熱血柴犬タイプ

正しさや自分の信念を大切にする。正義感が強く、自分にも他人にも厳しい。ルールやマナーを守らない人に怒りを感じやすい。詳しくはP124参照

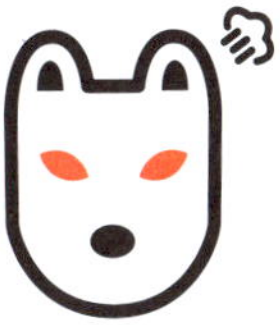

2 白黒パンダタイプ

意思が強く、物事をやり遂げる力がある。いわゆる完璧主義者で、相手にもそれを求めがち。詳しくはP130参照

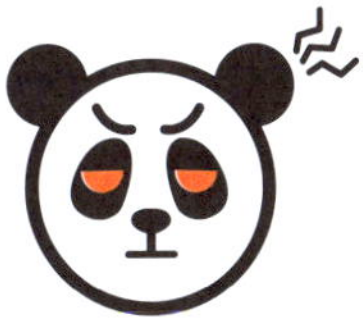

3 俺様ライオンタイプ

責任感が強く、リーダー的存在として周囲を引っ張ることができる。自分本位で物事を考えがちで、それが怒りを生み出す原因に。詳しくはP136参照

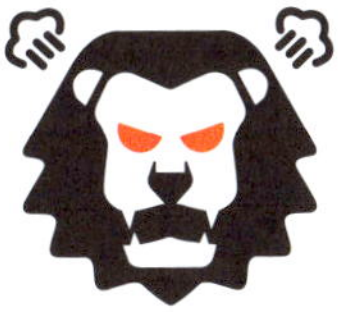

4 頑固ヒツジタイプ

周囲からは穏やかに見られがちだが、意外と頑固。かたくなさから怒りにつながるパターンが多い。詳しくはP142参照

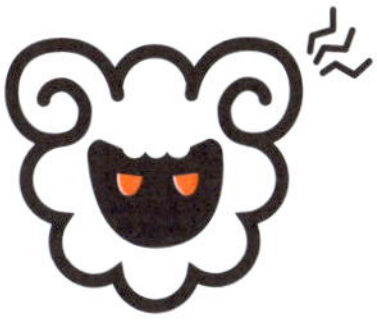

5 慎重ウサギタイプ

慎重に考え抜いて、冷静に行動できる。人をなかなか信用せず、思い込みでストレスを溜めがち。詳しくはP148参照

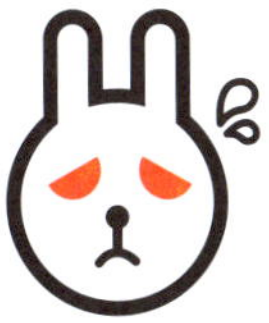

CASE 16

お互いに自分が正しいと譲らない

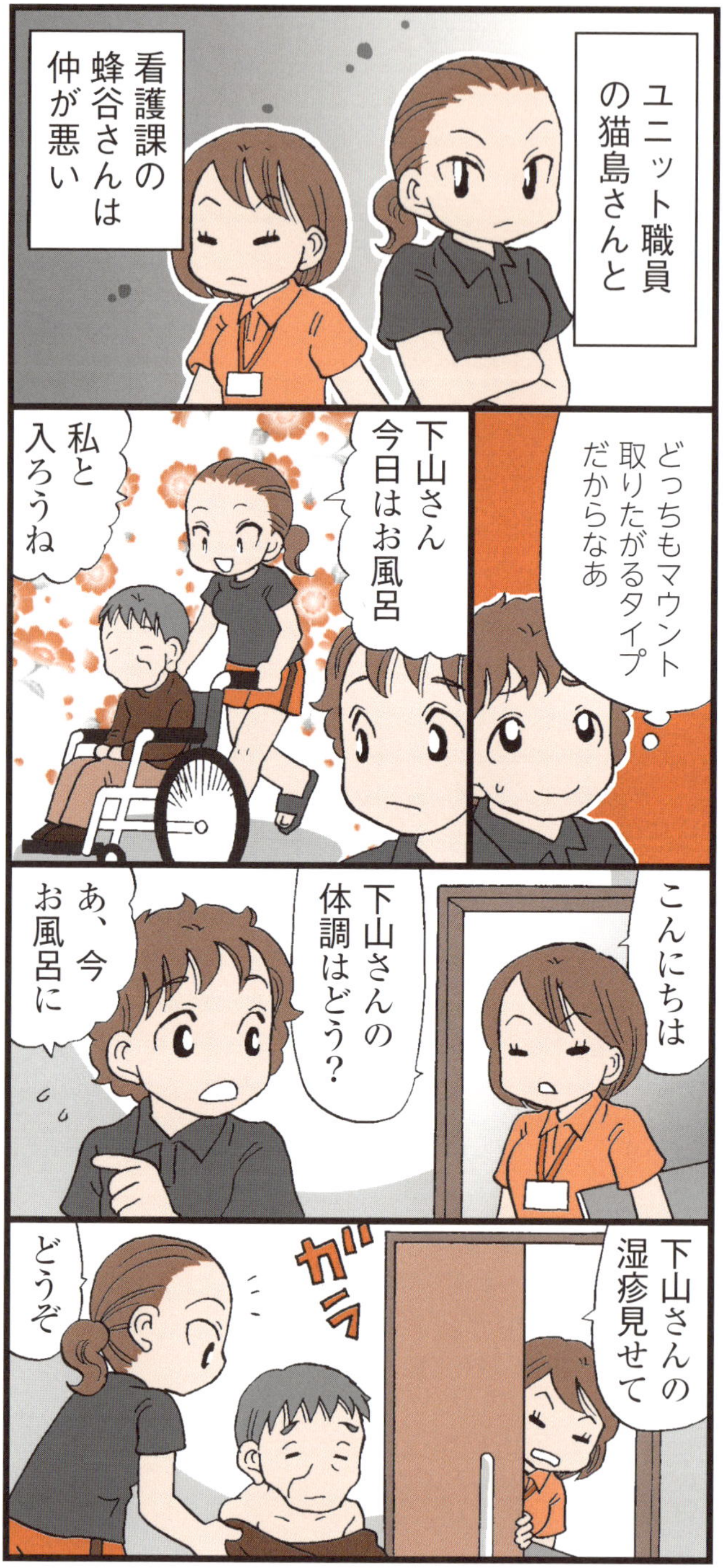

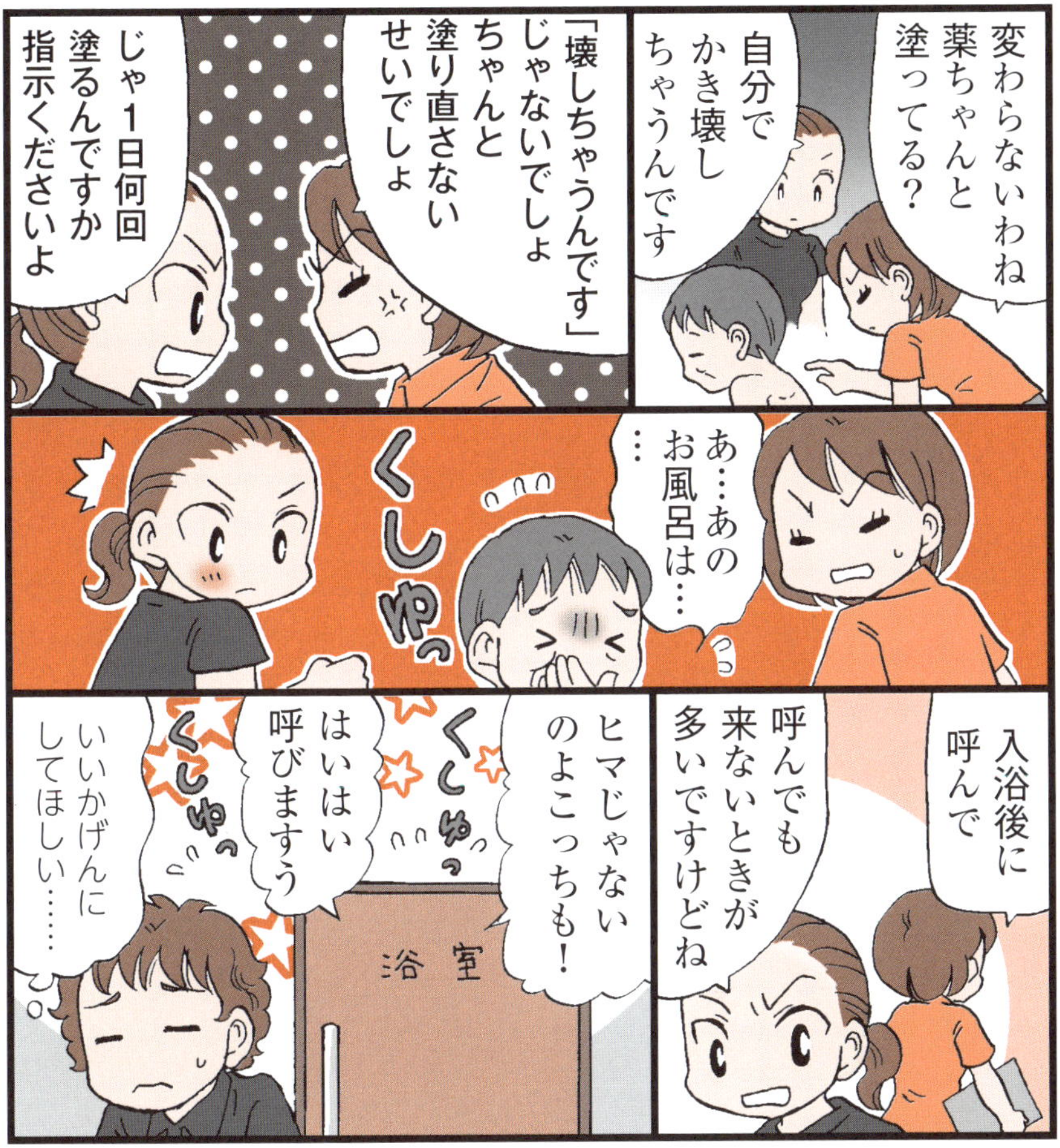

自分が正しいと信じているから譲らない

介護職の猫島さんと看護師の蜂谷さんは単に仲が悪くて、感情がぶつかっているだけのように見えます。2人とも「自分が正しい」と自信を持っていて、自分の「〜すべき」をぶつけ合っているのです。

蜂谷さんは「介護職は、きちんと薬を塗り直すべき」、猫島さんは「1日、何回塗るのか看護師が指示すべき」と主張し、相手に押し付けようとしています。自分の理屈が正しいと信じているので譲りません。

怒りに振り回されているので、利用者のことも忘れています。

知識編

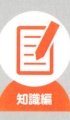

怒り方のタイプ①
自分の信念を曲げない柴犬

規律違反は見過ごせない

　信念をしっかり持って、常にそれを貫こうとする意思の強さを持っている人。または規律、道徳、倫理、マナー、しつけを重んじ、実直に守る人は**「正義感の強いタイプ」**です。

　このタイプの人は自分に対して厳しいだけでなく、他人に対しても厳しく、規律を破ったりマナーに反する言動をしたりした人に強い怒りを感じて、面と向かって注意をする勇気を持っています。

　あなたはゴミのポイ捨てや電車の割り込み乗車を見かけたとき、どうしますか？　黙って見過ごすことができないなら、正義感の強いタイプです。

　動物にたとえるなら、飼い主に忠実で不審者に対して攻撃的に吠える柴犬でしょうか。

自分に裁く権利がないことも断罪する！

　正義感が強いことは長所ですが、自分の信念に反することを他人がしていると、そのことに対して必要以上に介入しようとする傾向もみられます。**自分に裁く権利がないことでも断罪しようとする**ことが短所として挙げられます。

柴犬タイプの人とのつきあい方

　本人は正論を言っているつもりでも、実は業務外のことを要求したり、事実ではないことに怒っていたりすることがあります。そのときは毅然とした態度で反論しましょう。

熱血柴犬タイプの特徴

正義感が強い

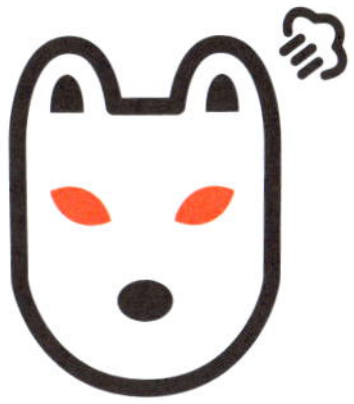

長所

・信念を持って、それを貫く意思の強さがある
・規律や道徳を重んじる

短所

・正しさにこだわりすぎる
・必要以上に人のことに介入してしまう

怒りのコントロール法

その怒りをぶつけることで相手が変わるのか、
自分にとって重要なのかそうでないのかを考えてみよう

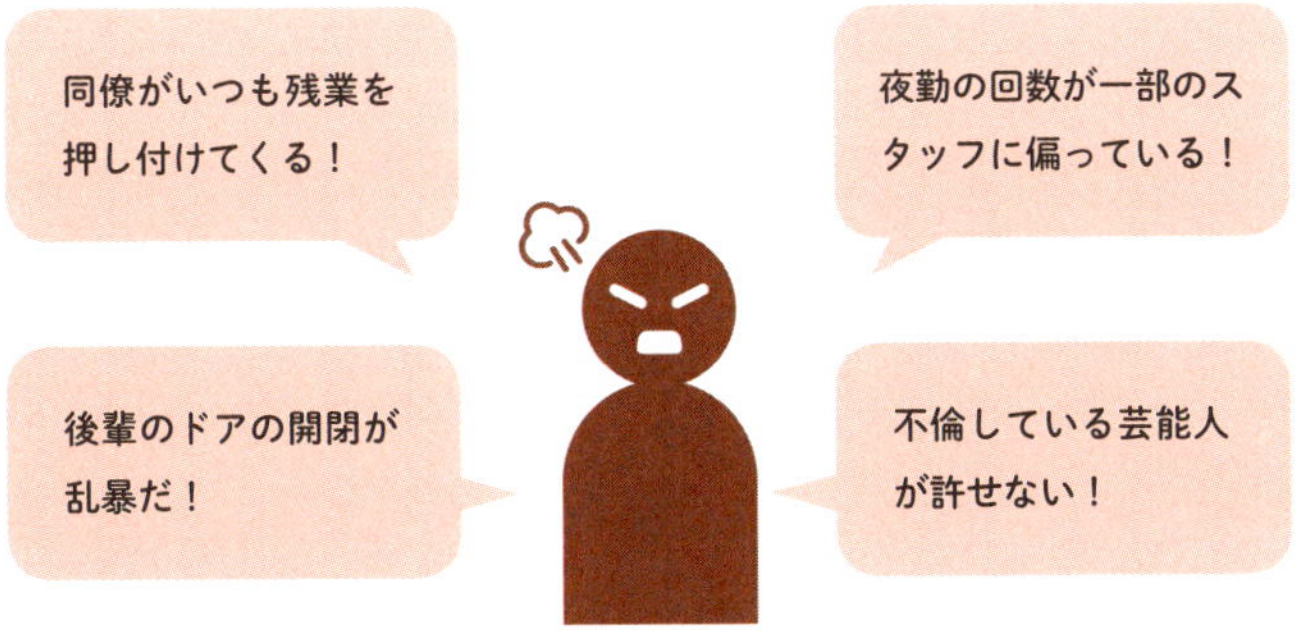
同僚がいつも残業を押し付けてくる！
夜勤の回数が一部のスタッフに偏っている！
後輩のドアの開閉が乱暴だ！
不倫している芸能人が許せない！

実践編

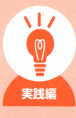

「できること」と「できないこと」を線引きする

「変えることができるか」という視点

規律を守らない人に対して「私が正さなければ！」という使命感を持つことは悪いことではありません。しかし**実際にあなたが怒りを伝えることで、その人は変わるでしょうか**。また、そのことは**あなたにとって重要なことでしょうか**。そういった視点で考えてみることが必要です。

怒りに振り回されていると、この線引きができなくなります。次のような「できること」「できないこと」トレーニングを行ってみましょう。

たとえばある芸能人の不倫がニュースになって、あなたの怒りを買ったとします。あなたはその人を変えることはできるでしょうか。

職場の部下が、利用者に対して失礼な言葉づかいをしました。あなたは部下を変えることができるでしょうか。

できることのうち重要なことだけ伝える

左ページのようなシートを用意して、「できること」と「できないこと」を書き出してみましょう。「できること」のうち、あなたにとって重要なことは自信を持って相手に伝えればいいし、「できないこと」や重要でないことは手放したり余力があるときに取り組むようにします。

怒りにまかせて行動すると、トラブルに巻き込まれたり、よけいなストレスを抱えたりすることを、ぜひ心に留めておいてください。

アドバイス

2つの軸で怒りを整理しよう

「自分で変えられるか変えられないか」「重要か重要でないか」の2軸でイライラを整理しよう。

怒るべきイライラと、手放していい怒りが見えてくる

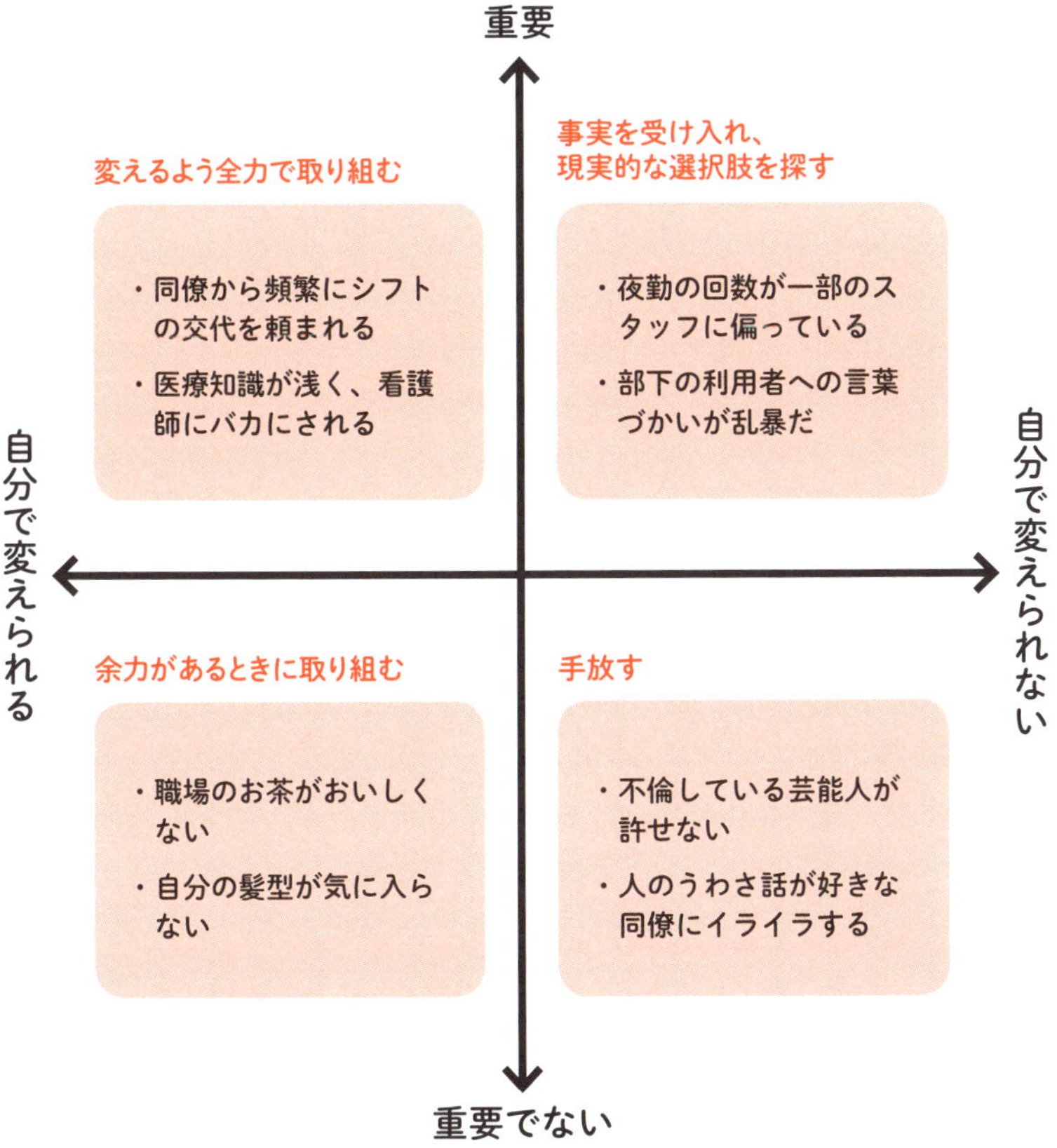

重要
重要でない
自分で変えられる
自分で変えられない
変えるよう全力で取り組む
・同僚から頻繁にシフトの交代を頼まれる
・医療知識が浅く、看護師にバカにされる
事実を受け入れ、現実的な選択肢を探す
・夜勤の回数が一部のスタッフに偏っている
・部下の利用者への言葉づかいが乱暴だ
余力があるときに取り組む
・職場のお茶がおいしくない
・自分の髪型が気に入らない
手放す
・不倫している芸能人が許せない
・人のうわさ話が好きな同僚にイライラする

線引きすることで、怒りに振り回されなくなる

CASE 17

手抜きばかりする部下が許せない

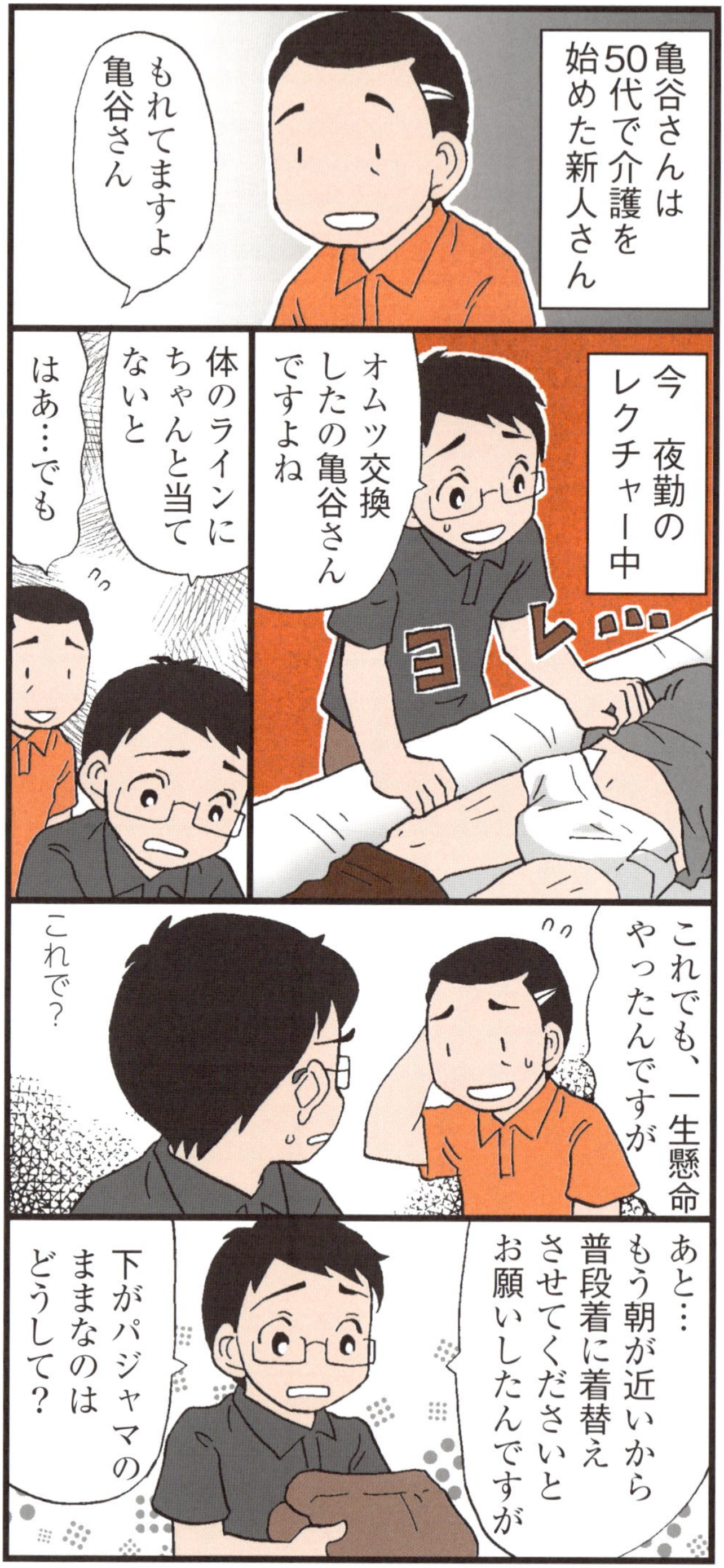

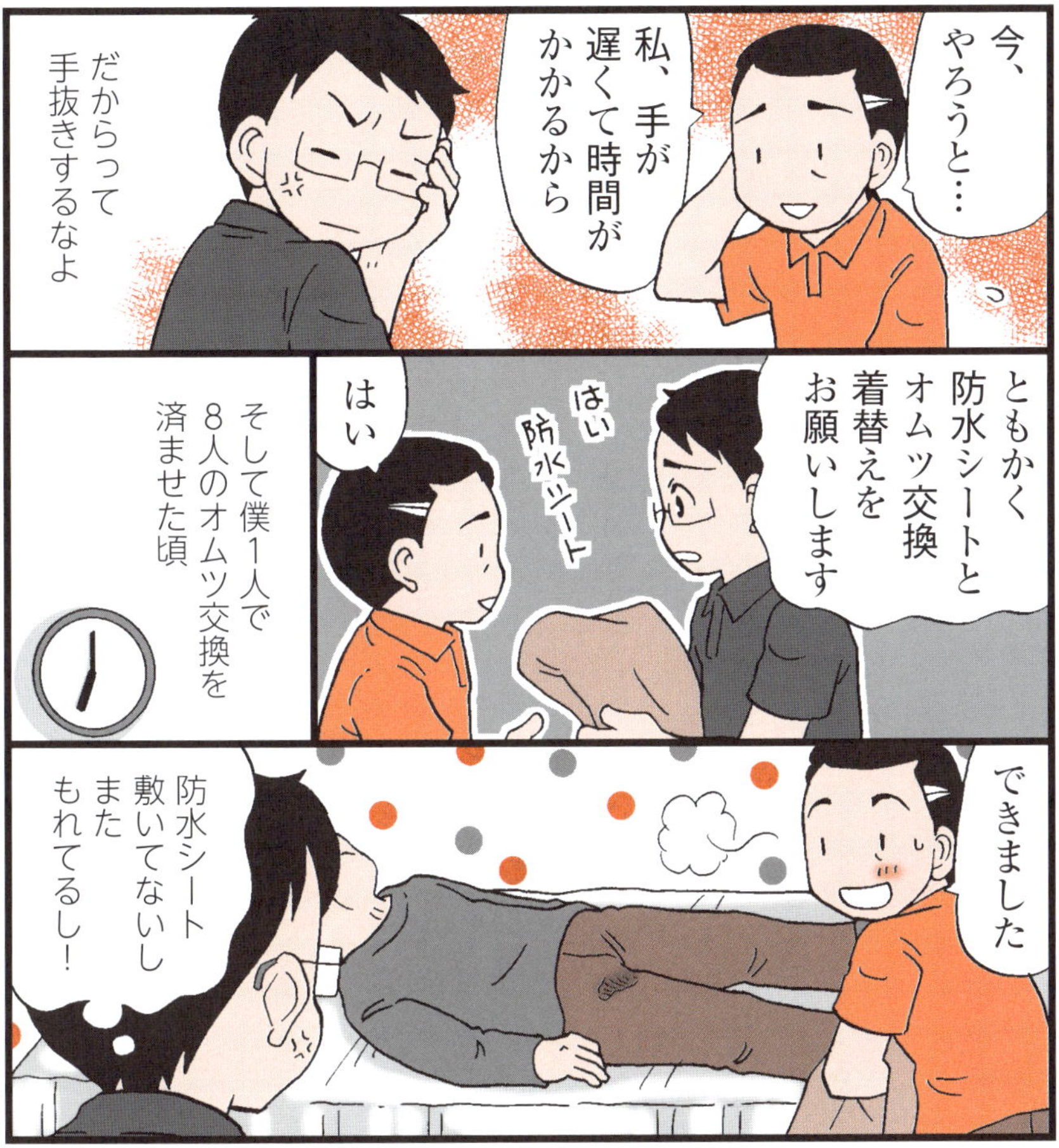

手抜きかどうかの判断は人によって異なる

亀谷さんの手抜きが気になって仕方がないユニットリーダーの狸原《たぬきはら》さんですが、もしかすると亀谷さんには「手を抜いている」という意識がないかもしれません。そもそも手抜きをしているかどうかは、見る人によって違ってきます。

狸原さんは常にパーフェクトを目指す完璧主義のタイプです。自分の基準で完璧にできていないと「手抜き」と決めつけてしまいます。またこのタイプは潔癖症の傾向が強いので、尿がもれ出すといった失敗は許すことができません。だらしのない人を見るとムカッとしてしまいます。

知識編

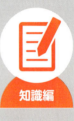

怒り方のタイプ②
何事も白黒つけたがるパンダ

パーフェクトを目指す完璧主義者

何事も白黒つけたがるタイプの人は、良いか悪いか、敵か味方かといったように、**物事の是非をきっちり決めなければ気がすみません。**

パーフェクトを目指す完璧主義者で、一度決めたことは変えたくない、自分が納得できるまで始められない、終わらせないといったかたくなな面があります。

その反面、論理的、合理的な判断ができ、厳しい状況でも物事をやり遂げるパワーを持っています。

世の中は割り切れないことの方が多く、**無理やり白黒つけようとすることで、周囲との軋轢が生じて怒りが込みあげてくることがあります。**

白黒パンダの上司には

このタイプは、優柔不断な人、判断が遅い人、好き嫌いをはっきり言えない人を許すことができません。イライラして「早くどっちか決めて！」と迫ってしまいます。動物のイメージは、ルックスが白黒はっきり分かれているパンダです。

また、**価値観の違う人に対して強いストレスを感じる**ので、意見の合う人ばかりとつきあおうとする傾向がみられます。

このタイプの人が上司だった場合、あいまいな報告や提案を行うと怒りを買います。客観的なデータを示し、メリット、デメリットを明確に伝えましょう。

白黒パンダタイプの特徴

完璧主義

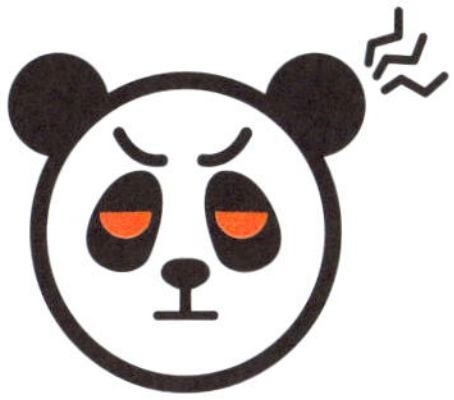

長所

・論理的、合理的な判断ができる
・厳しい状況でも物事をやり遂げるパワーがある

短所

・物事の是非をはっきりさせなければ気がすまない
・価値観が合わない人を許すことができない

怒りのコントロール法

人や物事を、自分の主観だけで
解釈してしまっていないか、考えてみよう

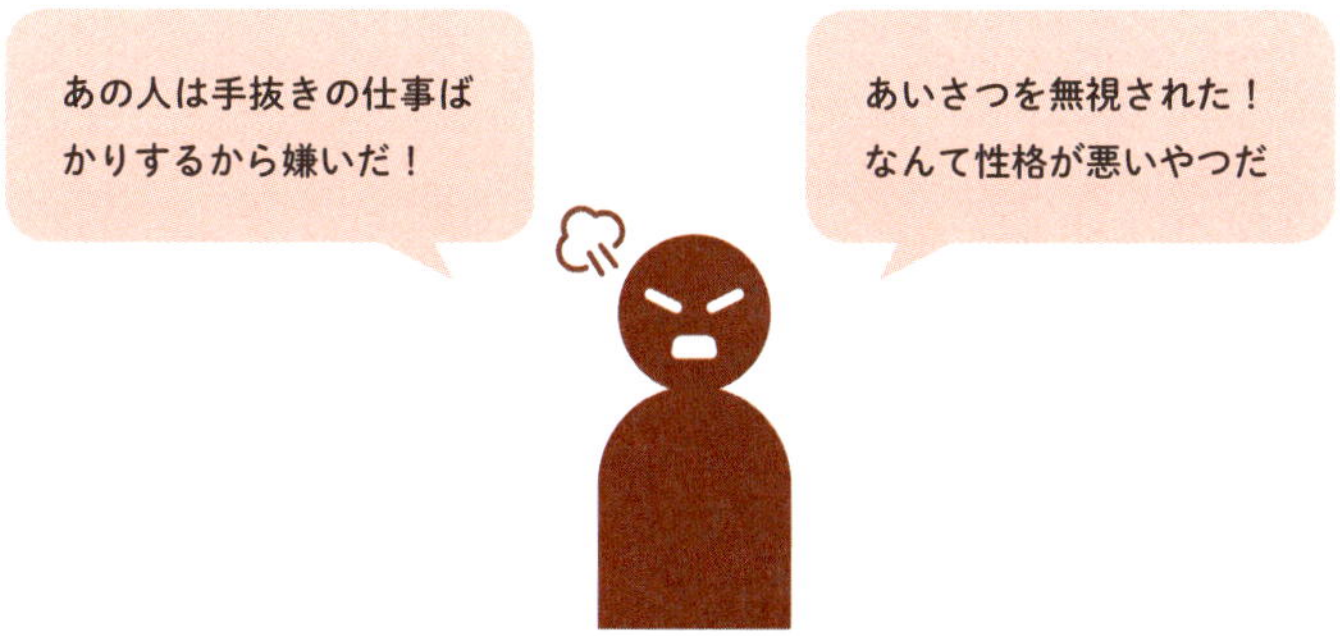
あの人は手抜きの仕事ばかりするから嫌いだ！
あいさつを無視された！なんて性格が悪いやつだ

実践編

「主観」「客観」「事実」を切り分ける

スリーサイドトレーニングに取り組もう

何事も白黒はっきりさせようとすると、**心の寛容さが失われ、対人関係の中で怒りが生じやすくなります**。そもそも世の中には、是か非かをきっちり分けられない出来事がたくさんあります。

すべてのことに対して、自分の主観で白黒つけようとするタイプの人は、次のような**スリーサイドトレーニング**に取り組んでみましょう。

自分の主観が全てではない

物事には「主観」「客観」「事実」の3つの側面があります。この3つを切り分ける練習です。

たとえば、あなたが一昨日、入浴に誘ったときは執拗に拒否した利用者が、今日新人職員が誘ったときは笑顔で応じた場面を見て「私は嫌われている」と思ったら、それは「主観」です。

あなた以外の人から見ても、あなたは利用者に嫌われているのでしょうか。同僚から見ると、ただ「今日、新人職員に介助されているときは笑顔だった」だけです。これが「客観」です。

「客観」に気づいたら、「私は利用者に嫌われていないのか」「どうして一昨日は介護拒否をしたのか」など理性的に1つずつ事実を確認していきましょう。

このようなトレーニングを積むと、**自分の主観とは別の側面がある**ことに気づいて、白黒つけることにこだわりを持たなくなります。

アドバイス

「事実」と「主観」を切り分けよう

自分の主観にとらわれてムダな怒りをつけ加えていないか、
「主観」「客観」「事実」を切り分けるトレーニングをしよう

主観

私の入浴介助を拒否した利用者Aさんが、今日新人職員が介助しているときは笑顔だった。私はAさんに嫌われている

↓

客観

Aさんは、今日新人職員が介助しているときは笑顔だった

事実

一昨日、Aさんは利用者Bさんと喧嘩して機嫌が悪かった。Aさんは機嫌が悪いと介護拒否をする

主観

新人職員Cさんは、オムツ交換や着替えをいつも適当にやっている。やる気がない人なんだ

↓

客観

Cさんは自分のペースで、オムツ交換や着替えをやっているように見える

事実

Cさんは、自分がオムツ交換や着替えをちゃんとできていると思っている。不十分な出来であることに気づいていない

自分の主観とは別の側面があることに気づける

CASE 18

部下のアラが目について仕方ない！

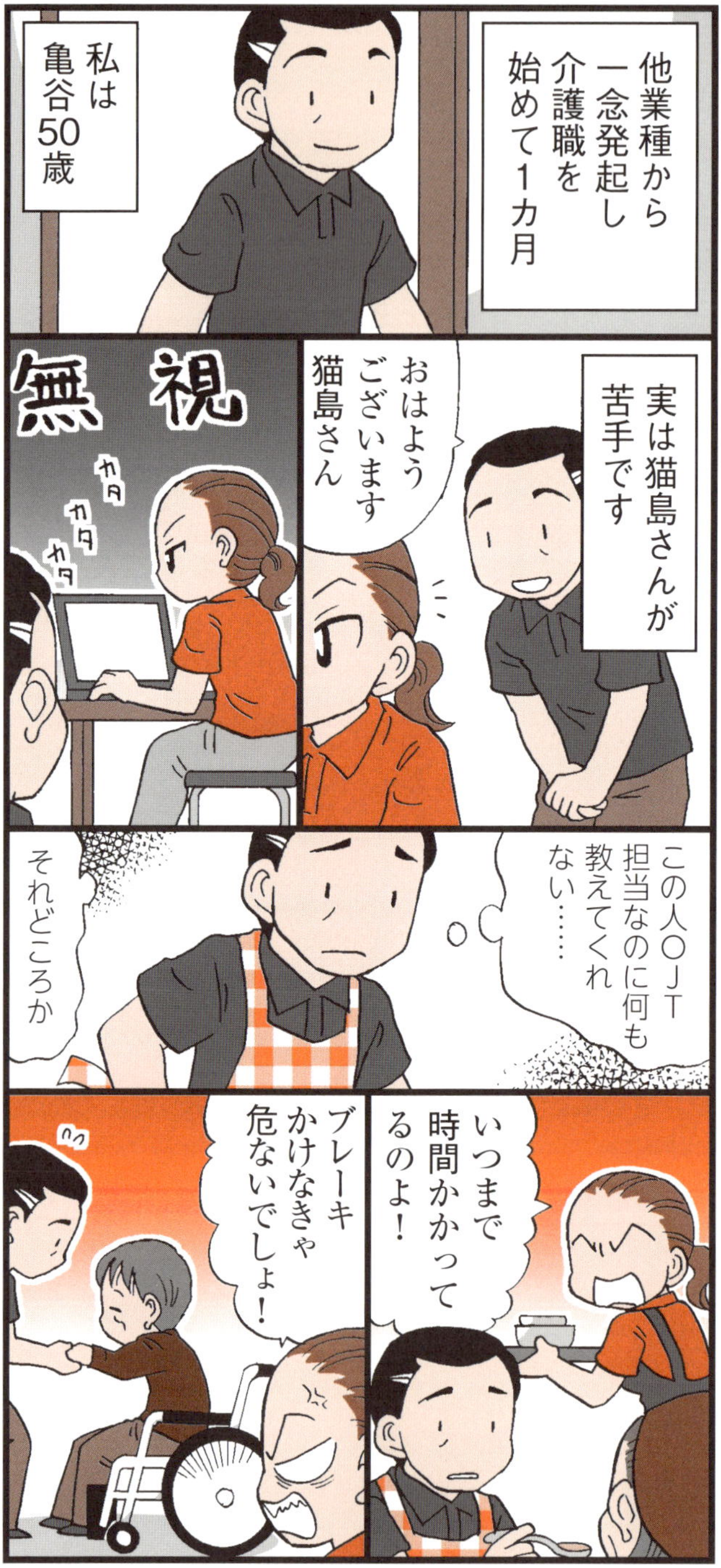

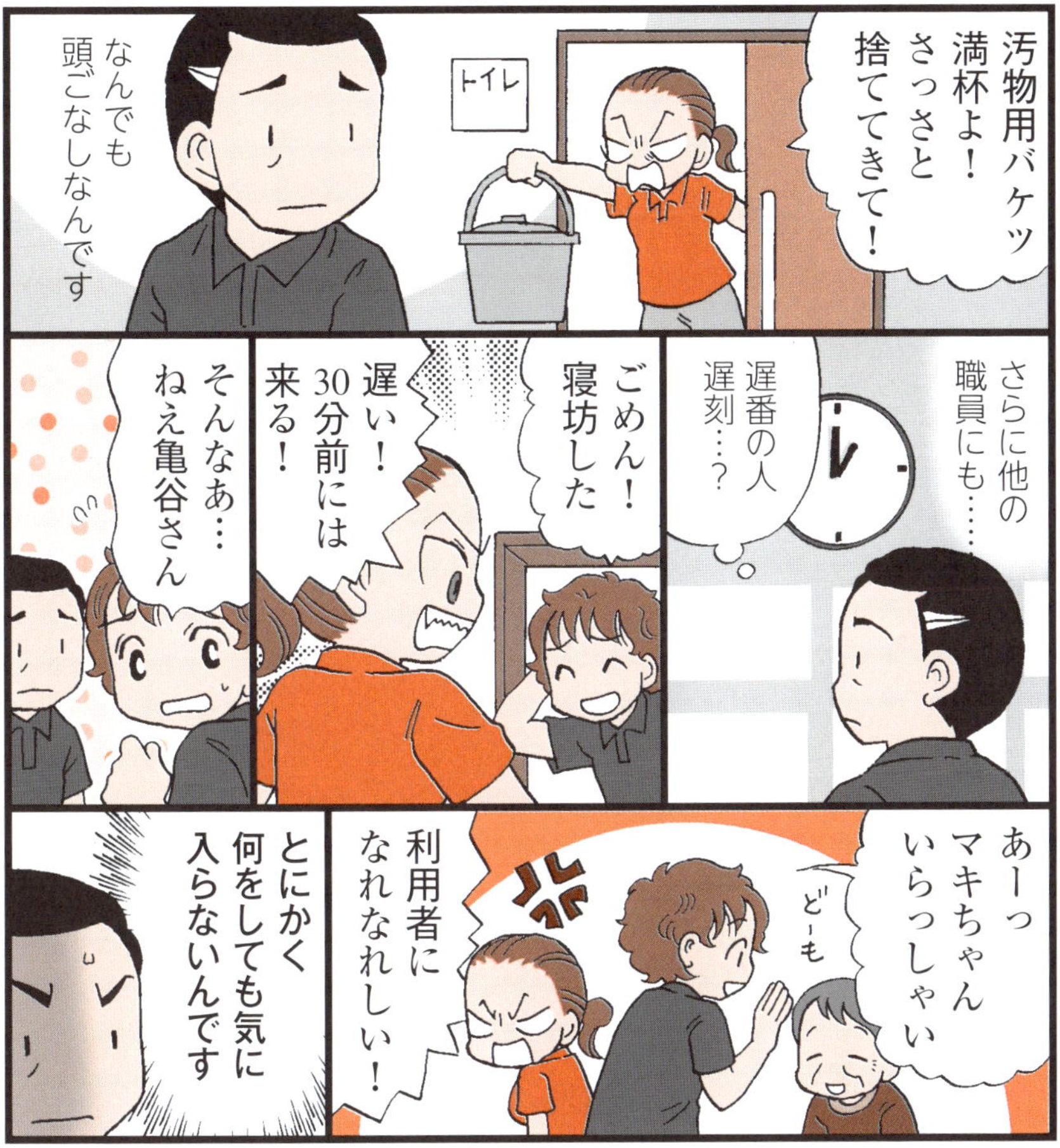

プライドの高い人は他人の欠点に目がいく

猫島さんは、亀谷さんよりずっと若いですが、介護の仕事で長い経験を積み、リーダーとしてみんなをまとめているというプライドを持っています。

プライドの高い人は自分に自信を持っている反面、すぐ他人の欠点に目がいくという傾向がみられます。そして自分の価値観とズレた言動を行っている職員を見ると、怒りが生じてしまうのです。

そのため、猫島さんは自分と違うやり方をするスタッフを見つけると、どんなに小さなことでもイライラが募って仕方がないのです。

知識編

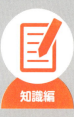

怒り方のタイプ③ プライドが高い俺様ライオン

自他ともに認めるリーダー

プライドの高い人は行動力、責任感が備わっていて頼りがいがあり、周囲の人から自然とリーダーとして認められる存在です。

その反面、**自信過剰**で、上から目線の言動で人を威圧することがあります。また**謙虚さに欠ける**ため、自分の非をなかなか認めようとせず、他人からの忠告を素直に聞くことができません。

人から少しでも大切に扱われたいという気持ちが強く、軽く扱われると傷つきます。他人からの称賛を常に求め、他人の評価を必要以上に気にするため、ストレスを溜め込んでしまうこともあります。動物にたとえると、「**俺様ライオン**」です。

俺様ライオンの上司には

このタイプの人は強力なリーダーシップを発揮する一方で、部下に対して厳しい側面があります。**できることより先に、できないことに目がいく**ので、このタイプの人が上司になると、部下の評価は低くなりがちです。また「私が残業しているのに、部下が先に帰るのは許せない」といった、自己中心的な面があります。

不合理な要求をされた場合、真っ向から反論するよりも、上手な言い訳を使ってやんわりと拒否してみましょう。プライドの高い上司に対しては、まず相手を立てることがポイントです、そのうえで、自分の意見を伝えてみてください。

俺様ライオンタイプの特徴

プライドが高い

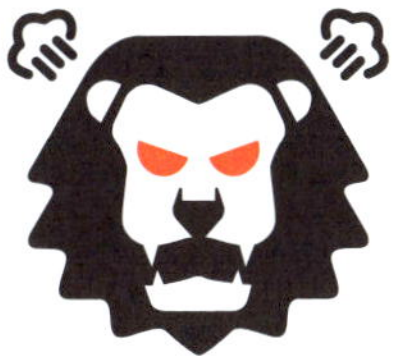

長所

・行動力と責任感が備わっている
・リーダーシップを発揮できる

短所

・自信過剰で、謙虚さに欠ける
・他人からの忠告を素直に聞けない

怒りのコントロール法

自分が相手に求めていることは、その人の「義務」なのか、自分の「欲求」なのか考えてみよう

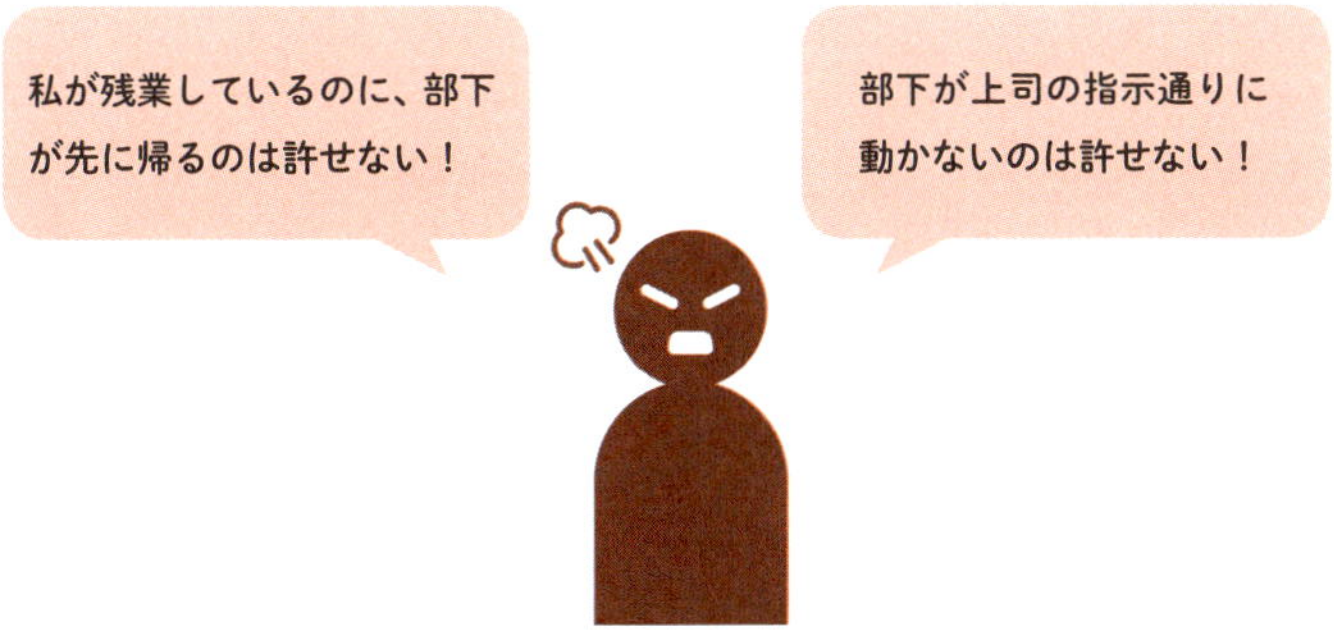
私が残業しているのに、部下が先に帰るのは許せない！
部下が上司の指示通りに動かないのは許せない！

実践編

「権利」「義務」「欲求」が整理できれば、冷静に対処できる

思い通りにいかなくてイライラしたら

プライドが高いタイプの人は、他人が自分の思い通りに動いてくれないとイライラします。そんなときは相手に怒りをぶつける前に、あなたが相手に求めたことは、その人の「義務」なのか、あなたの「欲求」なのか、そして相手の「権利」は何かを考えてみましょう。

「権利」「義務」「欲求」を混同しない

「義務」であれば、それは必ずやらなければならないことです。**「欲求」はあなたの単なる希望。「権利」は、やることが許されていること**です。この3つを左ページの図のように整理してみます。

たとえばOJT担当の猫島さんが「汚物用バケツがいっぱいになっているのに亀谷さんが処理しない」「早く気づいて捨てるべき。仕事が遅くて許せない」とイライラしていたとします。

しかし汚物用バケツの処理は亀谷さんだけの仕事ではなく、気づいた職員が行えばよいものです。亀谷さんの「義務」は決められた介護の業務をこなすことです。「早く気づいて処理してほしい」というのは猫島さんの「欲求」です。猫島さんには、亀谷さんを指導する「義務」がありますが、怒鳴りつける「権利」はありません。

つまり**「義務」「欲求」「権利」が整理されていないために、怒りの感情が生じた**のです。このように考えるとムダにイライラしなくなります。

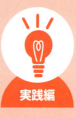

アドバイス

「権利」「義務」「欲求」を整理しよう

相手が思う通りにならずイライラしてしまったときは、
自分と相手の「権利」「義務」「欲求」を整理してみよう

「権利」「義務」「欲求」を混同している例

	猫島さん（自分）	亀谷さん（相手）
権利		
義務	・仕事が遅い部下を叱責しなければならない	・汚物用バケツの処理は部下が率先して行うべき
欲求		

「権利」「義務」「欲求」が整理された例

	猫島さん（自分）	亀谷さん（相手）
権利	・汚物用バケツの処理を頼む	
義務	・部下が適切に業務を行えるよう指導しなければならない	・介護職員として決められた業務を行わなければならない
欲求	・汚物用バケツが満杯になっていたら捨ててほしい	

CASE 19

最近の若い子はそんなことも知らないの!?

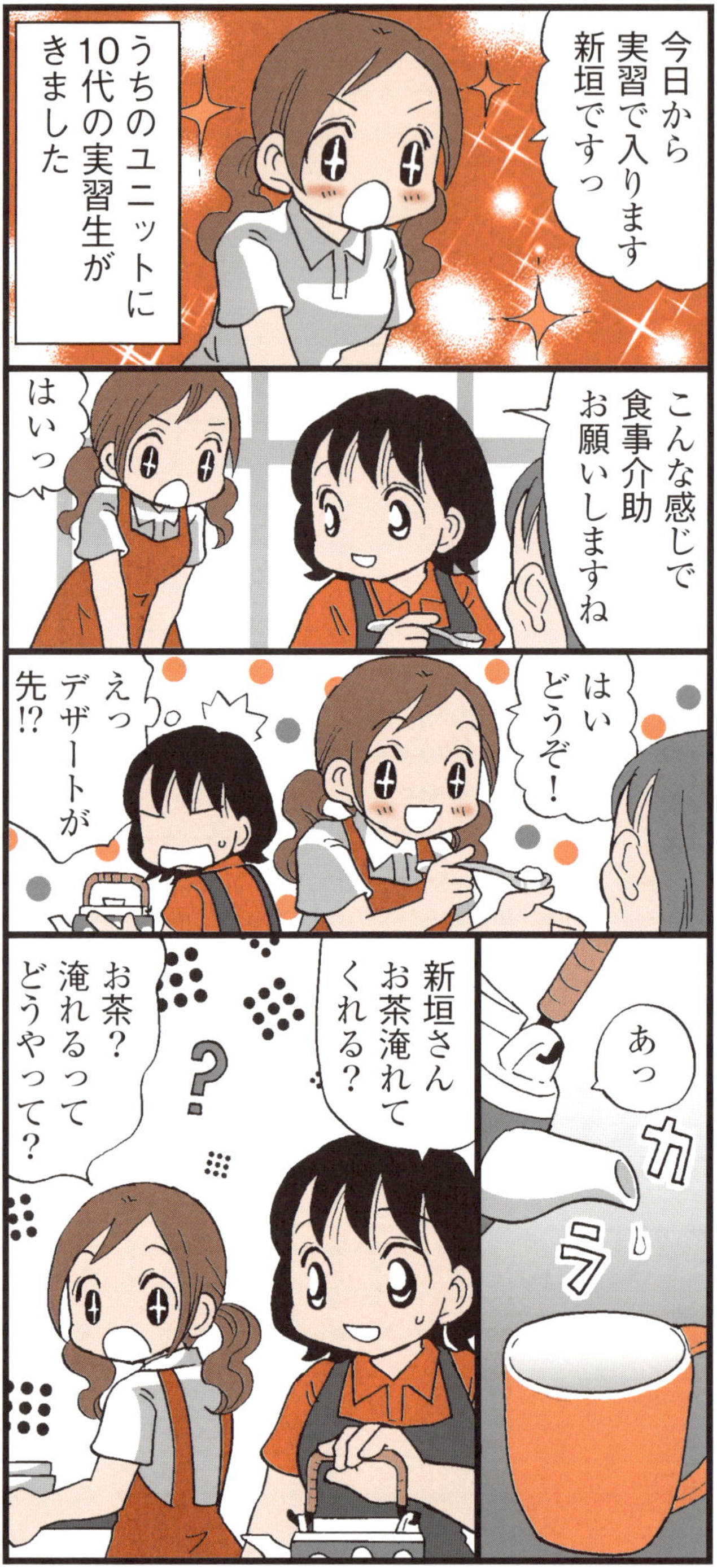

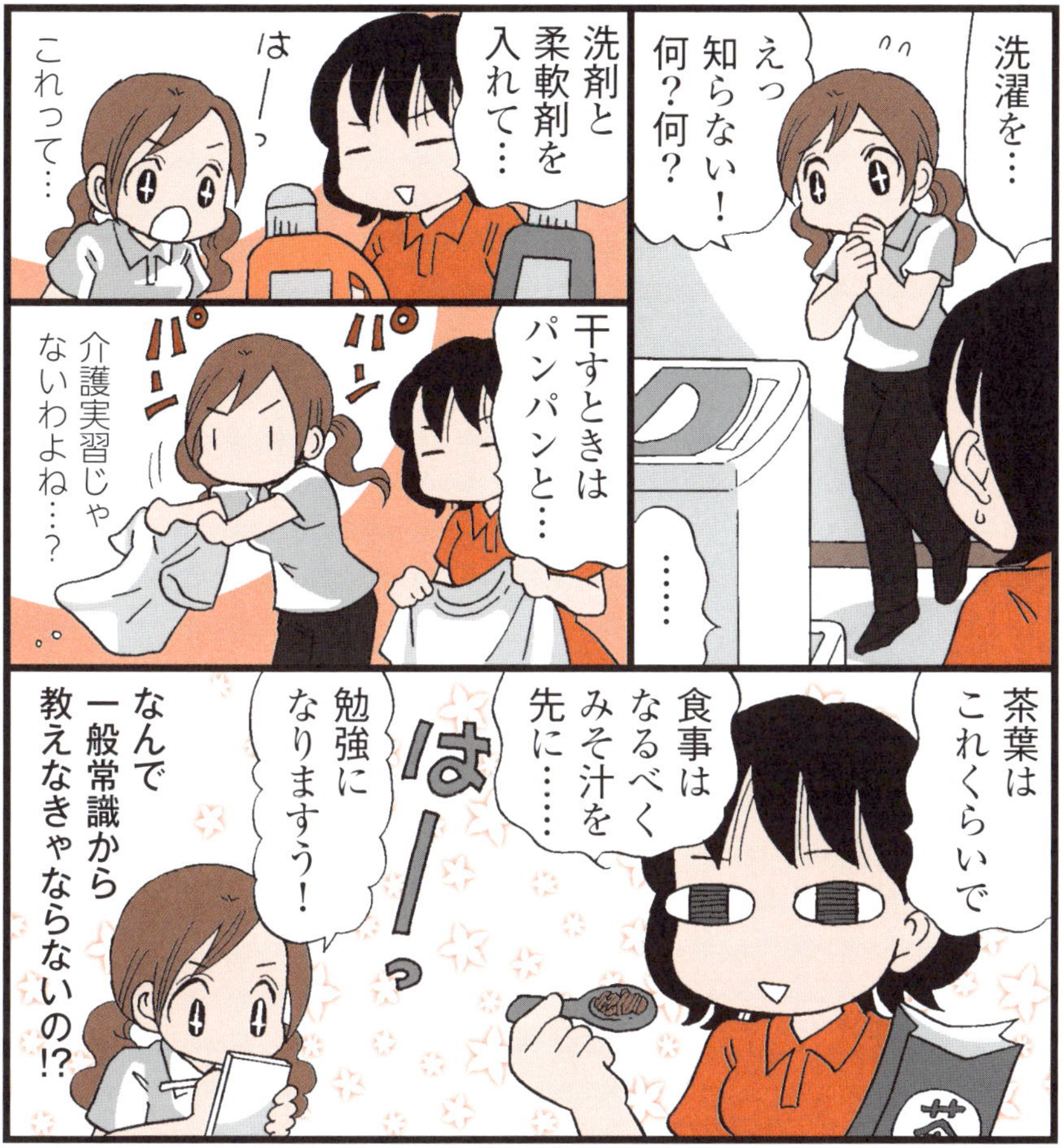

実習生に対するストレスはあなたの「思い込み」が原因?

「イマドキの若い子は社会人としての常識に欠ける」というのは、どこの職場でも聞く言葉ですが、介護職はとくに社会常識が問われる仕事です。新垣さんのような実習生がいると、指導する職員はストレスが溜まって疲れてしまいます。

でも考えてみれば、ペットボトル飲料ばかり飲んでいる人は、急須でお茶を淹れたことがないかもしれません。お茶の淹れ方は、その場で教えればすむことです。「お茶の淹れ方くらい知っていて当然」というのは、もしかしたらあなたの思い込みかもしれません。

知識編

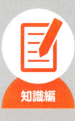

怒り方のタイプ④
一見穏やかな頑固ヒツジ

不安感が大きいから、自分ルールに固執

見た目は穏やかな人柄に見えますが、心の内には強い気持ちを秘めているのが、「頑固で人の意見を聞かないタイプの人」。このタイプの人は、さまざまなことに「自分ルール」を持っています。仕事の手順はもちろん、通勤の手段や経路といったことにまで、自分なりの決め事を作って固執します。

「自分ルール」にこだわる理由は、不確実なものへの不安が人より大きいからです。いつもと違う路線を使うと、予測できない何らかの理由で遅刻するかもしれないと考えてしまうのです。

また、「自分ルール」に外れることをしなければならないとき、大きなストレスを感じます。動物にたとえると、見た目とは裏腹に意外と強情な**「頑固ヒツジ」**です。

頑固ヒツジタイプの上司には

このタイプの人は自分の考えを根拠もなく正しいと思い込んでいるうえに「みんなもそう思っているはず」と自分に都合よく考えます。ですから、もし部下が自分の決めた手順通りに仕事を進めていない場合は、怒りが爆発。普段は温厚なので、そのギャップに周囲の人は驚きます。

頑固で融通がきかないので、部下が反論しても譲りません。人の話を聞くことが苦手で、自分の型にはめ込もうとします。このような上司に意見するときは、タイミングを見計らいましょう。

頑固ヒツジタイプの特徴

意外と強情

長所

- 穏やかな人柄に見える
- 一度決めたことは譲らない芯の強さがある

短所

- 頑固で融通がきかない
- 「自分ルール」にこだわりがち

怒りのコントロール法

「常識」と思っていることが、狭い世界でしか通用しない「自分ルール」ではないか、「自分ルール」を他人に押し付けていないか考えてみよう

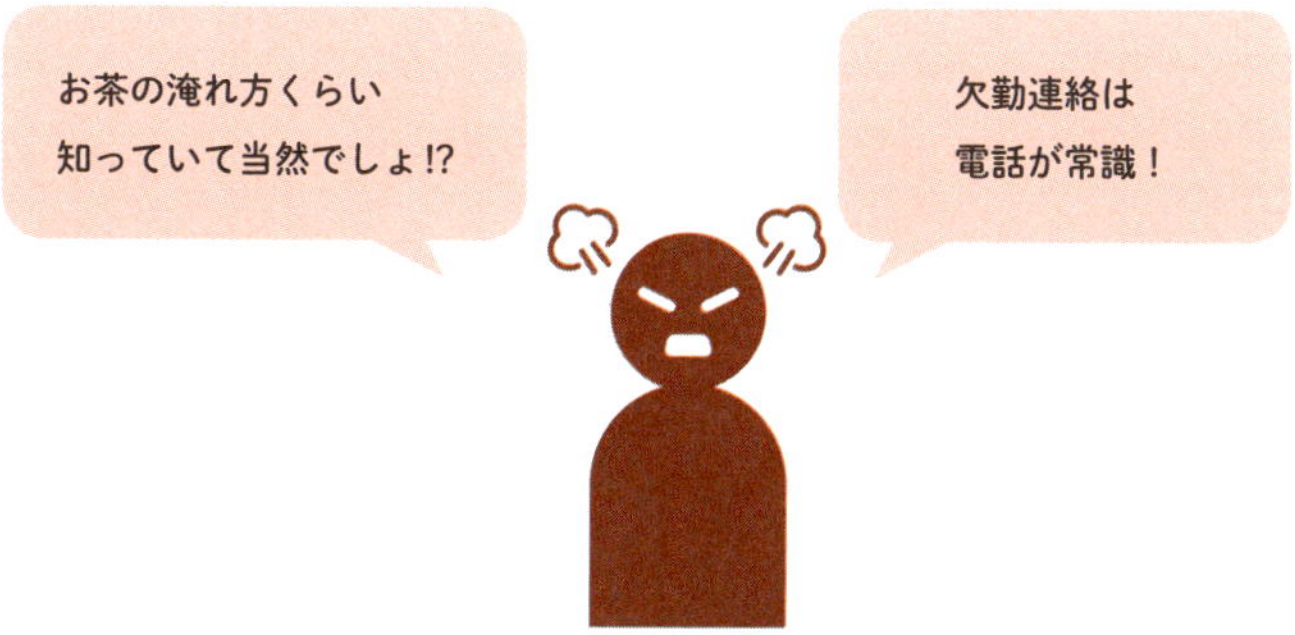
お茶の淹れ方くらい知っていて当然でしょ!?
欠勤連絡は電話が常識!

実践編

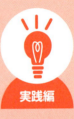

言い換えることで、怒りをおさめることができる

事実が自分にとって苦しいものになる

「みんなもそう思っているはず」「これくらいのこと、常識でしょ?」という言葉が出てきたら、あなたは独りよがりの「自分ルール」に陥っている可能性があります。

あなたが自分の価値観を大切にしているように、**他の人にも大切にしている価値観**があることを、知りましょう。

多くの人は独りよがりの思い込みによって、事実を肯定的に捉えることができなくなっています。事実を自分にとって苦しいもの、不都合なものに受け取ってしまうので怒りが生じるのです。

そこであなたの**「思い込み」を言い換えて、事実を肯定的に捉えられるように変えてみましょう。**

言い換えてみると、怒りが消えていく

たとえば実習生が、部屋の真ん中から掃除機をかけたとします。あなたは「掃除機は部屋の隅からかけるもの。真ん中から始めるのは非常識だ」と感じて、イラッとしました。

そこで次のように言い換えてみるのです。「部屋の真ん中から掃除機をかけても、きれいにすることはできる」。するとイライラしていた気持ちが消えていくはずです。

このようなトレーニングを続けることで、何事にもニュートラルに向き合うことができるようになります。

アドバイス

「自分ルール」を言い換えよう

あなたが「常識」と思い込んでいるルールをポジティブに言い換えて、事実を肯定的に捉えるトレーニングをしてみよう

怒り

実習生が部屋の真ん中から掃除機をかけ始めた。隅からかけるのが常識。非常識な実習生に腹が立った

自分ルール

掃除機は部屋の隅からかけるべき

言い換え

部屋の真ん中から掃除機をかけても、きれいにすることはできる

怒り

引き継ぎノートのページがなくなっていた。最後に書いた人が補充していなかった。イライラする

自分ルール

最後のページを書いた人が新しい引き継ぎノートを用意するべき

言い換え

最後のページを書いた人が新しいノートを用意してほしいけれど、気づいた人が用意してもよい

CASE 20

気苦労が多い外出レク どうにかして！

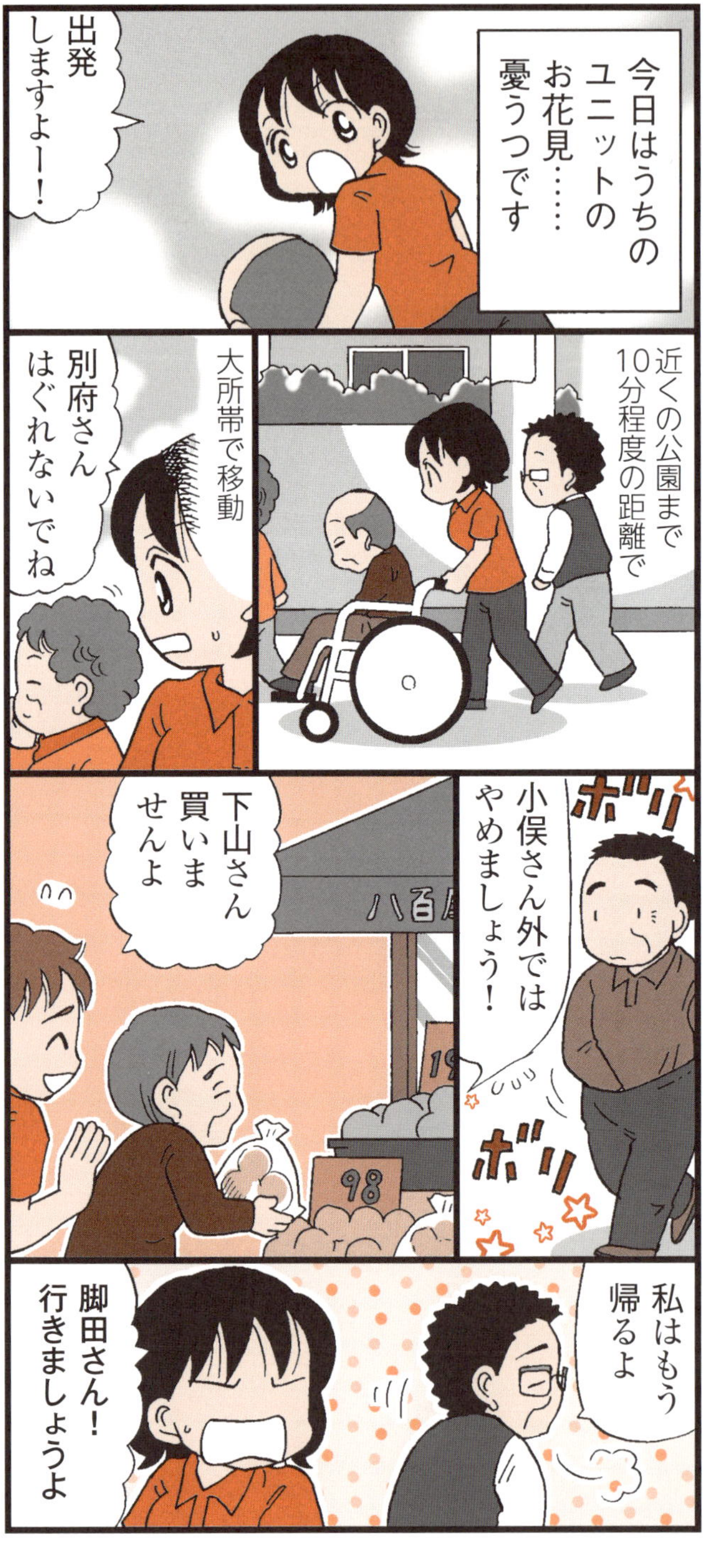

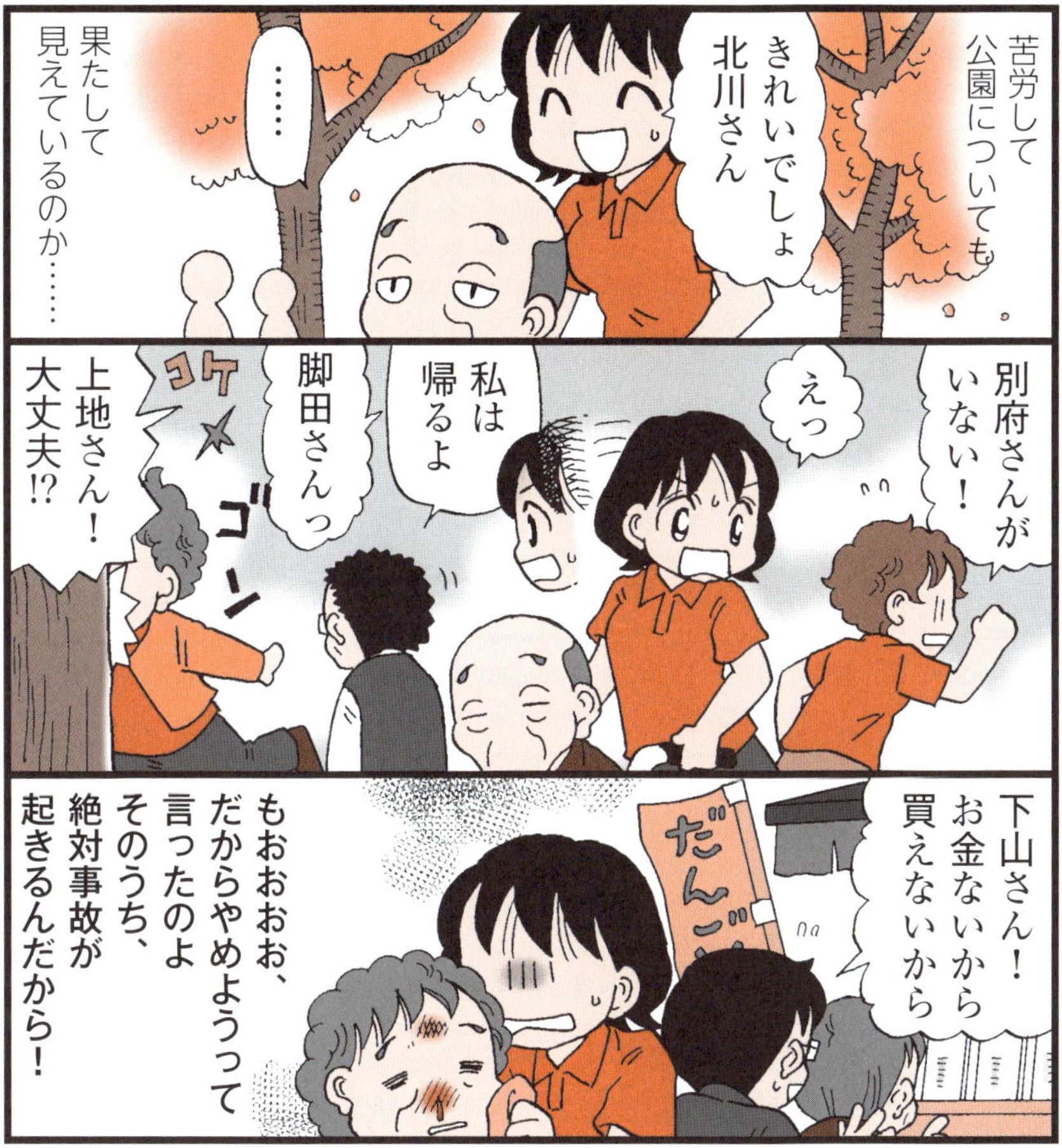

CASE 20

気苦労が多い外出レク　どうにかして！

悲観的な考えに走る人は ストレスを溜めやすい

特養の外出レクは、職員の気苦労の多い場面です。認知症の利用者が迷子にならないか、転んでけがをする人がいないかなど、いろいろなリスクが考えられるからです。

苦労が多い大変な場面だからこそ、職員の性格が現れます。細かい心配をすることなく、利用者といっしょにお花見を楽しんでしまうタイプもいれば、いろいろなことが不安で、悲観的な考えに陥るタイプもいます。

慎重で用心深さのある職員は事故につながるようなミスを起こさない代わりに、内側に怒りを溜めやすいといえます。

知識編

怒り方のタイプ⑤ 悲観的すぎる慎重ウサギ

人を「レッテル貼り」していませんか?

「慎重に考えたいタイプ」は、物事に取り組む際に石橋を何度も叩いてから渡るので、周囲の人に安心感を与えます。

人当たりがよく、誰とでも仲よくできる一方で、めったに心を開くことはなく、自分のパーソナルスペースをしっかりと確保します。他人をしっかり観察することが得意ではなく、「A君は○○だ」と、**レッテル貼りをして決めつけ、批判する傾向があります**。

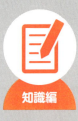

また、常に最悪の事態を考えるので必要以上に悲観的になりがちです。「私は評価されていない」という劣等感を持つことも多いといえます。この

タイプを動物にたとえるなら**「慎重ウサギ」**です。

健全な人間関係を築くことが苦手

このタイプは劣等感が猜疑心を呼び、怒りの感情を生むことがあります。一見、誰とでもうまくつきあっているように見えますが、健全な人間関係を築くことは苦手です。

あなたの上司がこのタイプだった場合、あなたの意見を評価してくれるように見えても、心の中では反対していることがあるので注意が必要です。

また、部下がこのタイプだった場合、劣等感から意見を言えないことがあります。安心して語り合える関係作り、環境作りをしましょう。

慎重ウサギタイプの特徴

慎重で悲観的

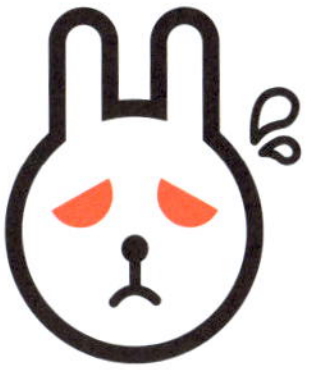

長所

・慎重で、周囲に安心感を与えられる
・人当たりがよく、誰とでも仲よくできる

短所

・悲観的になりがち
・人や物事をレッテル貼りして決めつける傾向がある

怒りのコントロール法

必要以上に悲観的になっていないか、自分が使っている表現を見直そう

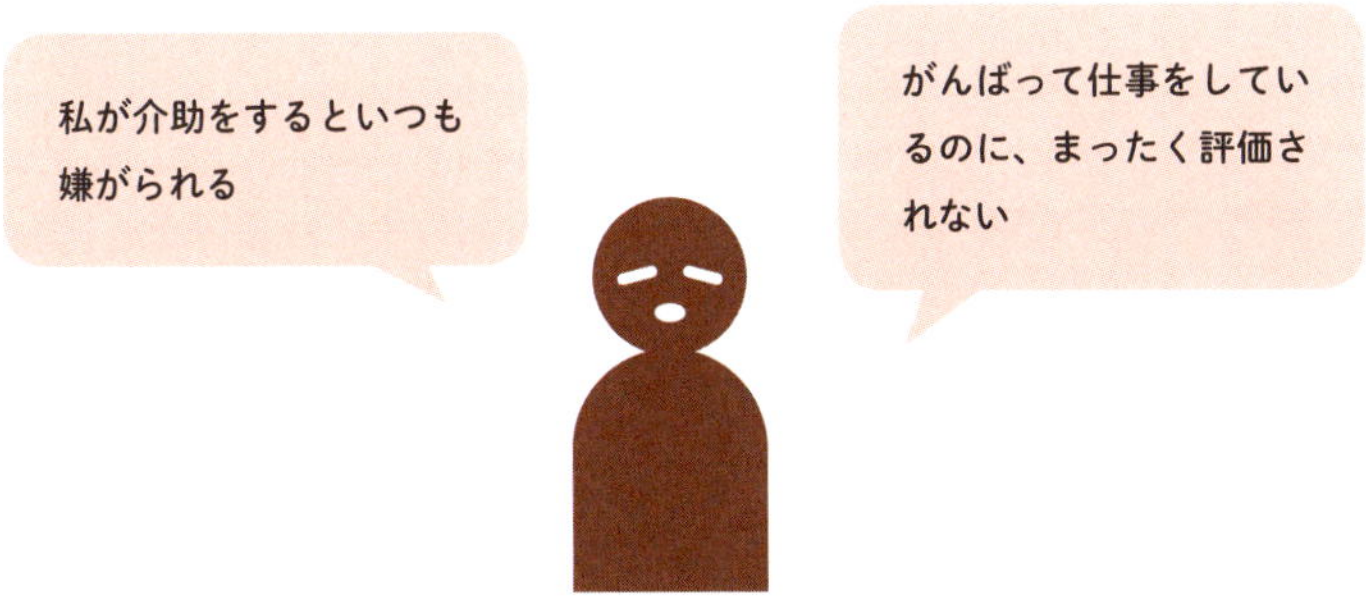
私が介助をするといつも嫌がられる
がんばって仕事をしているのに、まったく評価されない

**オーバーな表現は
感情を強める**

実践編

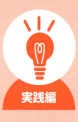

うまくいった「例外」を思い出そう

嫌なことを人生最大の悲劇のように錯覚する

「慎重に考えたいタイプ」の人は、嫌なことがあると、「人生、オシマイだ」などとしばしばオーバーな表現を使って悲観します。これを繰り返すと、それほど悲観的でないことも、最大の悲劇であるように錯覚してしまいます。**オーバーな表現は避け、正確な表現を心がけることが大切です。**

また、このタイプの人は、最悪の事態ばかり考えるので、いつも悲観的になってしまいます。この習慣を断つために、過去を振り返って例外的にうまくいったときのことを思い出す**「例外探し」のトレーニング**が有効です。

うまくいった「例外」が解決策になる

白鳥さんは外出レクリエーションを実施するたび、利用者が転倒したり、体調が急変したりというトラブルを心配し、ストレスを抱えています。

しかし過去を振り返ってみると、問題がまったく起こらず、首尾よく終えることができたケースがあったはずです。その「例外」について、詳しく調べてみてください。いつ、どこに出かけたときだったか、事前にどのような準備を行い、誰が同行したか、どの車で送迎し、現地ではどんな見守りをしたかなどを書き出してみてください。そのうまくいった「例外」を思い出すことが解決策になるのです。

アドバイス①

正確な表現を心がけよう

思い込みによるオーバーな表現は控え、
事実を確認してみよう

オーバーな表現

外出レクリエーションは、いつもトラブルが起こる

本当に「いつも」トラブルが起こっているのか調べる

正しい表現

2年前にトラブルがなかった例があった

アドバイス②

うまくいった過去を振り返ろう

一昨年の外出レクリエーションの条件（例）

・4月下旬の気温が高い日、市の運動公園へ行った

・桜は散っていたが、バラがきれいに咲いていた

・看護課と何度も打ち合わせをした

・長引かせず、日が落ちる前に帰った

・よい気分転換になり、利用者みんなが喜んだ

怒りの雑学⑤

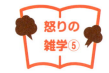

クレーム対応のコツ

クレームは３つに分類できる

利用者や家族からのクレーム対応は、介護職にとって悩みの種です。人によって求めていることが違うので、難しいと感じる人が多いのではないでしょうか。

クレームは、①様子見タイプ、②他責タイプ、③カスタマータイプの3つのタイプに分けられます。ただ感情にまかせてこちらを攻撃しているだけなのか、改善策を求めているのかを見極めることができれば、対応の仕方が見えてきます。

▶ クレームの３つのタイプ

1 様子見タイプ
クレームを言いたいだけで、本気で問題解決しようとは思っていない

2 他責タイプ
自分にはいっさいの非がないと考え、相手を追い詰めれば満足する

3 カスタマータイプ
双方が譲歩できる落としどころを見つけようとする

クレーム対応の基本

1. クレームをいただいたことに感謝の言葉を伝える
2. 相手の話を丁寧に聞く
3. 相手の第一次感情に目を向ける
4. 双方にとって最適な解決案を提示する

クレームのタイプを見極めて対応しよう

怒りは第二次感情です。相手の話を聞きながら、第一次感情に目を向けましょう。様子見タイプと他責タイプは、多くの場合これで納得してもらえるはずです。なぜなら「どうしてほしいか」が本人もわかっていないからです。対応する側の手間暇はそれほどかかりません。

３つのタイプのうち、最も労力が求められるのは、カスタマータイプです。このタイプが求めているのは建設的な提案です。どうしたら相手の要望に応えられるか、解決志向（P48参照）で考えましょう。

なかにはしつこくクレームが続くケースがありますが、そのようなケースを想定し、施設としてどこまで対応するか、あらかじめ手を引くラインを決めておくことをおすすめします。

CASE 21
立ち回りがうまい同僚に、なぜかイライラ

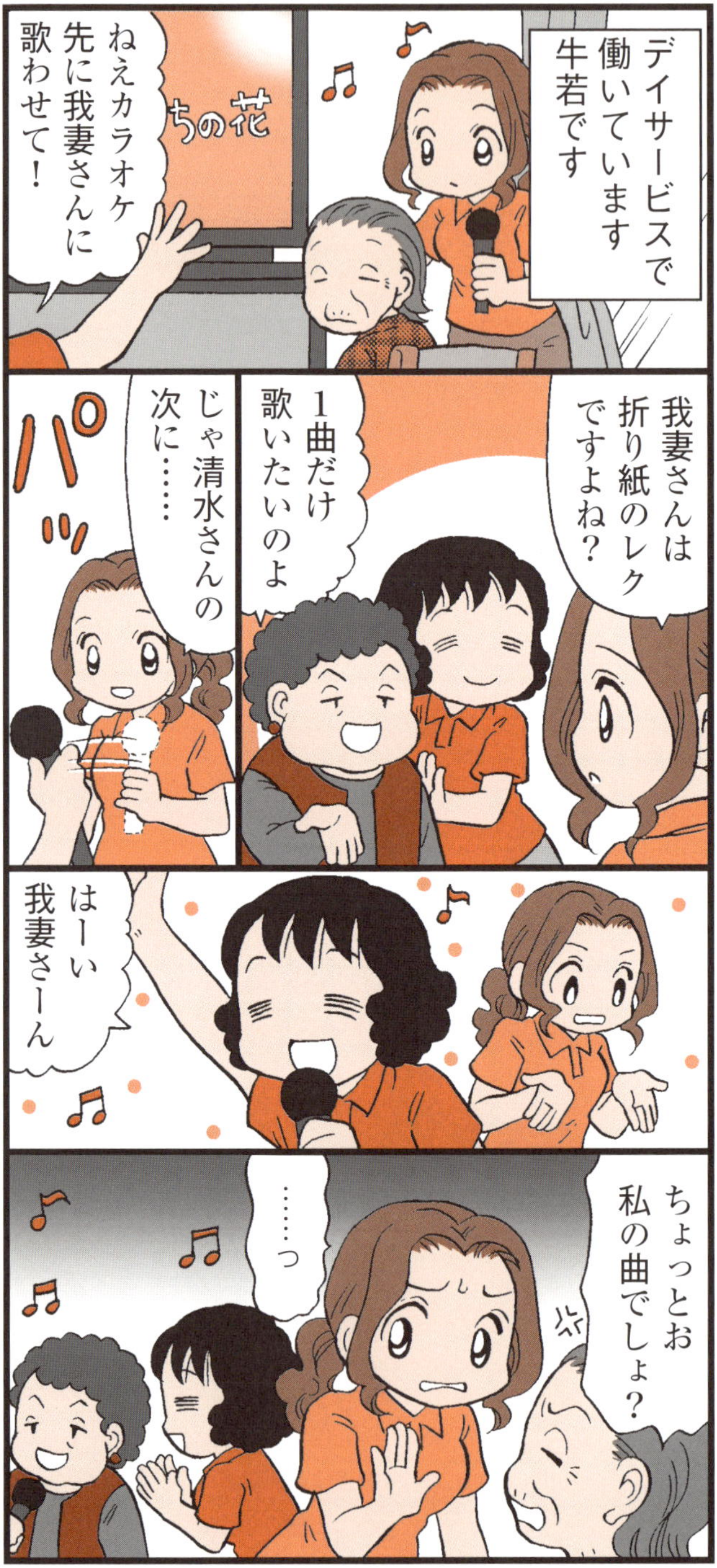

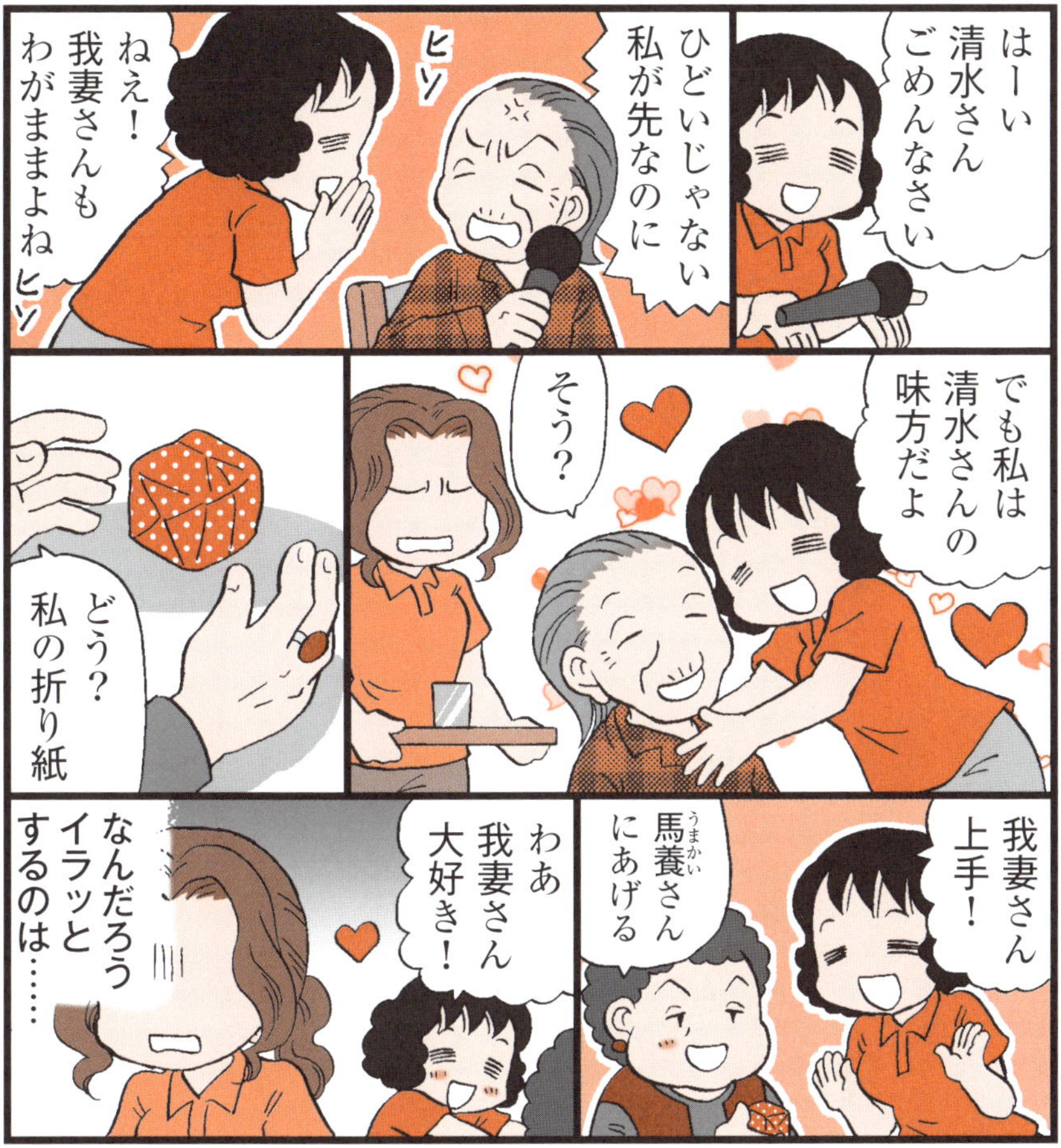

うまく立ち回って全員を満足させられる?

介護職は、ときに利用者のわがままを受け入れたり、我慢してもらったりしながら、1日の日課が予定どおり終わるように進めています。

そんな中、うまく立ち回って利用者みんなを満足させている馬養《うまかい》さん。しかし牛若さんは、そんな馬養さんの調子のよさに違和感を覚えています。

あなたも職場に「なんだかこの人を見ているとイライラするな、苦手だな」と感じる人がいるのではないでしょうか。職場に苦手な人や嫌いな人が多ければ多いほど、イライラする場面は増えていきます。

知識編

職場の人たちを好きになればイライラしない

人を嫌いになる方法、好きになる方法

あなたは職場の人の中で好きな人と嫌いな人、どちらが多いですか？　もし嫌いな人ばかりだとしたら、毎日イライラすることになります。逆に、あなたが職場の人全員が好きだというなら、イライラすることは少ないと思います。

人を嫌いになる方法と、好きになる方法を知っていますか。

- **人と自分の違うところを探す→嫌いになる**
- **人と自分の共通項を探す→好きになる**

意識的に人と自分の共通項を見つける

あなたの嫌いな人を思い浮かべてください。

「育った環境が違う」「趣味が違う」といった自分との相違点について、積極的に意識を向けているはずです。逆に好きな人については「考え方が似ている」といった共通項について意識を向けています。

人と自分の共通項を探すことに比べると、違いを探すことの方が簡単です。ですから、意識的に周囲の人と自分との共通項を見つけるように心がけましょう。出身地でも誕生月でもかまいません。人は自分と似た人に親近感を持ち、**親近感を持つことは、好意を持つことにつながります。**

職場に好きな人が増えるにつれて、あなたのストレスは必ず減っていくはずです。

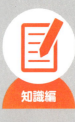

自分と似た人に親近感を持つ

人は自分と共通項が多い相手に親近感を持ち、
相違点が多い相手のことを嫌いになる傾向がある

人を嫌いになるとき

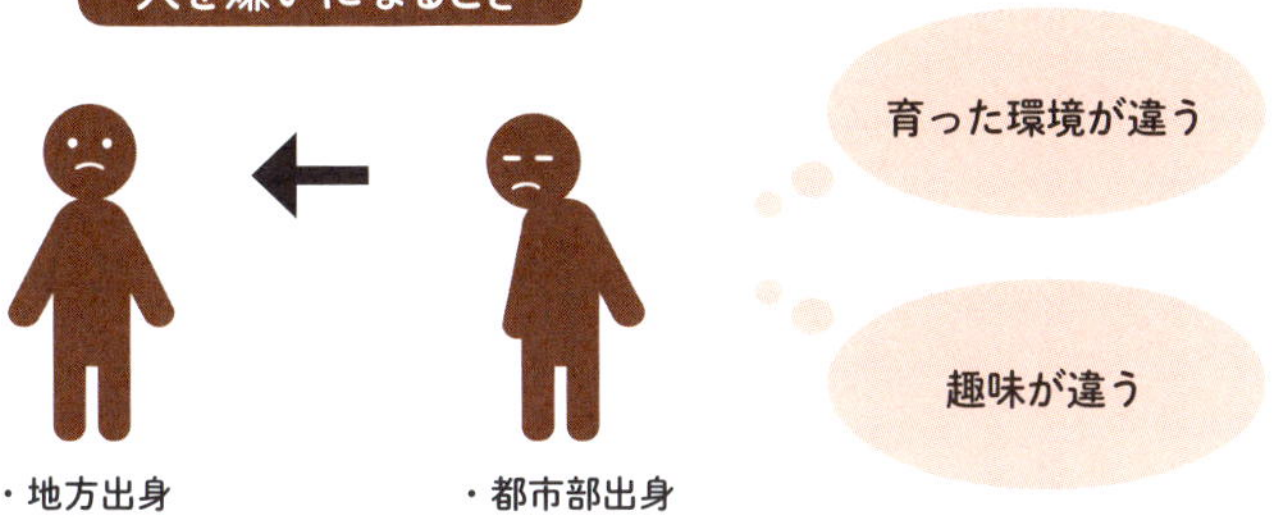
育った環境が違う
趣味が違う

・地方出身
・几帳面
・スポーツが好き

・都市部出身
・楽天的
・読書が好き

自分との相違点を探している

人を好きになるとき

出身地が同じ
考え方が似ている

・都市部出身
・のん気
・ゲームが好き

・都市部出身
・楽天的
・読書が好き

自分との共通項を探している

職場の人と自分の共通項を意識的に探して、
好きな人を増やそう

実践編

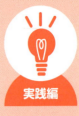

憧れの人に近づくための「プレイロール」

嫌いな人より憧れの人物を見つけよう

職場に好きな人が増えたら、今度はその中から憧れの人を見つけましょう。あなたの職場に「あんなふうに仕事ができたらいいな」と憧れる先輩職員や同僚はいますか。

理想の人物を演じるトレーニングを**「プレイロール」**といいます。プレイは演じる、ロールは役割という意味です。たとえば俳優が歴史上の人物や漫画のキャラクターになりきるように、あなたも理想の人物を演じてみましょう。

「俳優ならできるかもしれないけど、私には無理」と思う人が多いかもしれませんが、別に特別な才能は必要ありません。

「Aさんなら、こんなときどうする？」

牛若さんは多くの利用者から慕われている先輩のAさんを真似てみようと思ったとします。いつも笑顔でイライラしている姿を誰も見たことがない、怒りのコントロールが上手な介護職員です。

まず、Aさんの言動やふるまいをよく観察します。そして怒りを感じたとき、あるいは迷ったときには**「Aさんだったら、こんなときどうするか」を考えるのです。**

Aさんだったらどんな発言をして、どのように行動するかを常に自分に問いかけながら演じ続けます。すると、牛若さんの言動がだんだん理想的なAさんの言動に近づいていきます。

アドバイス①

「理想の人」を見つけよう

利用者から慕われているAさん

- いつも笑顔
- どんなときもゆったりとした口調
- 姿勢がよい
- ボディランゲージが大きい

アドバイス②

困ったときは「理想の人」を演じる

理想の人の言動や振る舞いをよく観察し、怒りを感じたときや判断に困ったときに「理想の人」を演じる

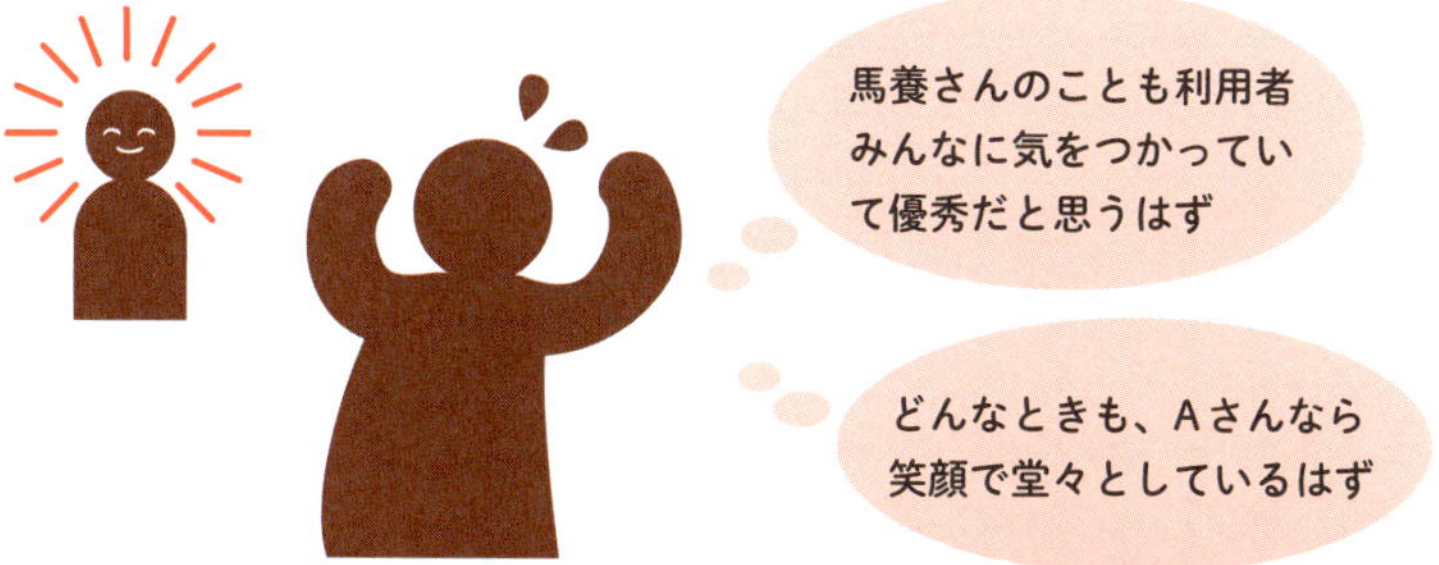
馬養さんのことも利用者みんなに気をつかっていて優秀だと思うはず
どんなときも、Aさんなら笑顔で堂々としているはず

演じることで「理想の人」に近づける

CASE 22

厳しくこわい利用者に緊張してしまう

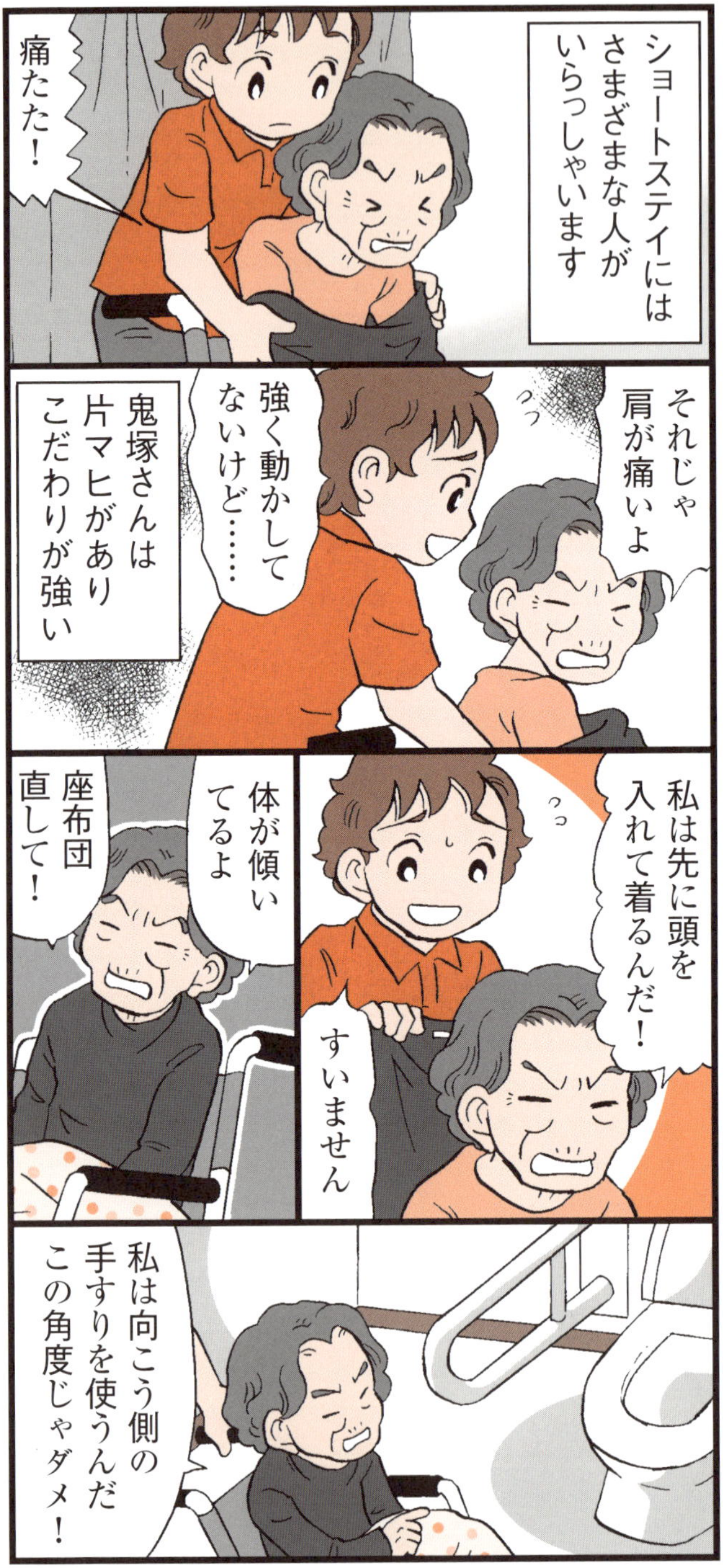

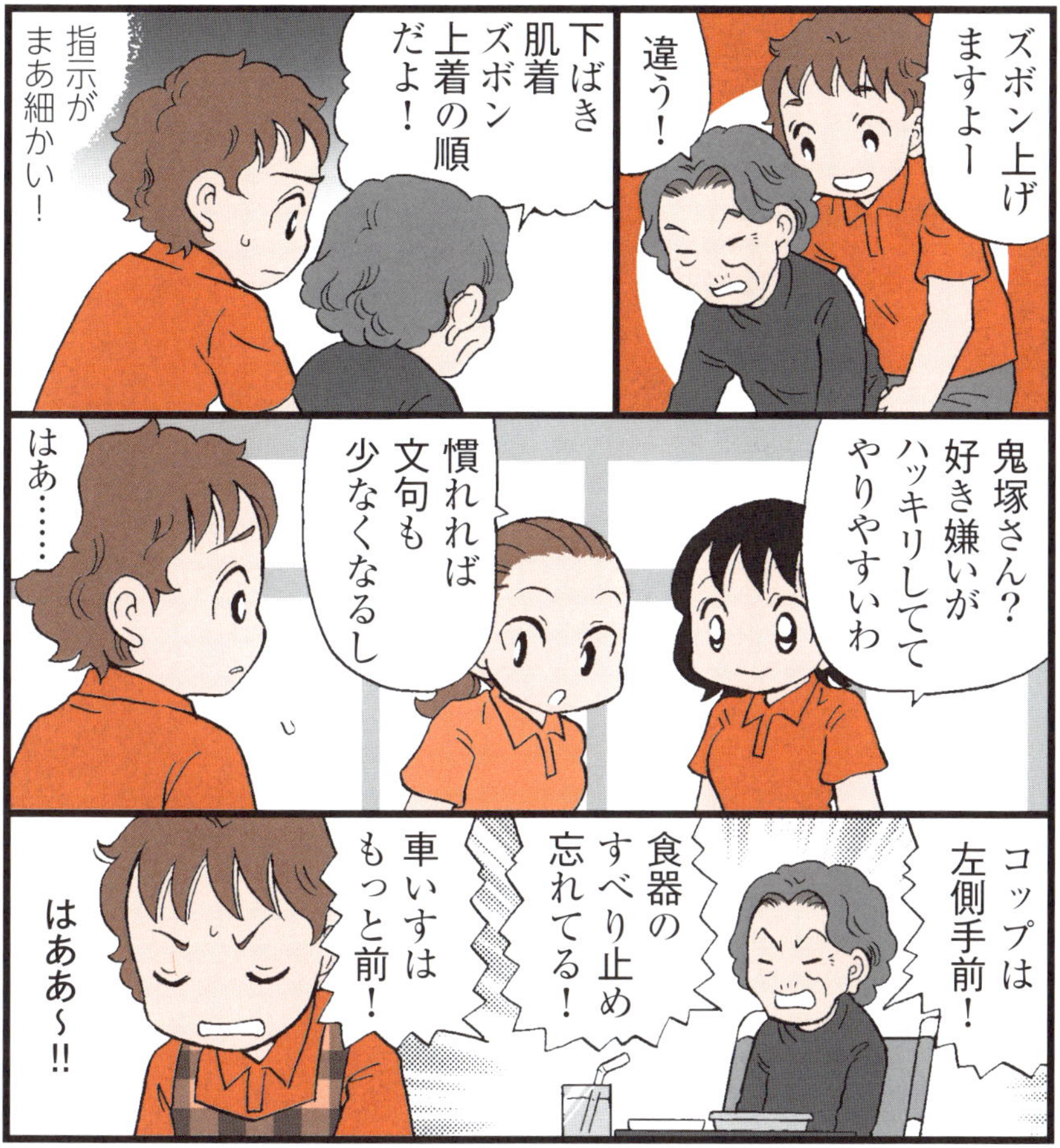

厳しい指示を出す利用者 どう捉えるかはあなた次第

入居している利用者と違って、ショートステイの利用者の対応は難しいケースがあります。介助の方法についてこだわりが強く、ダメ出しをしながら厳しく指図する鬼塚さんも、そんな利用者の1人です。

しかし、鬼塚さんを「口うるさくて嫌な利用者。もう担当したくない」とネガティブに捉えるか、「明確に指示を出してくれるので、介助しやすい」とポジティブに捉えるかは、あなた次第です。

物事はネガティブに捉えると、どんどんネガティブな方向に進んで、ストレスも溜まる一方ですよ。

知識編

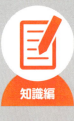

視点を変えることで、ポジティブに捉えられる

意識的に別の視点を取り入れる

介護職の対応にいちいちダメ出しをする利用者。短気な人だったらキレてしまいますが、このような状況でも前向きに捉えられる人もいます。

あなたも、物事をポジティブに捉える練習をしてみましょう。ストレスを感じる場面に出会ったとき、「ポジティブに変換できないかな」と、**意識的に別の視点を取り入れてみる**のです。たいていのことはポジティブに捉え直すことができます。

ポジティブに捉えられる脳に

私たちの脳は、繰り返しの刺激などによって常に機能的、構造的な変化を起こしています。この性質を神経可塑《かそ》性といいます。

ネガティブに物事を捉える傾向にある人の脳は、物事をよりネガティブに捉えやすく変化し、逆にポジティブに物事を捉える人の脳は、物事をよりポジティブに捉えられるように変化しています。つまり、**「ポジティブ変換」の練習を繰り返すことで、あなたの脳はだんだんポジティブに考えられるように変わっていく**のです。

ここで注意したいのは、非現実的なポジティブ変換をしても効果がないということ。大きな借金を抱えてしまったとき、「宝くじで3億円当てるから大丈夫」と変換したとしても、心の奥では信じることができません。現実に根ざして変換することが大切です。

ネガティブな出来事をポジティブ変換

出来事

先輩職員Cさんに、業務のアラを細かく指摘されてストレスを感じる

↓ ポジティブ変換

Cさんは、まだ業務に不慣れな自分のために、よかれと思っていろいろ教えてくれている

出来事

利用者Dさんに、何度も呼ばれて業務が進まず、イライラする

↓ ポジティブ変換

Dさんは自分のことを頼りにしてくれている

非現実的なポジティブ変換は効果がない

出来事

返済しなければいけない借金が100万円ある

× 非現実的なポジティブ変換

宝くじで3億円当てるから大丈夫

○ 現実的なポジティブ変換

5年の返済プランなら返せる額だから、毎月払えば大丈夫

実践編

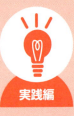

ポジティブ変換・応用編
具体的な解決策を考えよう

この出来事は自分の責任で起きている

ポジティブ変換がうまくできるようになったら、もう少し難度の高いことに取り組んでみましょう。ストレスを感じる場面に出合ったとき、**「この出来事は自分の責任で起きている」と考えます。**そのうえで、なぜ自分の責任で起きたか、その理由を考えて紙に書き出します。

次に、どうしたら解決できるか、具体的なアイデアや実践する行動を考えて紙に書き出します。

解決策につなげることでポジティブに変換

では片マヒの利用者から細かい指示を受けたことで、ストレスを感じたという事例について考えてみます。

まずは細かい指示を受けるのは、自分のせいと考えるところからスタートします。

次になぜ自分の責任で起きたかという理由ですが、たとえば「片マヒの人の介助やポジショニングについての知識・技術が私に欠けているから」ということが考えられます。

具体的な解決策としては「介護技術に定評のある先輩職員に、片マヒの人の介助方法について個人指導をお願いする」「理学療法士に片マヒの人のポジショニングについて指導を受ける」といったことが考えられます。

自分の責任と考えることで、解決策につながるのです。

アドバイス

自分の責任と考えることで、解決策につながる

出来事

片マヒの利用者Aさんから、細かい指示を受けてストレスを感じた

出来事

歩行が不安定なのに、1人で歩こうとする利用者Bさんにイライラする

「自分の責任」と考える

自分の責任

私に、片マヒの人の介助やポジショニングについての知識が欠けている

自分の責任

私がいつも業務に追われてバタバタしていて、Bさんが声をかけにくかった

解決策

- 先輩に片マヒの人の介助方法について個人指導をお願いする
- 理学療法士にポジショニングの指導を受ける

解決策

Bさんをよく観察し、トイレに行こうとしていたり、お茶を淹れようとしたりしているタイミングで、こちらから声をかける

CASE 23

いつも上から目線の看護師にモヤモヤ

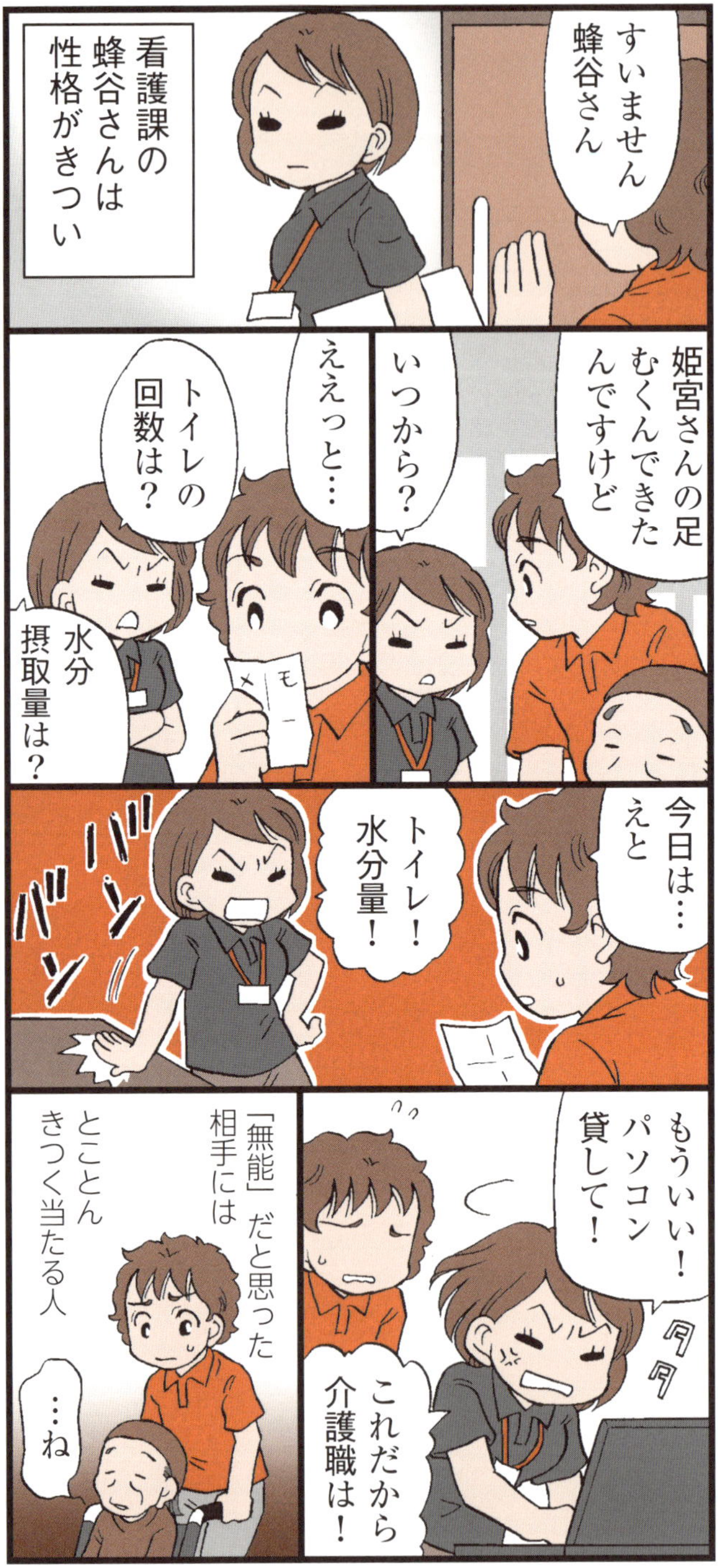

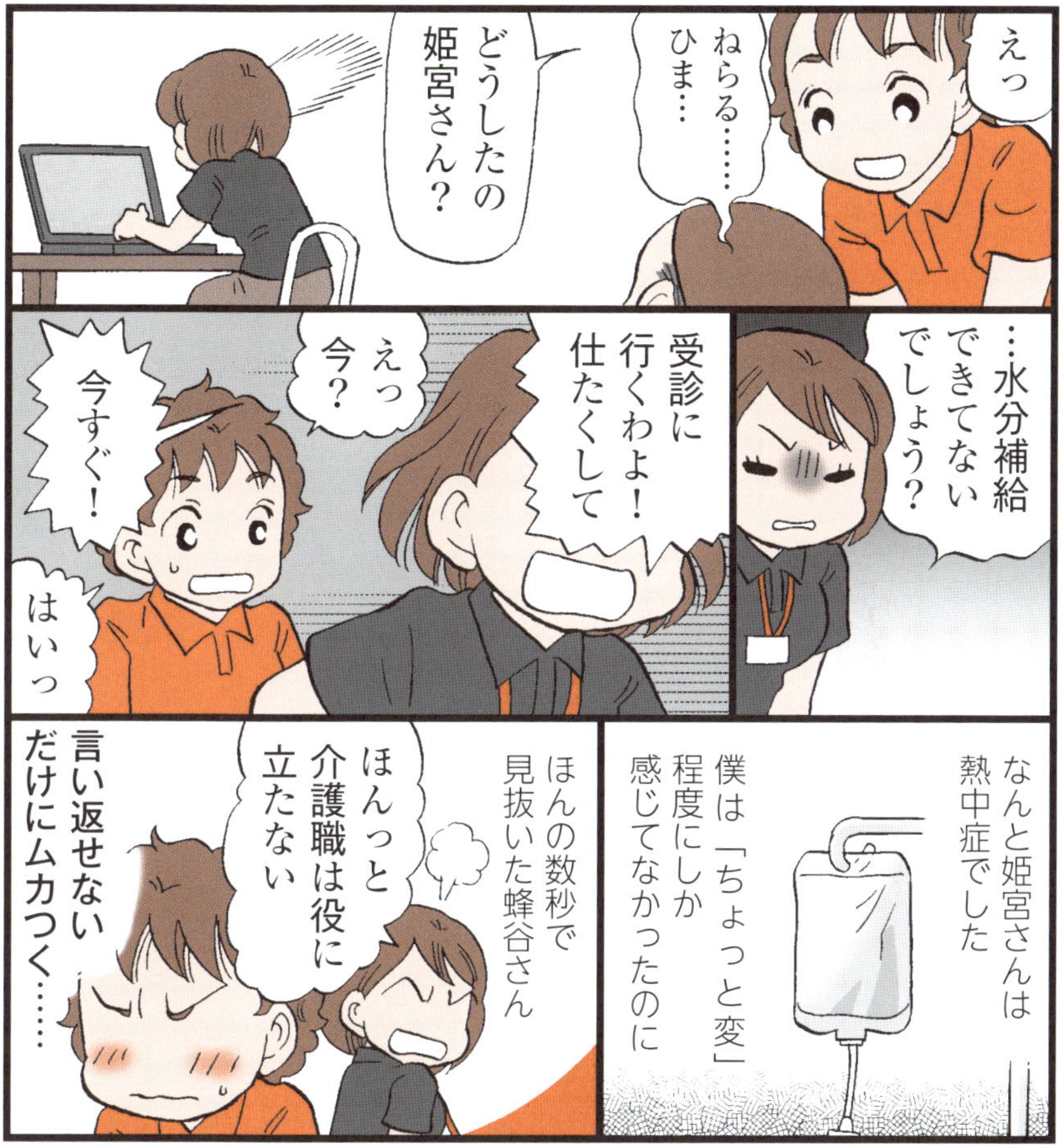

ムカつく気持ちをうまく活用しよう

あなたの職場にも、蜂谷さんのように、優秀だけれど言葉や態度がきつい人がいませんか？　犬井さんは、蜂谷さんが「できる人」だとわかっているだけに言い返せず、自分の中に怒りを抱えています。

ここで犬井さんが「看護師だからって偉そうに。ムカつくな」と思うか、「悔しいけれど、いつか蜂谷さんに認められるくらい有能な介護士になって言い返してやる」と思うかで、怒りの性質が変わります。犬井さんが後者のように考えられると、その怒りは成長へのモチベーションになります。

知識編

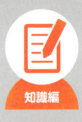

怒りにはプラスとマイナスの性質がある

プラスの性質を引き出せるかは、その人次第

怒りは、不満や恨みなど、**マイナスの性質**にばかり注目されがちですが、成長のエネルギーになるという**プラスの性質**もあります。

スポーツ選手の中には、試合中怒りにとらわれて精神状態が乱れ、十分なパフォーマンスを発揮できない選手がいます。その一方で、試合に負けた悔しい気持ちをエネルギーにして、さらに強くなる選手もいます。

これは私たち一般人でも同じことです。仕事でうまくいかなかったり、上司に叱られたりしたときに「自分はダメだ」「ムカつくなあ」とパフォーマンスを低下させる人と、「次はがんばろう」「あの人に認められるようになろう」とパフォーマンスを高められる人がいます。

もとは同じ「怒り」でも、**マイナスの性質に引きずられるか、プラスの性質を引き出せるかは、その人次第**なのです。

プラスの性質を引き出そう

怒りをエネルギーに変換するには、怒りを感じたとき、どのように考えるかが重要です。

「悔しい!」という怒りの気持ちを認めたうえで、「次こそ!」と考えるのです。どうせなら、プラスの性質を引き出し、怒りを有効活用できる人を目指しましょう。

怒りは成長のエネルギーになる

出来事

看護師の蜂谷さんに「介護職は役に立たない」と嫌味を言われて、言い返せなかった

↓

プラスになる考え方

「悔しい！」という怒りの感情を、「有能になって認めさせてやる」というエネルギーに変える

↓

最近、少しは仕事ができるようになったんじゃない

よい結果につながり、悔しい気持ちも解消される

↓

マイナスになる考え方

「自分はダメなんだ」と悲観的になったり、「偉そうでムカつくなあ」と不満を溜め込んだりする

↓

まったく介護職は役に立たない！

何も変わらず、悔しい気持ちは解消しない

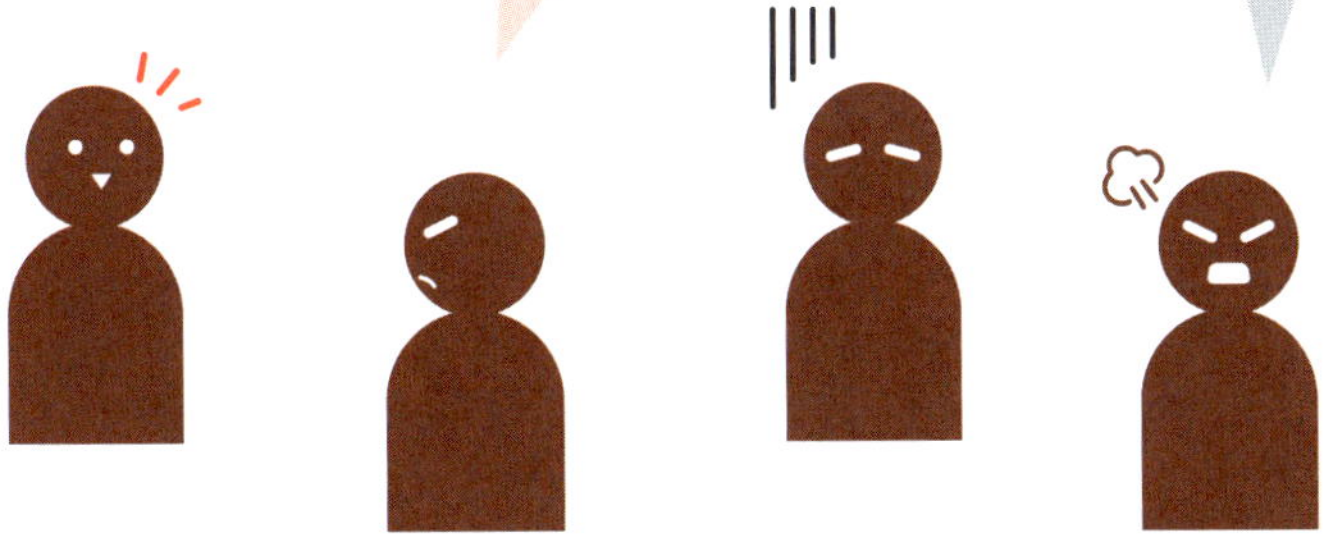

実践編

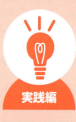

自分を変えるための計画を立てよう

長期的な目標を達成するための計画

犬井さんが自分の怒りを有効活用するためには、まず計画を立てることが必要です。

①長期的に到達したいゴールの設定
②目標を達成するための行動の明確化
③毎日行うためのしくみ作り

まず、1年後、半年後のような長いスパンで、自分がどういう姿になっていたいかを考えます。犬井さんであれば、「3カ月後、熱中症の症状について、蜂谷さんなみに知識をつける」というようにゴールを設定します。

次に、その目標に到達するには、どのような行動を起こせばいいかを明確化します。犬井さんの目標であれば、熱中症についての勉強が必要でしょう。「3カ月後」というゴールから逆算して、現状の自分の知識量から、どのくらいの量の勉強が必要なのか考えます。「3カ月間、毎日20分勉強する」というように具体的にします。**行動を明確化することで、実行に結びつきやすくなります。**

そして、犬井さんが「毎日20分勉強をする」と決めたのなら、その行動を習慣的に行うためのしくみを作ります。勉強する時間を決めてアラームをかける、後戻りできないように周りの人に宣言してしまうなどの方法が有効です。

計画を立てて具体的な行動に移すことで、現状の怒りを自分を成長させるエネルギーへと変換することができます。

アドバイス

3段階で、怒りを成長のエネルギーに変えよう

自分の目標を決め、プロセスを明確化することで、
モチベーションが上がる

①長期的に到達したいゴールの設定

将来的になりたい自分の姿を考え、目標を設定する。ただし、あまりに高すぎる目標を立てると挫折する恐れがあるので、努力をすれば達成できる目標にする

↓

②目標達成までの行動を明確化する

設定した目標と自分の現状から、目標達成までに必要な行動を考える。目標達成までに何をすればよいのかが具体的にわかることで、行動に移しやすくなる

↓

③習慣的に行うためのしくみ作り

行動しやすい環境を整えて、実行に移す

↓

「目標」と「現状」の差が縮まり、怒りの原因が解消される

CASE
24
グループに入らないと嫌がらせを受ける

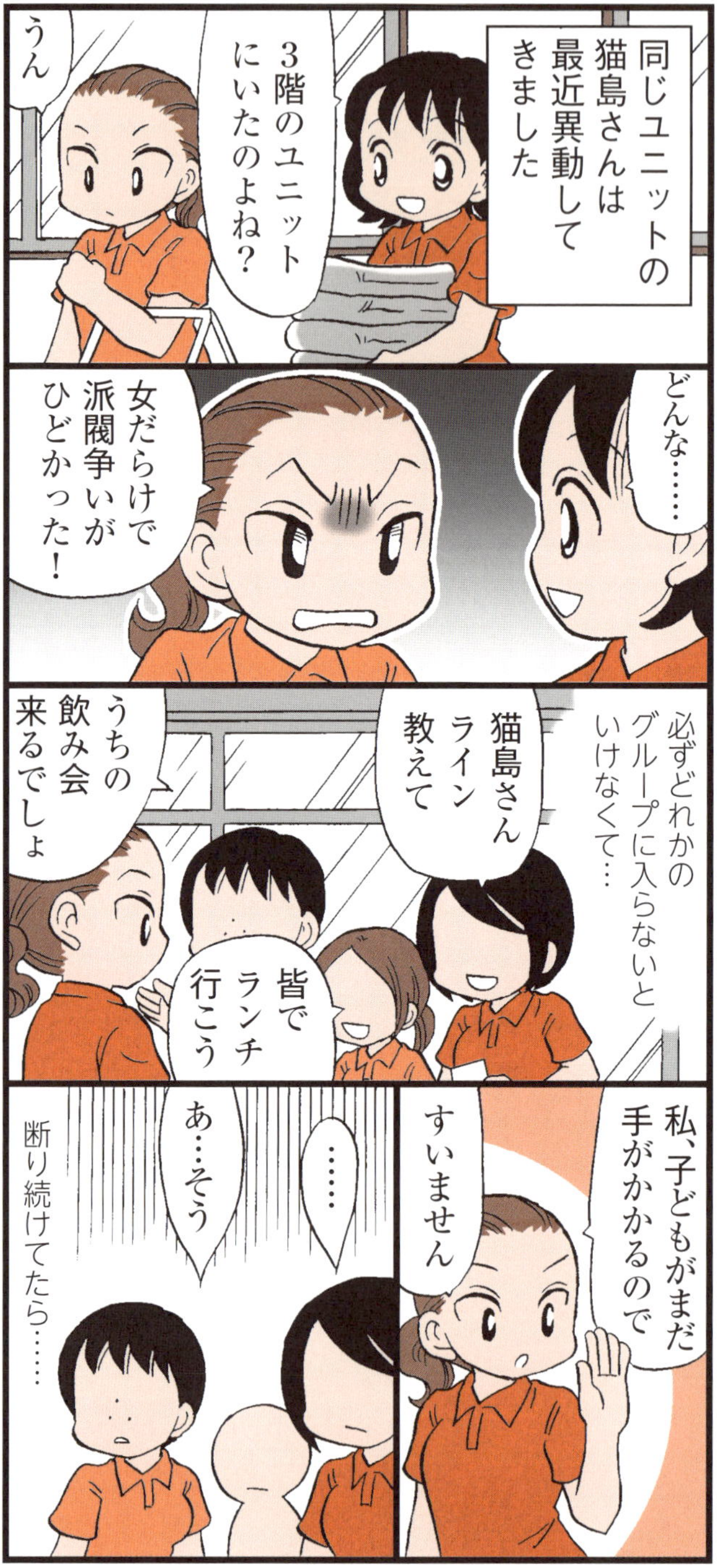

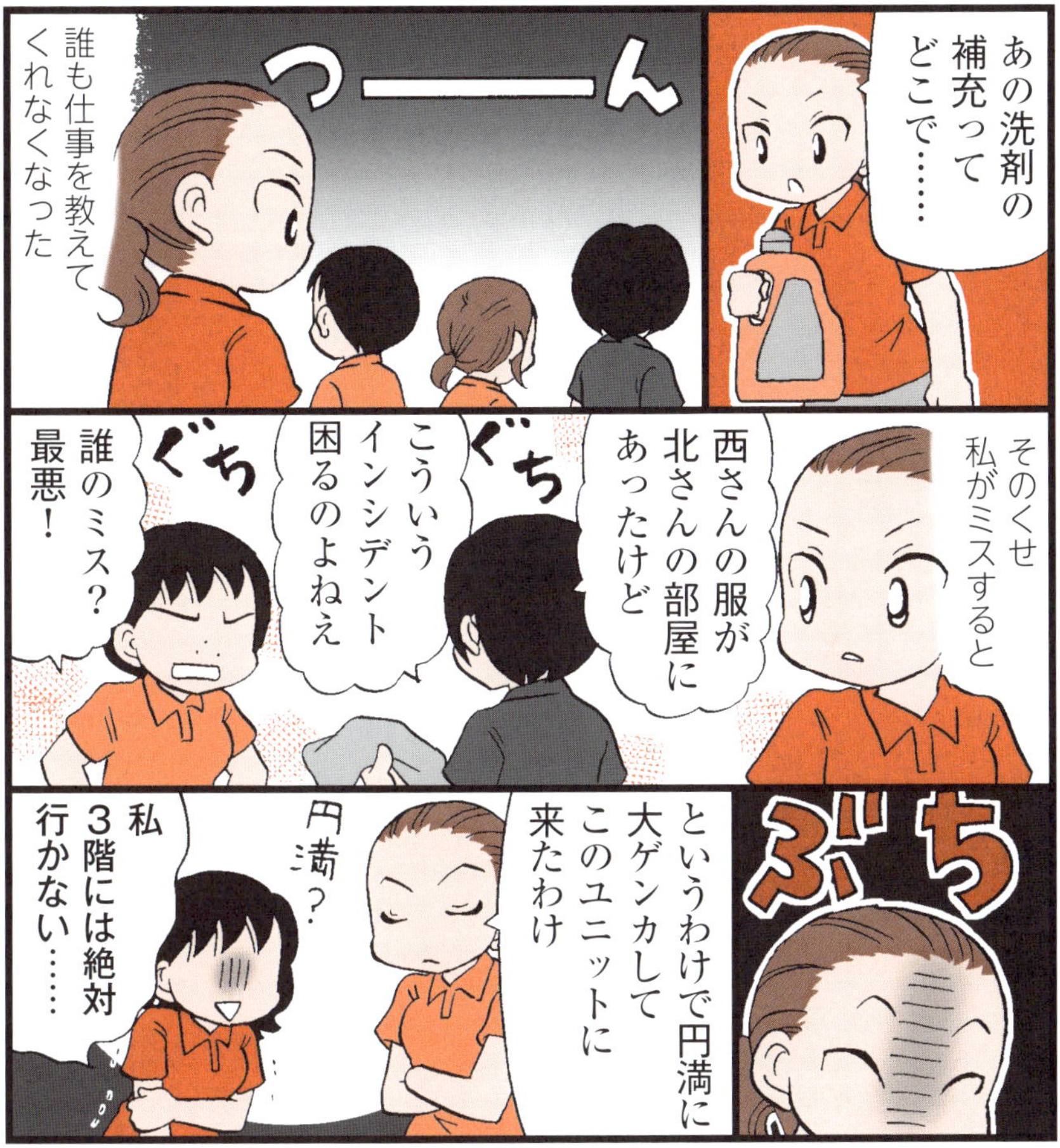

職場の人間関係に悩んだら自分自身を変えてみよう

介護職が離職する理由として一番多いのは、職場の人間関係だといいます。いつの間にか派閥争いに巻き込まれて、うんざりしている人も多いのではないでしょうか。

残念ながら、意地悪な先輩や陰口ばかりの同僚を、あなたが変えることはできません。しかし、自分自身を変えることはできます。職場の人間関係に悩んだときは、自分の行動を変えることから始めましょう。

猫島さんのように大ゲンカしてフロアを異動するのもひとつの手ですが、猫島さん以外の人にはなかなか真似できないかもしれませんね。

知識編

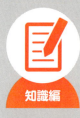

仲間外しや無視は相手の存在自体を否定するパワハラ

相手の存在自体を否定するパワハラ

まず知っておいてほしいのは、3階の職員が猫島さんに対して行った行為は、パワハラの6類型（P62参照）のうち、**「人間関係からの切り離し」**に当たる可能性があるということです。

これは個人を疎外するパワハラのことで、例として、次のような事例があります。

・職場でのあいさつや仕事の質問を無視される状態が続く

・職場の全員が呼ばれる忘年会に、1人だけ呼ばれない

このような個人を疎外するパワハラを受けると、自分の存在自体を否定されることになり、大きな苦痛を味わいます。自信喪失に陥り、心身の不調につながることもあります。

味方になってくれる仲間を作ろう

あなたには職場に、何でも相談できる仲間がいますか？

パワハラを受けたときは、まず仲間に相談することが大切です。そのために、味方になってくれる仲間を普段から大切にしましょう。**1人で悩まないことが大切です**。そのうえで、しかるべき相談窓口に相談しましょう。

1人の職員からパワハラを受けている場合、職場内の異動によって解決できる可能性があります。施設側に異動を申し出るのもひとつの方法です。

仲間外しや無視はパワハラにあたる

人間関係からの切り離し

相手の存在自体を否定するパワハラのこと

・業務の質問をしても無視される
・ミーティングの日時を知らされない
・社内行事に１人だけ呼ばれない
・１人別室で隔離される　など

孤立

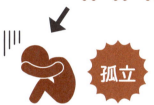

１人で悩まないことが大切

パワハラを受けたときは１人で抱え込まず、相談しよう

相談できる仲間

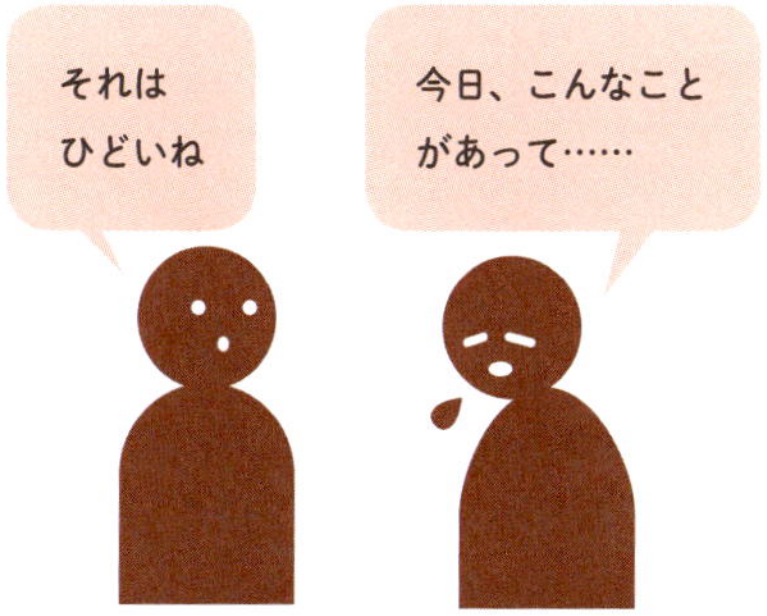
それは
ひどいね
今日、こんなこと
があって……

相談窓口

事業所内の相談窓口や上司に相談できないときは、外部の相談窓口に相談しよう。まずは各都道府県の労働局、または労働基準監督署の総合労働センターに連絡を。電話でも相談可能

実践編

1日穏やかにふるまう「24時間アクトカーム」

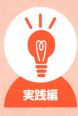

他人は変えられないが自分は変えられる

職場の人間関係が悪くなったとき、人は「どうしたら、みんなを変えることができるだろう」と考えます。しかし**過去と他人は変えられません。変えられるのは未来と自分だけ**です。

そこで自分自身の行動を変える**「24時間アクトカーム」**というテクニックを実践してみてください。アクトはふるまうとか演じる、カームは穏やかに、という意味です。つまり、「24時間、穏やかにふるまう」ということです。

周囲の反応が大きく変わることを実感

今から24時間、何が起こっても、どんな感情が生じても、徹底して穏やかにふるまいます。表情はにこやかに、話し方は柔和に、所作は丁寧に。口角を少し上げると、笑顔の表情を作ることができます。理不尽なことを言われても、語気を荒げてはいけません。

1日穏やかにふるまうことで、周囲の反応が変わることを実感できるはずです。これまで怒りの感情を周囲にまき散らしていた人ほど、自分が変われば他人もこれほど変わるのかと驚くでしょう。

このテクニックは、**あえてストレスの多い日に実践する**と、より効果を感じることができます。

人を変えようとがんばるより、自分を変える方が簡単で、手っ取り早いということがわかるでしょう。

アドバイス①

「1日怒らない日」を作ろう

24時間アクトカーム

「今日は1日怒らないぞ」と決めて、どんな感情が生じても、24時間穏やかに過ごす。表情や話し方、所作にも気をつける。ストレスが多い日に取り入れると効果的

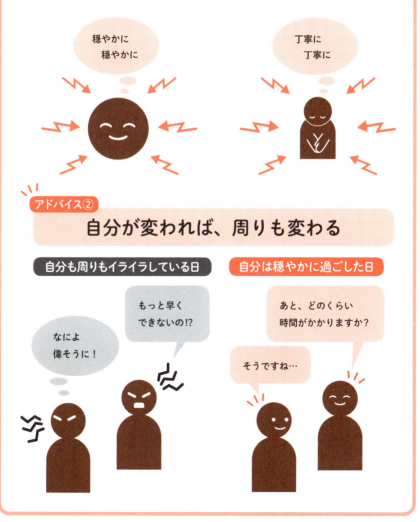

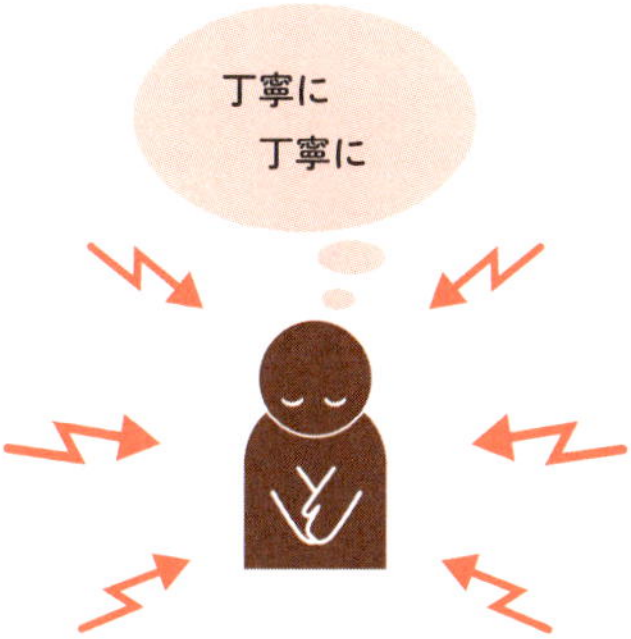

アドバイス②

自分が変われば、周りも変わる

自分も周りもイライラしている日

自分は穏やかに過ごした日

CASE 25

利用者に高圧的な態度をとる先輩にイライラ

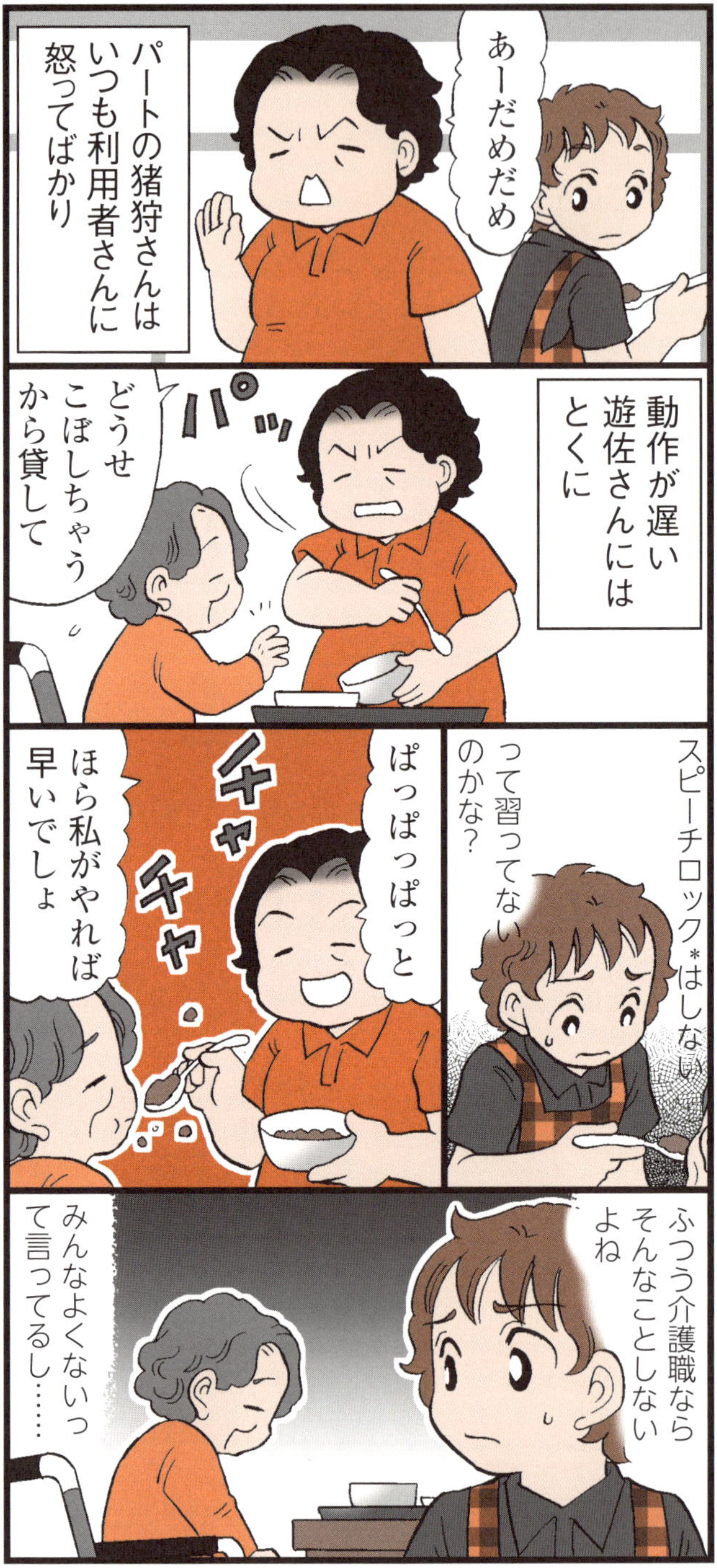

＊利用者の行動を抑制し、制限する職員の言葉かけのこと

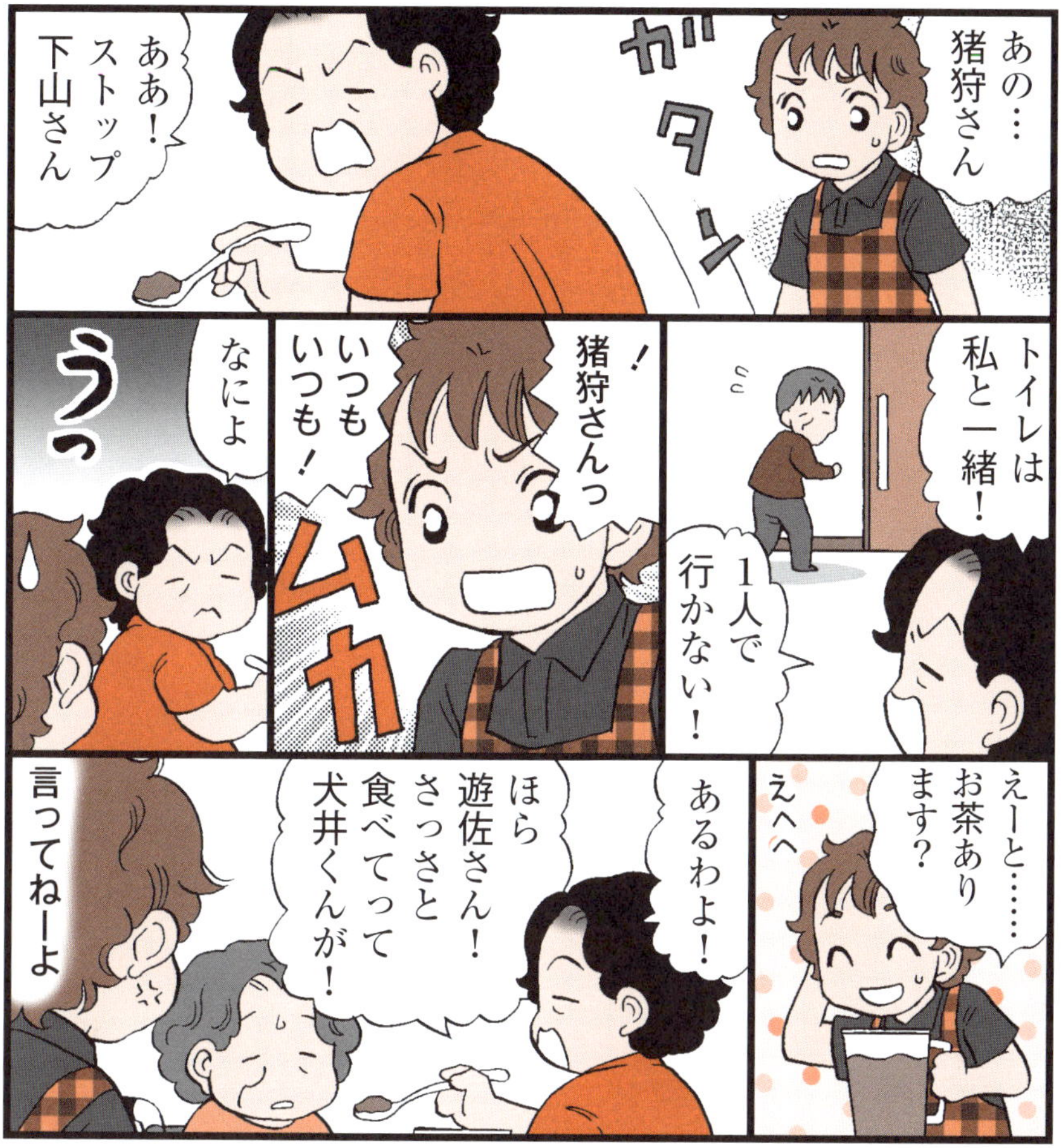

「ばかり」は、事実を曲げる「思い込み言葉」

私たちはふだんの会話の中で「思い込み言葉」を使っています。この事例でいうと、たとえば犬井さんの「利用者さんに怒ってばかり」というセリフの「ばかり」です。

果たして、猪狩さんは本当に四六時中、利用者に対して怒っているのでしょうか。犬井さんは、猪狩さんが利用者に対して複数回注意する場面を見たのは事実ですが、いつもそうしているとは限りません。

犬井さんは、自分が使った思い込み言葉によって、事実ではないことに怒っているかもしれません。

知識編

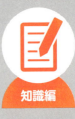

事実をゆがめて理解することが、ストレスを生む

思い込みに振り回されていないか

私たちは日々、頭の中で「思い込み」を「事実」と勘違いしたまま過ごしています。その結果、**「思い込み」に引きずられて他人を疑ったり、非難したり、自信を喪失したりして、よけいなストレスを抱え込むことになります。**

「思い込み」を「事実」と理解しているとき、私たちはよく「思い込み言葉」を使います。事例の「ばかり」のほか、「いつも」「ふつう」「みんな」といった、何かを言い換える言葉です。

ユニットリーダーのAさんが、新人のBさんに次のような言葉を言ったとします。

「あなたは**いつも**ナースコールに出るのが遅い」
「やる気がないんだって、**みんな**言っているわよ」

Aさんは、Bさんがナースコールに出るタイミングが遅れた場面を見ただけで、やる気がないと思い込んでしまいました。また、自分が感じていることは周りのみんなも同じように感じているはずだ、と思い込んでいます。職場の全員がBさんのことをやる気がないと言っているわけではありません。

このような思い込みに振り回されないためには、意識して「事実」と「思い込み」を切り分けることが必要になります。

「事実」だけを見ることができるようになれば、必要以上にイライラすることがなくなります。

思い込みによってよけいな怒りが生まれる

猪狩さんはいつも利用者に対して怒ってばかりいる。介護職の態度じゃない。イライラするなあ

事実

・スプーンを取り上げたり利用者に対して「トイレに1人で行かない！」と制止したりしている場面を見たことがある

思い込み

・猪狩さんはいつも利用者に対して怒ってばかりいる

「思い込み」に怒りを感じている

使ってはいけない「思い込み言葉」

具体的ではない、ざっくりとした言葉は、思い込みのもと

実践編

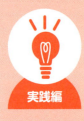

「事実」と「思い込み」を切り分けよう

新人介護職員の「思い込み」と「事実」

では実際に、「事実」と「思い込み」を切り分けるワークに取り組んでみましょう。まず次のような例題について考えてみます。

新人職員Dさんは「ユニットリーダーのCさんは、私のことばかり怒るし、今日はあいさつも無視されたし、私のことが嫌いなんだ」と感じています。この例題の「思い込み」と「事実」を切り分けてみましょう。

客観的な視点で見ると「思い込み」に気づく

事実は「ユニットリーダーに怒られた」こと、「今日、あいさつに返事がなかった」ことです。

思い込みは「私ばかり怒られている」こと、「嫌われている」ことです。

Dさんは業務に不慣れな新人なので、注意されたり叱られたりすることは多いかもしれませんが、**「私ばかり」**怒られているわけではないはずです。新人の指導はリーダーの仕事ですから、個人的な感情で叱っているわけではありません。

あいさつが返ってこなかったのも、たまたまその日は聞こえていなかっただけかもしれません。

思い込みに引きずられそうになったら、感情を爆発させる前に「事実」を確認していきましょう。**裁判官のように冷静に、客観的な視点で見る**と、「実は思い込み」という事柄に気づくことができます。

アドバイス

「事実」だけ見れば、よけいな怒りが消える

あなたが日常生活の中で不安に感じることや、腹の立つことについて例を参考に書き出してみましょう

例

ユニットリーダーのCさんは、私のことばかり怒る 今日はあいさつも無視されたし、私は嫌われている	
事実	・ユニットリーダーに怒られた ・今日、あいさつに返事がなかった
思い込み	・私ばかり怒られている ・私はCさんに嫌われている

事実	
思い込み	

CASE 26

パンツのパッドを外す利用者に対応しきれない

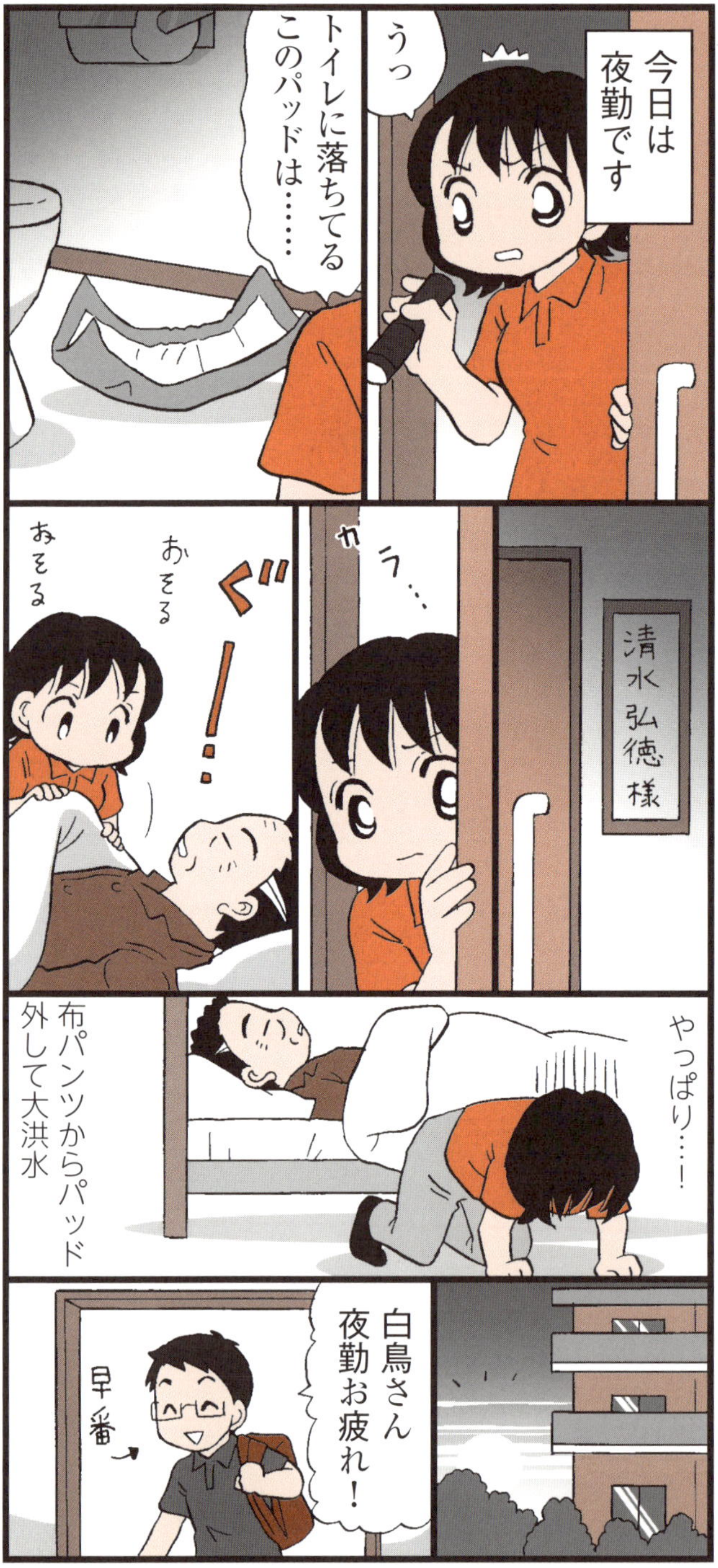

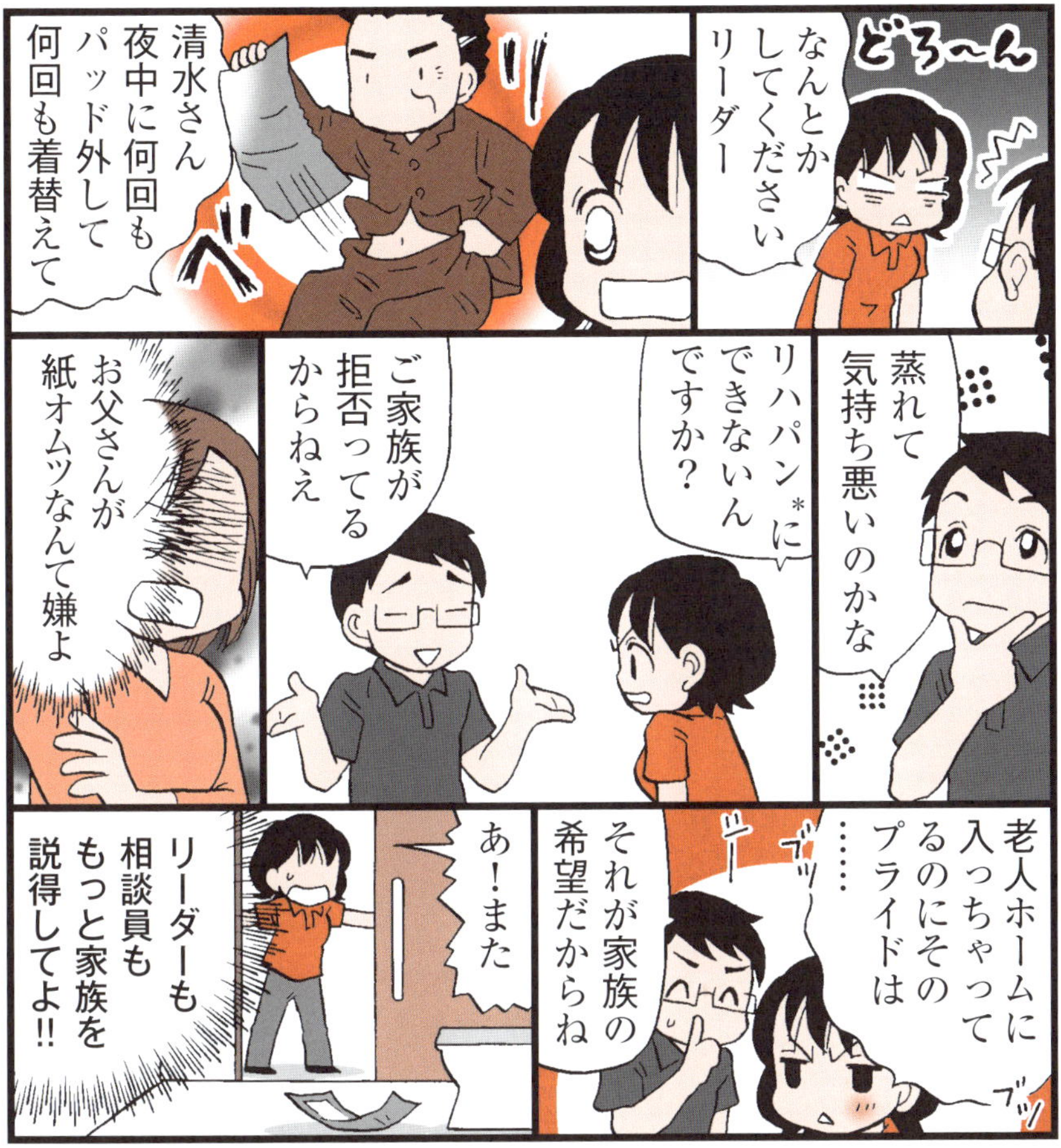

＊リハビリパンツの略。紙製で、布パンツにいたるまでのリハビリに使用する

過去に成功した日のパターンを探す

人手の足りない夜勤帯に、いつもベッド上で尿をもらしてしまう利用者。介護職はオムツを使いたいのですが、家族は拒否しています。

でもこの利用者、昼間は失敗することなく、きちんとトイレで排泄をしています。ということは夜勤帯もタイミングよくトイレ誘導することができれば、大洪水になることはないはずですよね。

排泄にはパターンがあります。失敗するパターンが続いていますが、過去には成功したパターンもあったのではないでしょうか? そんな日を見つけてみましょう。

知識編

ワンパターンを壊す ブレイクパターン

いつものパターンを意識的に壊すことを**「ブレイクパターン」**といいます。失敗が続いたり、悪循環にはまったりしたときに有効な方法です。

夜勤の事例もパターンを壊すことで解決します。排泄を失敗するパターンが続いていますが、失敗しなかった過去の日を再現すればよいのです。

うまくいった日を再現する

うまくいった日の記録を見て、水分補給の時間や量、トイレ誘導した回数などを調べます。CASE20（P150参照）でもやった、**「例外探し」**です。

「就寝前の水分補給で、いつもは本人の希望で冷たい水を飲んでいたけれど、その日は白湯を飲んでいた」「いつもは午前4時にトイレ誘導をしていたけれど、その日は午前3時だった」など失敗した日とは違う行動をしているはずです。その「例外」を再現することで、失敗しているパターンを壊しましょう。

人は無意識のうちにワンパターンにはまる

私たちの生活は無意識のうちにワンパターンにはまっています。たとえば朝起きてから職場に着くまで、毎日同じようなパターンで行動していませんか？　同じメニューの朝食を食べて同じ時刻に家を出て、同じ車両の電車に乗って、というように。**パターンに慣れすぎてしまうと心の柔軟性が失われ、ちょっとした環境の変化に弱くなり、ストレスを感じるようになります。**

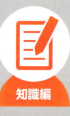

うまくいかない日を壊すブレイクパターン

「例外探し」（P150参照）をして、うまくいった日のパターンを見つけよう

清水さんの排泄が失敗した日の記録

17時	夕食。水分補給（冷たいお茶）
20時	トイレ誘導。パッドを当てる
22時	トイレ誘導。パッドを当てる 寝る前の水分補給（冷えた水）
2時	見回り。パッドを外している。着替え
4時	見回り。パッドを外している。着替え

清水さんの排泄がうまくいった日の記録

17時	夕食。水分補給（あたたかいお茶）
20時	トイレ誘導。パッドを当てる
22時	トイレ誘導。パッドを当てる 寝る前の水分補給（白湯）
2時	見回り。異常なし
3時	見回り。トイレ誘導

実践編

ブレイクパターンで変化に強くなろう

ワンパターンの生活が心の柔軟性を奪う

なぜワンパターンで行動するかといえば、効率的で楽だからです。毎朝違う路線を使って通勤しようとすると、列車の接続時間をいちいちチェックしなければならないし、混雑具合もわからないので、始業時間に間に合うかどうか心配です。その点、ワンパターンで動いていれば間違いや無駄もなく、安心です。

しかし、介護の仕事は利用者1人ひとりと向き合い、柔軟に対応する力が求められます。

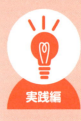

そこで、「ブレイクパターン」を日常生活に取り入れてみましょう。**自分がはまっているパターンを自分で壊すトレーニング**です。「今日から毎日、何かいつもと違うことをひとつ、「やってみる」ということに取り組みます。とはいっても、いきなり英会話教室に通うといった大きな変化ではなく、小さなことを変えてみるのです。

たとえば朝食の目玉焼きを卵焼きに変えたり、帰りに立ち寄る店を変えたりというささいなことで結構です。それだけのことでも、卵を焦がしてしまったり、買いたい品物がどこの棚にあるかわからなくて探しまわったりという、ちょっとしたアクシデントに見舞われます。

このトレーニングの目的は、**変化に対する柔軟な対応力を養うこと**です。変化を楽しめるようになると、ストレスに対する耐性も高まります。ぜひ取り組んで柔軟な対応力を養ってみてください。

アドバイス

ブレイクパターンで対応力を養おう

生活パターンが決まっているAさん

- 毎朝、決まった時間、車両の電車に乗る
- 昼休みは毎日同じ定食屋に行く
- 曜日ごとに見るテレビ番組が決まっている

生活パターンが決まっていないBさん

- 電車通勤だが、たまに自転車通勤
- 昼休みに入る店はその日の気分で決める
- 退勤後はたまに映画に行く

↓

出来事

2人体制の夜勤なのに、同僚のCさんが子どもの急な発熱で欠勤になってしまった

↓

どうして熱なんか出すの!?
1人で夜勤なんて無理だよ

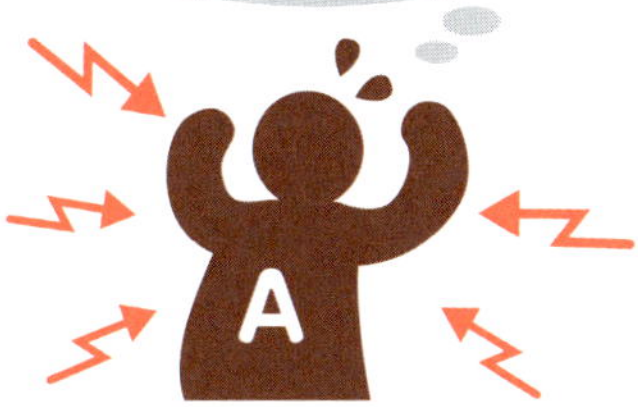

変化が起きることにストレスを感じる

しょうがないな
リーダーに連絡して
応援を頼もう

変化が起きても問題なく受け入れられる

CASE 27

いつも怒って出ていく利用者にイライラ

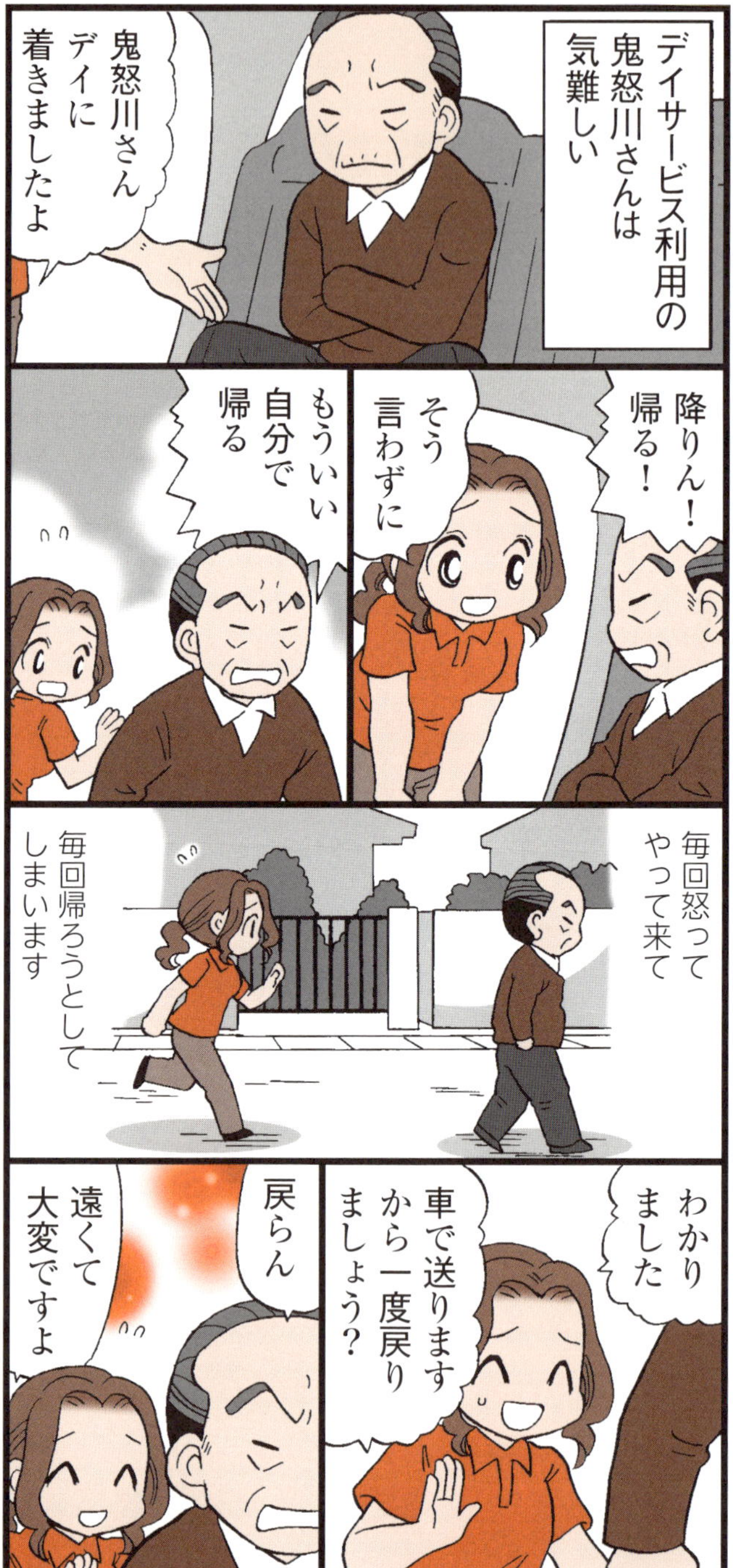

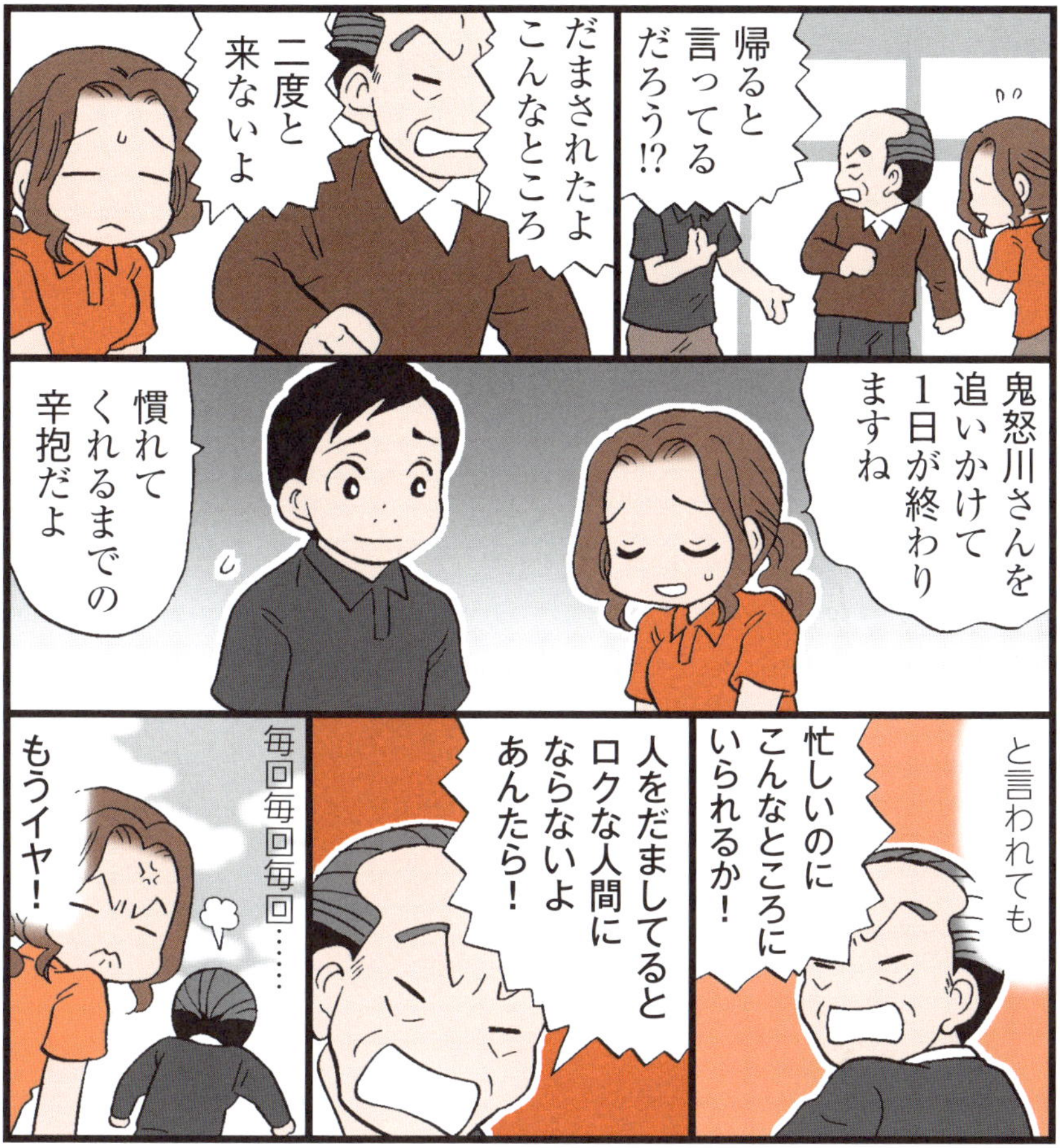
帰ると言ってるだろう!?
だまされたよ こんなところ
二度と来ないよ
鬼怒川さんを追いかけて1日が終わりますね
慣れてくれるまでの辛抱だよ
と言われても
忙しいのにこんなところにいられるか!
人をだましてるとロクな人間にならないよあんたら!
毎回毎回毎回……
もうイヤ!

一度も成功していないときはどう変えていく?

新規のデイサービスの利用者の中には、なかなか環境になじむことができない人がいます。認知症の人の中には強い拒否反応を起こす人も珍しくありません。

鬼怒川さんは利用開始から、帰宅したがるパターンがずっと続いています。対応する介護職のストレスも高まっています。

すんなりとデイの環境に溶け込んで、プログラムに取り組むことができた日が1日もないので、参考にできるパターンがありません。

こんな場合はどう対処したらいいでしょうか?

知識編

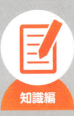

意図的な例外を作る

これまでのパターンと異なる方法を試みる

夜間、排泄を失敗するパターンが続く利用者の事例には、うまくいった日のパターンを再現するという解決策を当てはめることができました。

今回のデイサービスの事例はうまくいった日が一度もないので、この解決策は使えません。

このような場合には**これまでのパターンとは異なる方法**を試みるのがよいでしょう。

たとえば、送迎担当の職員を若い女性から男性職員に交代する、声かけの仕方を工夫する、利用者の得意なことをプログラムに取り入れるなど、**意図的な例外**を作るのです。これもブレイクパターンの一種です。CASE26でやったように、小さなことから変えていきましょう。

いきなり成功することはないかもしれませんが、小さな変化を続けるうちに、鬼怒川さんが怒って帰らないパターンが見つかるはずです。

問題解決に時間がかかる場合

鬼怒川さんがデイサービスに溶け込めるパターンを見つけたとき、牛若さんは毎回のストレスから解放され、仕事に対するモチベーションも高まるでしょう。

しかし、問題が解決するまで牛若さんのストレスは溜まりっぱなしです。

次は、なかなか問題解決にいたらない場合、どのように考えたらよいのかを見ていきましょう。

成功例がないときは「意図的例外」

成功例がない場合は、P188のように、意識的にいつもと違うパターンを試してみよう

デイサービスから帰ってしまう鬼怒川さんの例

× 失敗したパターン

・送迎担当の職員を女性職員から男性職員に交代

・送迎車から降りるとき「温泉に着きましたよ」と声かけしてみる

↓

家族に鬼怒川さんが好きなものを聞いてみると、「将棋が好きで、地域のサークルに参加していた」という情報を得た

↓

○ 成功

・「将棋の好きな方の相手をしてもらえませんか」と言ってみる

実践編

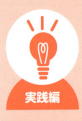

「最高の状態」「最悪の状態」を考える

「最高の状態」と「最悪の状態」は起こらない

もしも、なかなか問題解決にいたらず、ストレスが爆発寸前になったときは、「最高の状態」と「最悪の状態」を考えてみてください。

私たちは普段何気なく「最悪だよ」という言い方をしますが、**実は本当の「最悪の状態」は、現実には起こりません**。

今回の事例で考えると、最悪の状態は「利用者が自宅に帰る途中、行方不明になり、職員が探したが見つからず、翌日凍死している姿を発見した」ということでしょうか。

「利用者がどのプログラムにも喜んで参加してくれるようになり、身体機能が改善し、認知症が治る」ということが最高の状態です。

どちらも現実に起こるとは考えられないですね。

「悲観しなくていい」と思えるようになる

このように考えると、私たちはけっして「最悪の状態に陥っている」わけではありません。また、「最高の状態にある」わけでもありません。最高の状態になるのが理想ですが、現実的にそれは難しいと言えます。

最高の状態と最悪の状態の間にいるだけなのだと捉えることができれば「それほど悲観することではない」と気持ちが楽になり、前向きに考えられるのではないでしょうか。

アドバイス

「最高」「最悪」を考えよう

「最高の状態」「最悪の状態」は5W1Hで考えよう

最高の状態

WHO（誰が）	鬼怒川さんが
WHEN（いつ）	明日
WHERE（どこで）	デイサービスで
WHAT（なにを）	どのプログラムにも参加する
HOW（どのように）	自ら喜んで
WHY（なぜ）	認知症が治り、帰宅願望がなくなったから

最悪の状態

WHO（誰が）	鬼怒川さんが
WHEN（いつ）	自宅に帰る途中
WHERE（どこで）	隣町で
WHAT（なにを）	行方不明になり
HOW（どのように）	凍死した
WHY（なぜ）	帰り道がわからなくなったから

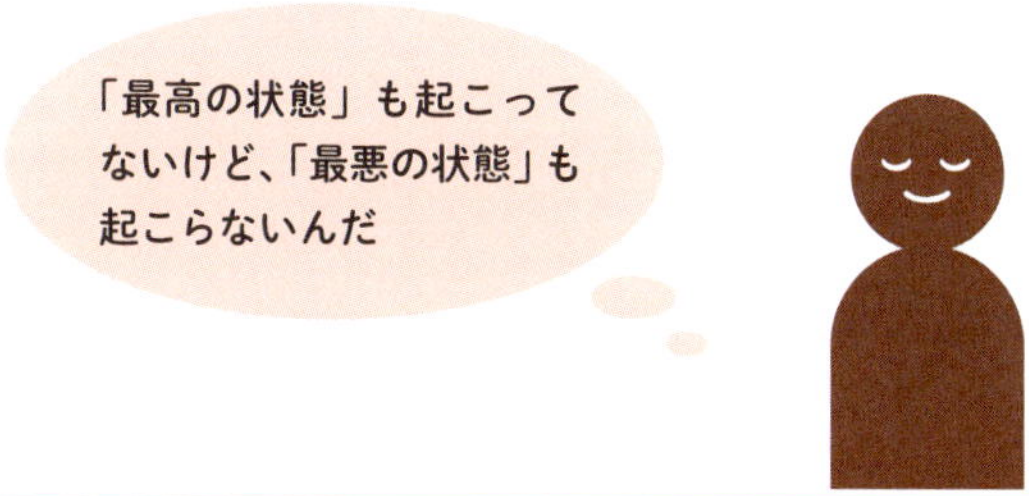
「最高の状態」も起こってないけど、「最悪の状態」も起こらないんだ

「現状を悲観しなくていい」と思える

怒りの雑学⑥

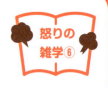

考え方のクセ「自動思考」

「自動思考」がストレスを生む？

ストレスを溜めてしまいがちな人は、ストレスにつながる自分の思考パターンを知っておくと役に立ちます。

たとえばメールを送った友人から１日たっても返信がない場合、あなたは「嫌われたのではないだろうか」と思いますか？　それとも「仕事が忙しいのだろう」と思いますか？　無意識に前者のような考え方をする人は、必要以上に落ち込んだり不安になったりします。

このような無意識に浮かぶ考え方のクセを「自動思考」といいます。

▶ 自動思考の例

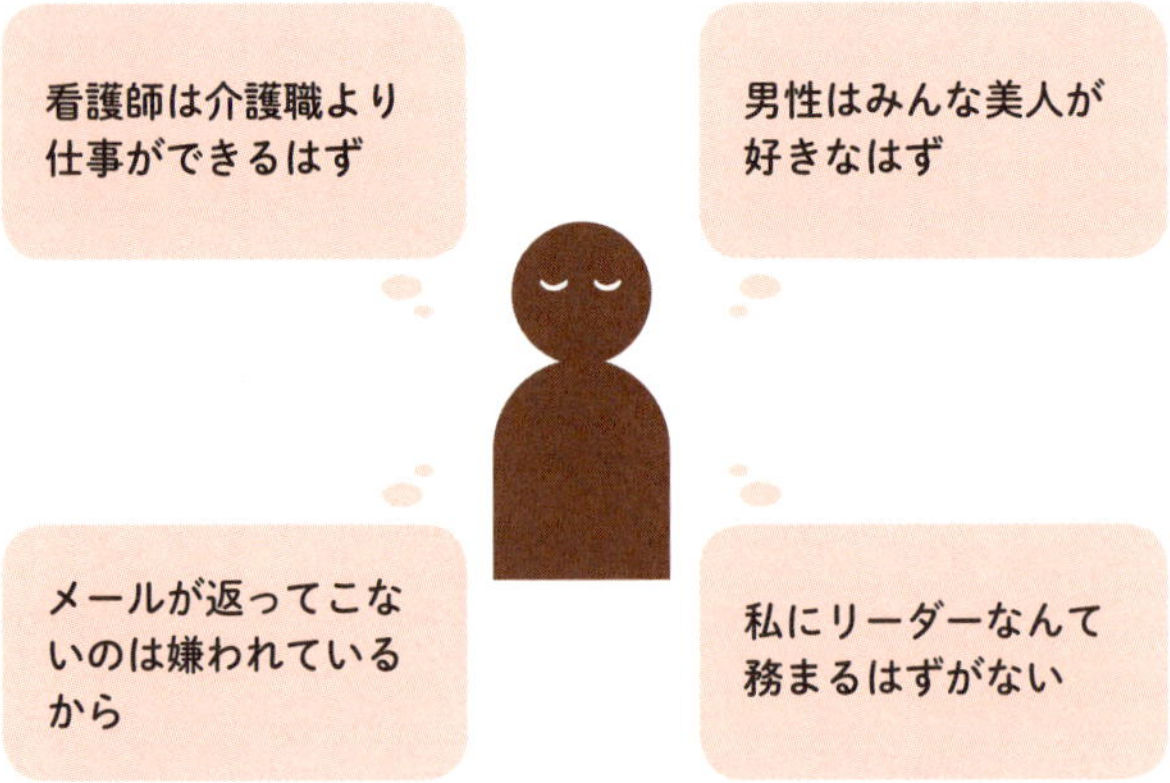
看護師は介護職より仕事ができるはず
男性はみんな美人が好きなはず
メールが返ってこないのは嫌われているから
私にリーダーなんて務まるはずがない

自動思考は事実とは限らない

自分の自動思考が不安やストレスを生み出していると気がついたら、自動思考を論破する練習を行ってみるとよいでしょう。自動思考の根拠を挙げ、それを自ら論破してみるのです。

「メールの返信がこないのは嫌われたから」という自動思考の場合、「今までは、その日のうちに返信してくれていた」「私なら友人のメールにすぐ返さないなんてありえない」といったことが根拠として挙げられます。

次にこれらの根拠を論破してみましょう。「今まではすぐメールを返せても、その日はたまたま忙しかったのかもしれない」「メールを返信する速度の基準は人によって違う」などです。

このように考えると、自動思考は必ずしも事実ではないことが明らかになり、気持ちが楽になります。

自動思考を論破する練習

自動思考
「私にユニットリーダーなんて務まるはずがない」

自動思考の根拠

- 自分は内気な性格だからリーダーに向かない
- 人に指示できるほど業務が完璧ではない

← 論破

- 内向的な性格でもリーダーを務めている人はたくさんいる
- 完璧に業務がこなせる必要はない。周りの人の力を借りて、意見に耳を傾けながら仕事をすればいい

CASE 28

遅刻が多い後輩 叱らない上司

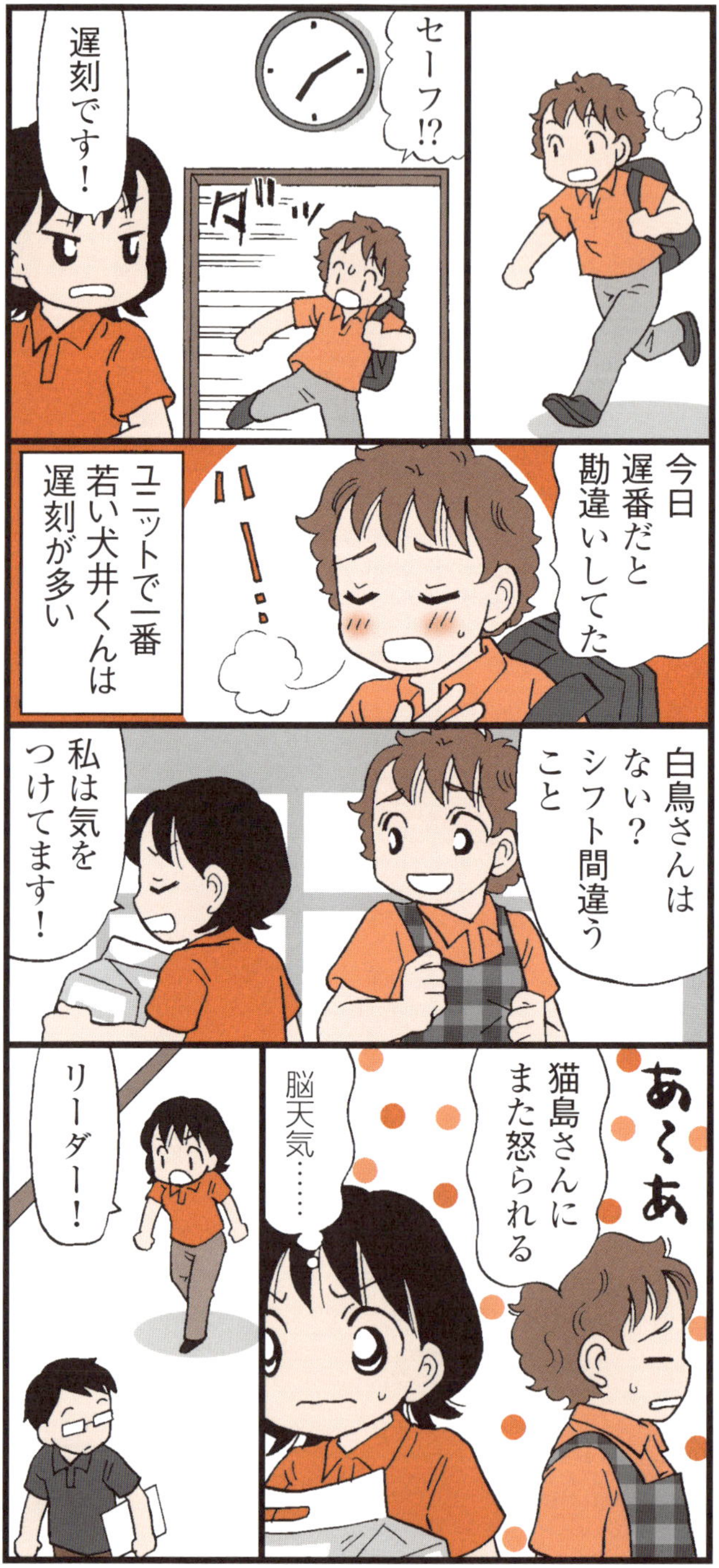

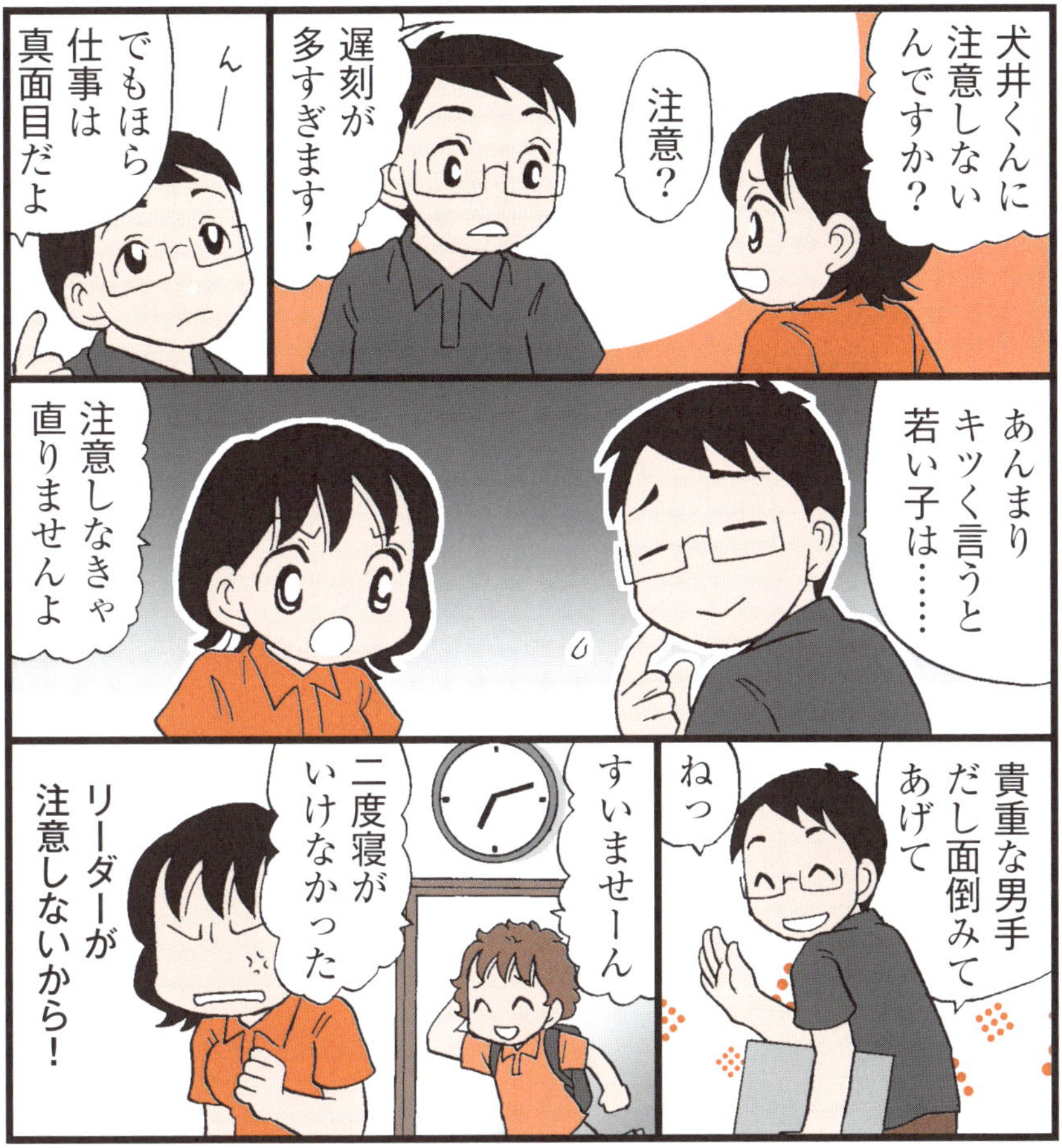

上手に叱られた経験がないと叱ることが苦手になる

上司からきつい言葉で叱られて傷ついたり、理不尽な理由で叱られて上司を憎んだりした経験はありませんか？　上手に叱られた経験がないと、自分が上司の立場になってもうまく叱ることができません。狸原《たぬきはら》さんもそうなのではないでしょうか。

そもそも叱るとは何でしょうか。次からどうしてほしいか、自分のリクエストを相手に伝えることです。けっして相手を攻撃してつらい思いをさせることではありません。

ですから必要があるときは、叱りましょう。そのためには上手な叱り方を知っておく必要があります。

知識編

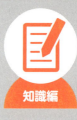

上手に叱るにはリクエストを明確に伝えること

叱る前に、第一次感情に目を向けよう

叱ることとは、相手に怒りの感情をぶつけることでも責めることでもありません。**自分のリクエストを伝えること**です。そして相手が「なるほど。次からそうすればいいんだ」と納得することです。

まず、何をしてほしいのかをはっきりさせ、そのリクエストをシンプルに、明確に伝えましょう。そうすればお互い、嫌な気持ちになることはありません。それが上手な叱り方です。

いつも相手に感情をぶつけてしまう人は、怒りの裏側に隠されている第一次感情（P42参照）に目を向けてください。**相手に理解してもらいたいのは、この第一次感情**だからです。

怒りの感情をぶつけても何も伝わらない

次のようなケースを考えてみましょう。

ユニットリーダーに黙って部下が利用者を連れて散歩に出かけたため、「利用者さんがいなくなった」と大騒ぎになりました。館内を探し回っているうちに事実が判明し、リーダーは怒り心頭に発しています。

しかし「何やってんだ！ 勝手なことをするな！」と怒りの感情をぶつけても、部下を萎縮させるだけでリーダーのリクエストは何も伝わりません。

「とても心配したので、次からは報告・連絡・相談を忘れないようにしてください」と伝えれば、部下は納得するはずです。

怒りを上手に伝えるステップ

出来事

ユニットリーダーに黙って、職員が利用者を連れて散歩に出かけた。
「利用者さんがいなくなった」と大騒ぎになった

①怒りの奥にある第一次感情を特定する

「利用者さんがいなくなったのかと思い、とても心配した」

↓

②自分のリクエストを明確にする

「利用者さんを外に連れ出すときは、自分に連絡がほしい」

↙　↘

③リクエストを提示する

「次からは連絡を忘れないようにしてください」

③改善策を考えさせる

「今後こういうことが起こらないように、どうすればいいと思う？」

↓

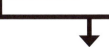

④改善策を実行することを約束させる

実践編

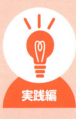

リクエストを上手に伝えるための3つのポイント

リクエストが伝わりやすいポイント

部下を叱るときは、次の3つのポイントを意識してください。リクエストが伝わりやすくなります。

①リクエストが具体的、明確である

何度も同じことに対して叱っているのに、一向に改善されないときは、**あなたのリクエストが具体的、明確でないため、相手に伝わっていない**ことが考えられます。

その場合は叱った後で「どのように受け取りましたか？　次から、どうすればいいと思っていますか？」と確認してみましょう。

②叱る基準をぶれさせない

私たちは、怒りの境界線の「許せないゾーン」（P80参照）に入ったときに怒りを感じます。この怒りの境界線がぶれないことが大切です。たとえば「始業5分前にはユニットに入る」と決めたら、どんなときも、誰に対してもこの基準で叱るようにしてください。

叱る基準が明確だと、部下も納得してくれますが、あるときは始業時刻ぎりぎりでも叱らない、あるときは10分前でも叱る、と態度がぶれてしまうと部下は不信感を抱きます。

③穏やかな表現を使う

怒るときの目的がリクエストを通すことだという自覚があれば、大声を出したり、圧倒するような態度で責めたりすることはしないはずです。**穏やかな態度、言葉**で上手に叱りましょう。

アドバイス

リクエストを上手に伝えよう

狸原さんは犬井くんにどう怒ればよかったのか、
見てみましょう

×　伝わらない叱り方

もっと早く
来なさい！
この間は怒らなかったのに……
機嫌が悪いのかな？

・リクエストが具体的、明確でない
・叱る基準がぶれている
・威圧的な態度である

○　上手な叱り方

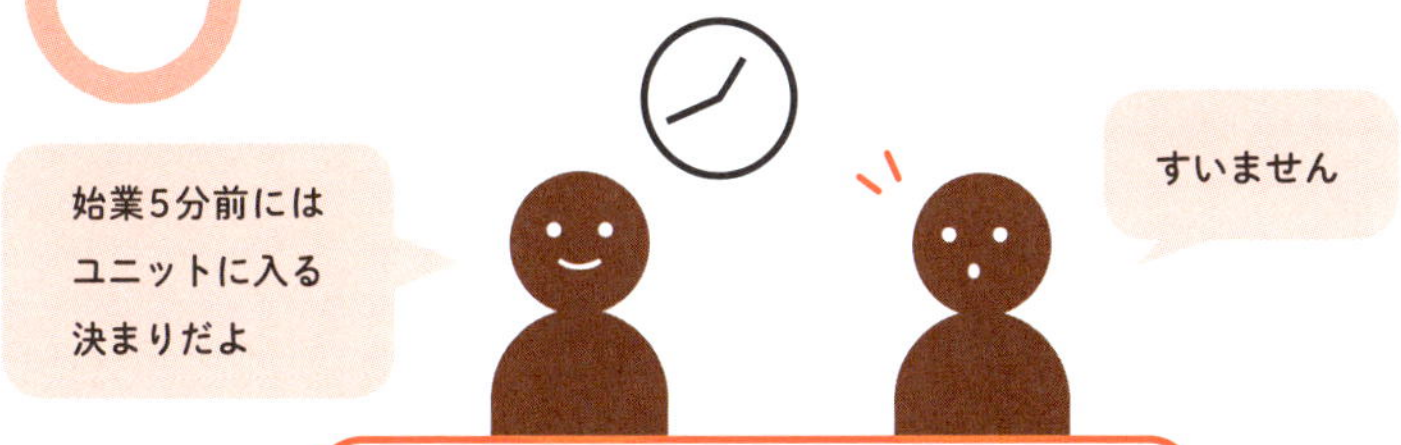
始業5分前には
ユニットに入る
決まりだよ
すいません

・リクエストが具体的、明確である
・叱る基準が明確である
・穏やかな態度、言葉である

ポイントを押さえれば、リクエストが伝わる

CASE 29

年上の部下 もう少してきぱきできないの？

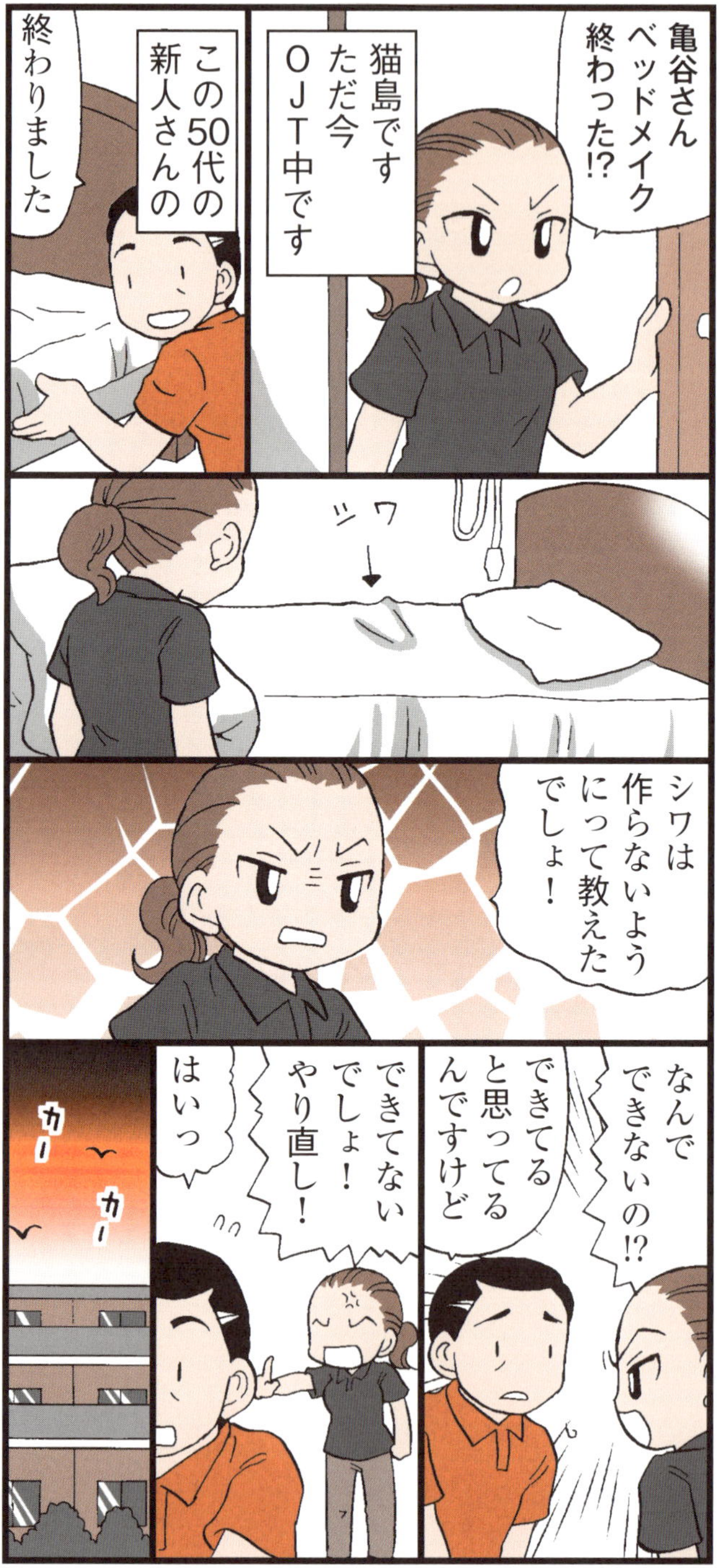

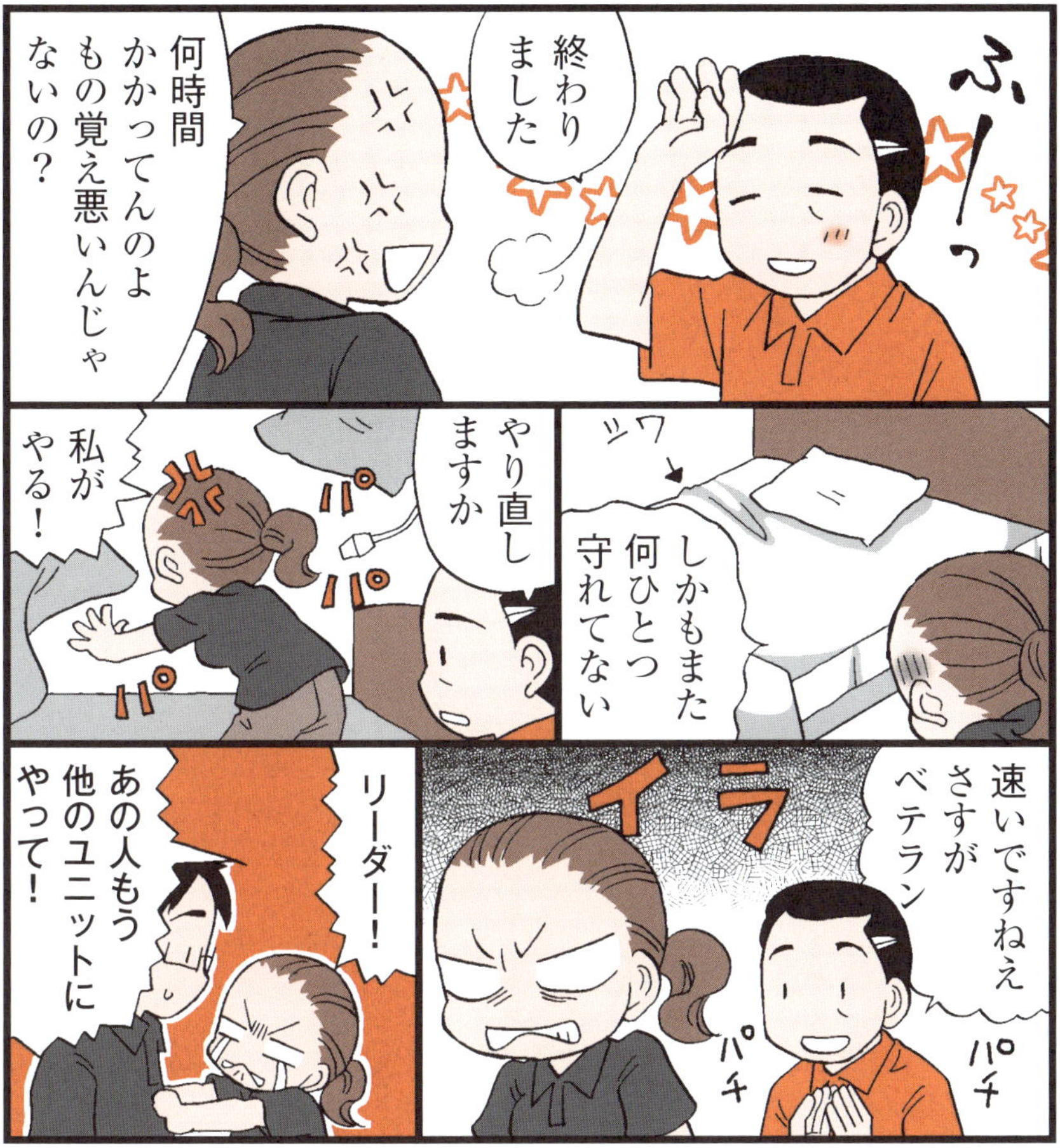

上手に叱るためには使ってはいけない言葉がある

人を上手に叱って、自分が伝えたいことを相手に受け止めてもらうことは難しいことです。

やってはいけない叱り方や、使ってはいけない言葉を使うと、相手に反感を持たれたり、恨まれたりしてしまいます。もちろんあなたのリクエストは伝わりません。

部下を指導する立場の人は、上手に叱るためのノウハウを身につけましょう。

亀谷さんを指導中の猫島さんも、叱るときのNGワードを使ってしまっています。どの言葉だかわかりますか？

知識編

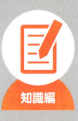

やってはいけない4つの叱り方

こんな叱り方では伝わらない

職場でついやってしまう4つの叱り方があります。こんな叱り方では相手を不快にさせるだけで何も伝わりません。

①感情的に叱る

お店の店員に「どうしてくれるんだ！」と感情をぶつけている人を見かけることがあります。怒りの感情を優先させてしまうとリクエストが見えなくなるので、一度踏みとどまって「自分は何に対して怒っているのか」「相手に何をしてほしいのか」を考えるようにしましょう。

②性格、能力、人格を叱る

私たちが叱ってよいのは事実、行動、結果です。叱ってはいけないのは性格、能力、人格など、本人が変えたくても変えられない部分です。こうした部分を持ち出して責めれば、相手は耳をふさいでしまい、リクエストを聞いてもらえません。

③人前で叱る

多くの人は叱られることを恥だと感じます。人前で叱られると屈辱を受けたと感じ、叱った人に反感を抱きます。当然、リクエストを聞こうという気持ちにはなれません。叱るときは1対1の場を設けてください。

④不機嫌だから叱る

「この人は今、機嫌が悪いから私を叱っている」と相手に思われた瞬間、正当な理由であってもリクエストが伝わらなくなります。

やってはいけない叱り方

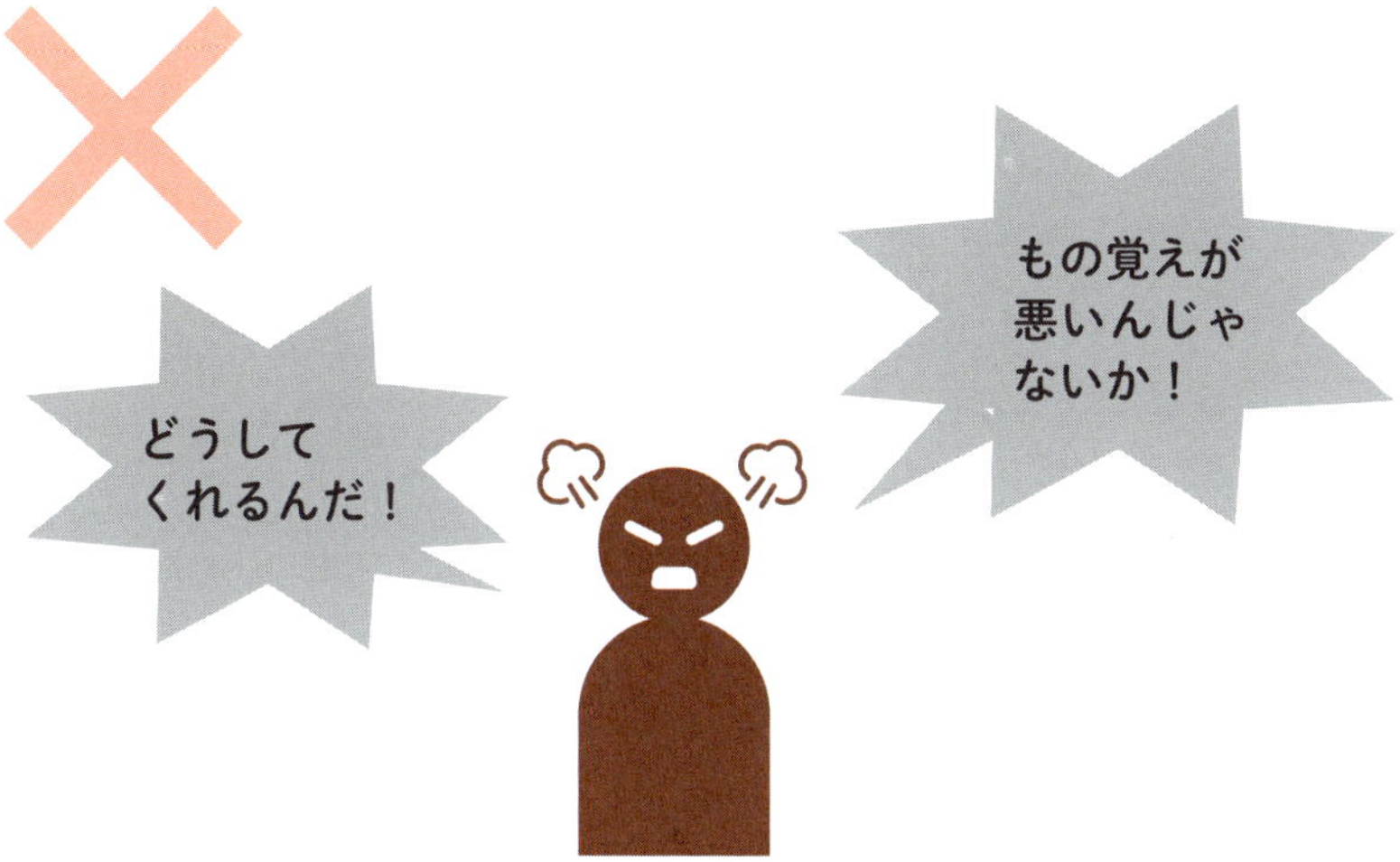
どうして
くれるんだ！
もの覚えが
悪いんじゃ
ないか！

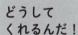

①感情的に叱る

「どうしてくれるんだ！」「いい加減にして！」「何度言ったらわかるの！」など、怒りの感情を優先させた叱り方

②性格、能力、人格を叱る

「だらしがないから遅刻をするんだ！」「もの覚えが悪すぎる！」などの性格、能力、人格を否定する叱り方

③人前で叱る

利用者が見ている前で叱る、会議中に叱るなど、1対1ではない場で叱る

④不機嫌な叱り方

不機嫌そうな態度や、その日の気分で叱ったり叱らなかったりする一貫性のない態度

実践編

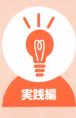

叱るときに 使ってはいけない4種類の言葉

NGワードを使うと人間関係も悪化

先に紹介したのは、やってはいけない4つの叱り方でした。ここでは、叱るときに使ってはいけない4つの言葉を紹介しましょう。

①過去を持ち出す言葉

「前から言っているけど」「何度も言ってるけど」など、相手に前から同じことを繰り返し言っていることを示す言葉です。

叱る側は目の前の出来事と過去の出来事がつながっていますが、相手は「なんで今さら」と反感を持ちます。

②相手を責める言葉

「なぜできない?」といった理由を問いただす言葉には、相手を責めるニュアンスがあります。過去のできなかった理由より、どうすればできるかという未来のことについて問いましょう。

③強い言葉

「いつも」「絶対」「必ず」といった、100%を表す言葉です。怒りを強調したいときに「いつも失敗するよね」といった使い方をしますが、相手は「いつもじゃないのに……」と不満を持ちます。強い言葉は不正確な表現になりがちです。

④程度言葉

「ちゃんと」「きちんと」「しっかり」といった言葉は、表現する幅が広すぎるので、すれ違いが起こります。「きちんとしてよ」と言っても、相手は「きちんとしてるよ」と怒り出します。

アドバイス

叱るときに不正確な表現は使わない

後輩を叱るときのNG例		改善例
①過去を持ち出す言葉 「前から言ってるけど」 「何度も言ってるけど」	→	今の出来事だけに焦点を当てる 「現状は、100点満点中50点なんだけど」
②相手を責める言葉 「なんでできないの?」	→	「どうしたら次からできるか一緒に考えよう」
③強い言葉 「いつも仕事が遅すぎる」	→	あらかじめ「他の業務もあるので、○時までに終わらせて」と伝える
④程度言葉 「ひどいな　もうそろそろしっかりやってよ」	→	「シーツはシワがないようにして」「フットセンサーはつけておいて」など具体的に指示する

CASE 30 やたらと口出ししてくる先輩にムカッ

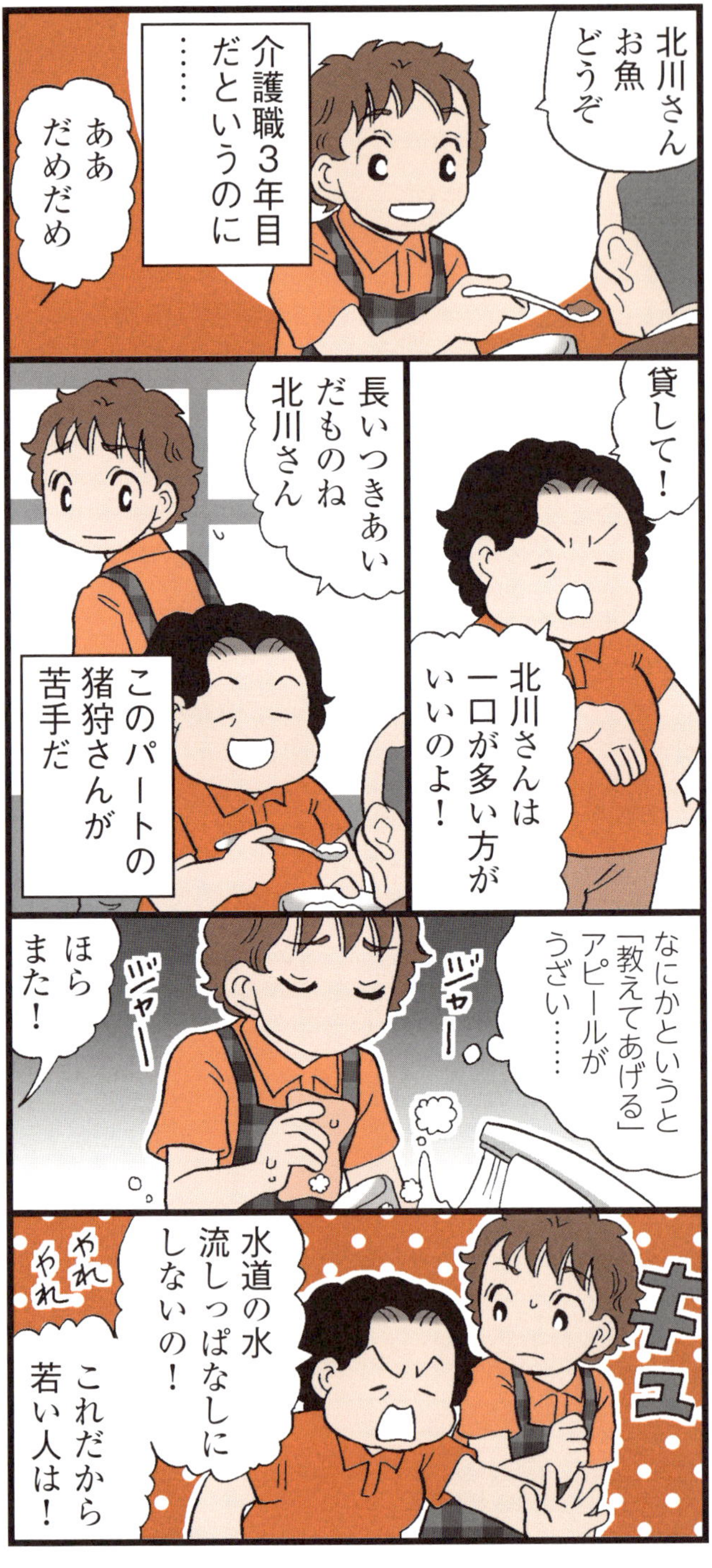

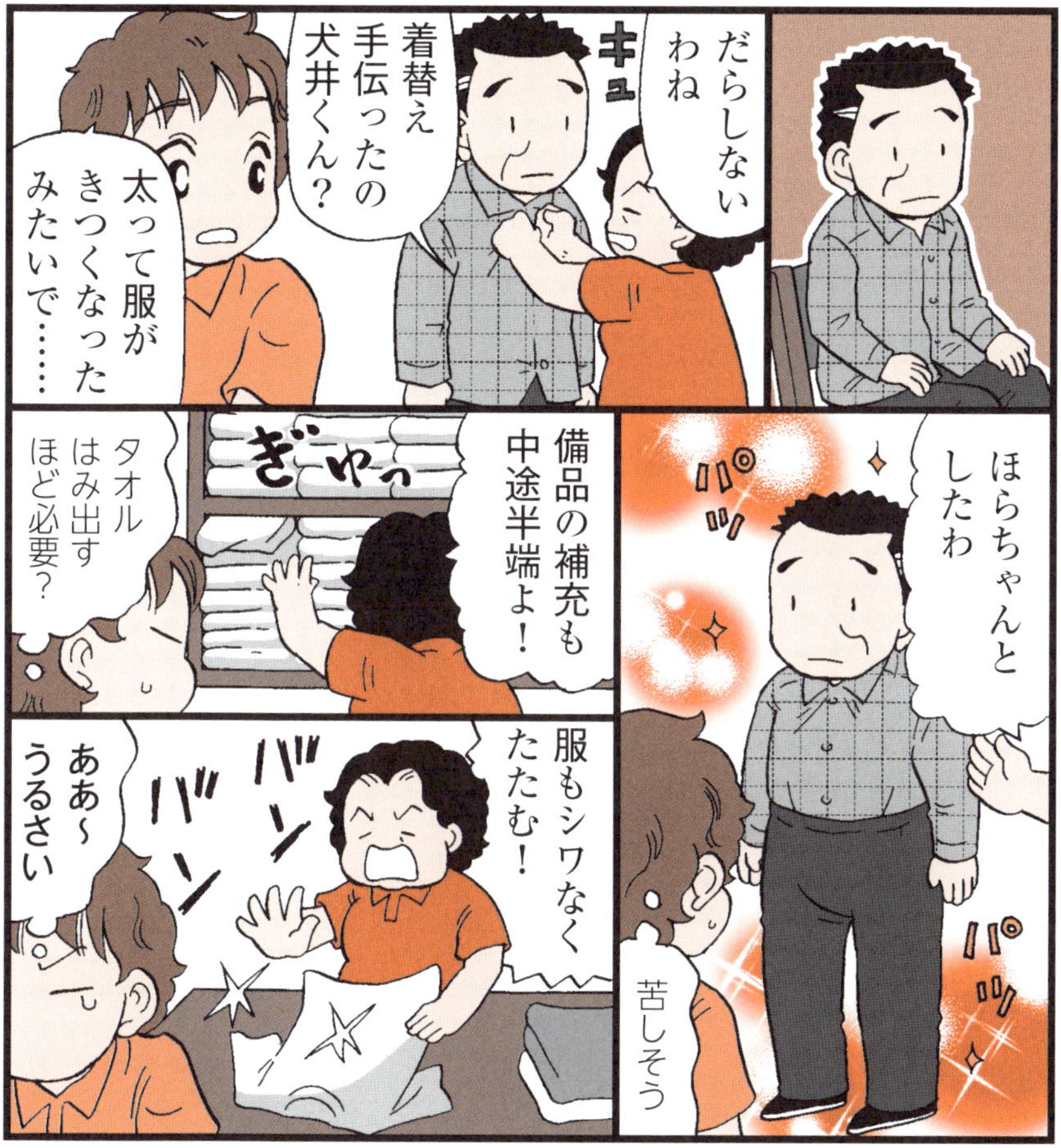

相手を責めることなく自分の怒りを伝えるには？

犬井さんとは母親ほど年齢が離れている猪狩さんのおせっかいが止まりません。「これだから若い人は！」と言われれば誰だって「うざい」と感じてしまいます。

しかし、まずは猪狩さんのおせっかいを善意として、ポジティブに捉えてみましょう。きっと悪気があってやっていることではなく、よかれと思ってのことなのでしょう。

そのうえで「迷惑しているのでやめてほしい」という自分のリクエストを伝えます。ポイントは猪狩さんを責めないことですが、どのように伝えたらいいでしょうか？

知識編

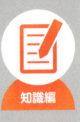

会話の主語を「私」に変えよう

上手に怒りを伝えるための「I《アイ》メッセージ」

上手に怒りを伝えるために、有効だとされているコミュニケーション方法があります。自分と相手の両方を尊重しながら、具体的なリクエストを伝える**アサーティブ・コミュニケーション**です。

アサーティブ・コミュニケーションを実践するための代表的なテクニックが「I《アイ》メッセージ」です。

相手を主語にすると、責める表現になる

「I《アイ》メッセージ」とは**「I《アイ》＝私」を主語にして相手に伝えるテクニック**です。実は**「YOU＝あなた」を主語にしてメッセージを伝えると、相手を責める表現になることが多い**のです。

Aさんが、Bさんに次のように言われたとします。

「Aさんが洗濯物の片づけを手伝ってくれないから、オムツ交換が終わらなくて夜勤の人の仕事が増えるの」

Aさんは、夜勤の人に負担がかかっているのは自分のせいだと責められているように感じます。

この例文の主語を「私」に変えてみましょう。

「私はオムツ交換を終わらせたいので、洗濯物の片づけを手伝ってほしい」

相手を責めるニュアンスがぐっと減りました。主語を変える、というささいなことで、これだけ伝わり方が変わってくるのです。

リクエストを伝えるのに役立つ「I《アイ》メッセージ」

犬井さんは猪狩さんにどのように怒りを伝えればよいのか、見てみましょう

×「YOU（＝あなた）」が主語

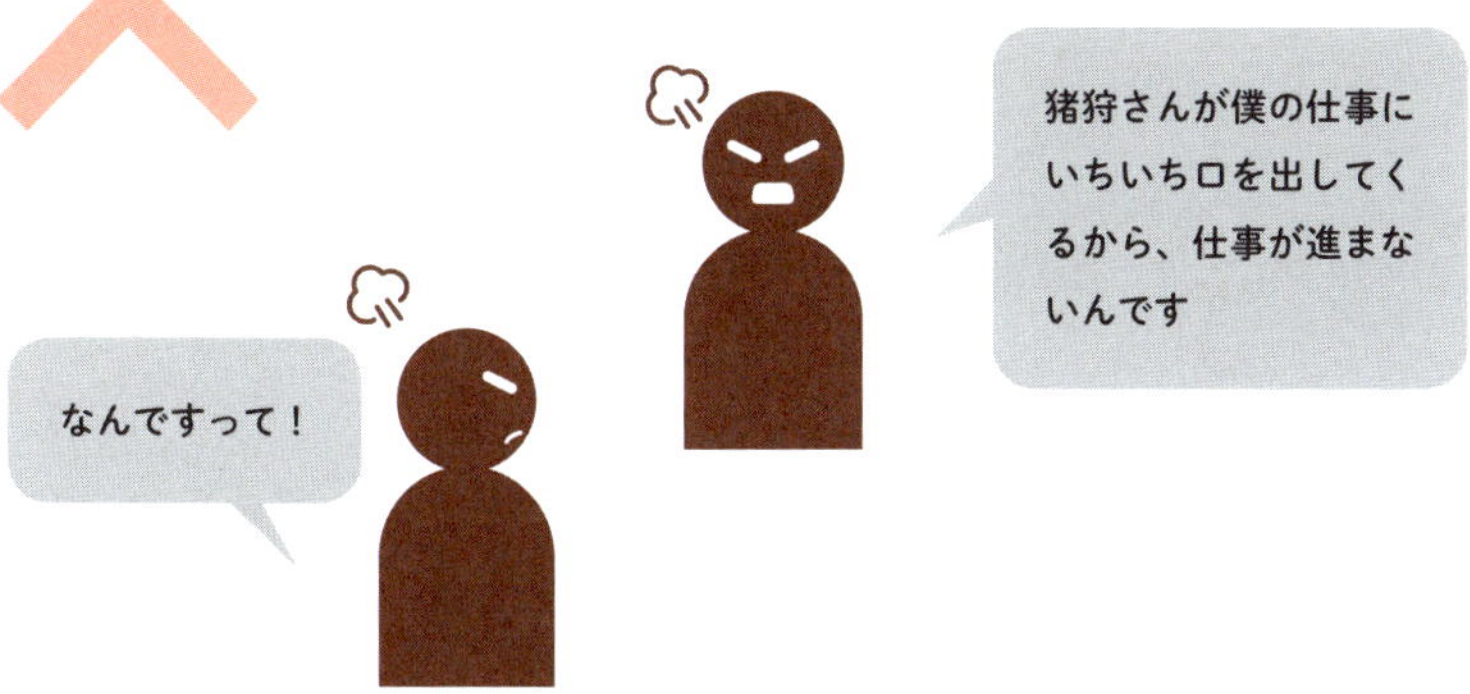
猪狩さんが僕の仕事にいちいち口を出してくるから、仕事が進まないんです
なんですって！

相手は「責められている」と感じる

○「I（＝私）」が主語

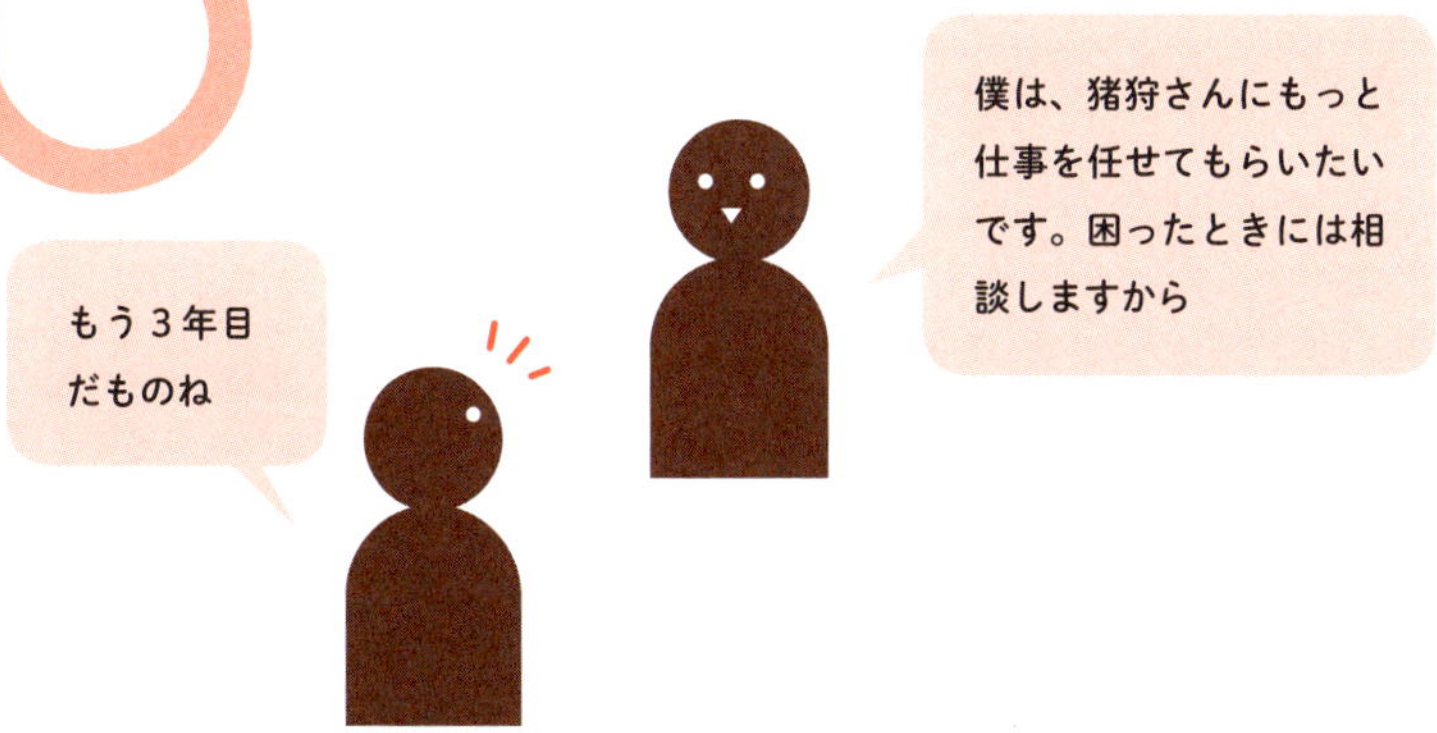
僕は、猪狩さんにもっと仕事を任せてもらいたいです。困ったときには相談しますから
もう３年目だものね

リクエストを受け止めやすい

実践編

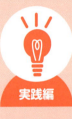

口調は穏やかに ボディランゲージは堂々と

低い声でゆっくり話すと説得力が生まれる

怒りを上手に伝えるためには、その内容や言葉の選び方だけでなく、どのような話し方をするかが大切なポイントになります。

感情が高ぶって興奮すると、声のトーンが高くなったり、早口になったりします。このような話し方をするとリクエストが伝わりづらいだけでなく、あなたのイライラが相手に伝わってしまい、話を聞こうという相手の気持ちがそがれます。

話をするときは冷静さを失わないようにしましょう。**声のトーンを抑えて低い声で、ゆっくりと**話してください。一方的に話さず、相手があいづちを打てるように、「間」をおきます。このように話すと堂々して見え、説得力が生まれます。

相手を迎え入れるボディランゲージを

ボディランゲージにも配慮しましょう。怒りを感じると、眉間にしわが寄って険しい表情になりますが、にこやかな表情で話します。

腕組みをしたり、相手に対して斜めに構えたりすることは拒否や敵意の現れです。

相手にまっすぐ向き合い、視線をそらさずに相手の目を見るようにしましょう。

犬井さんが猪狩さんに怒りを伝えるときも、穏やかな口調や堂々としたボディランゲージを心がけると、お互いが気持ちよく、話を進められるでしょう。

アドバイス①

穏やかな口調で伝えよう

①ゆっくり話す

早口になるとイライラが相手に伝わってしまう

②低い声で

心を落ち着けて、低いトーンを心がける

③言葉癖をなくす

「えっと」などの言葉癖は、冗長な話し方になる

④「間」をおく

相手があいづちを打てる間を作る

アドバイス②

堂々としたボディランゲージで伝えよう

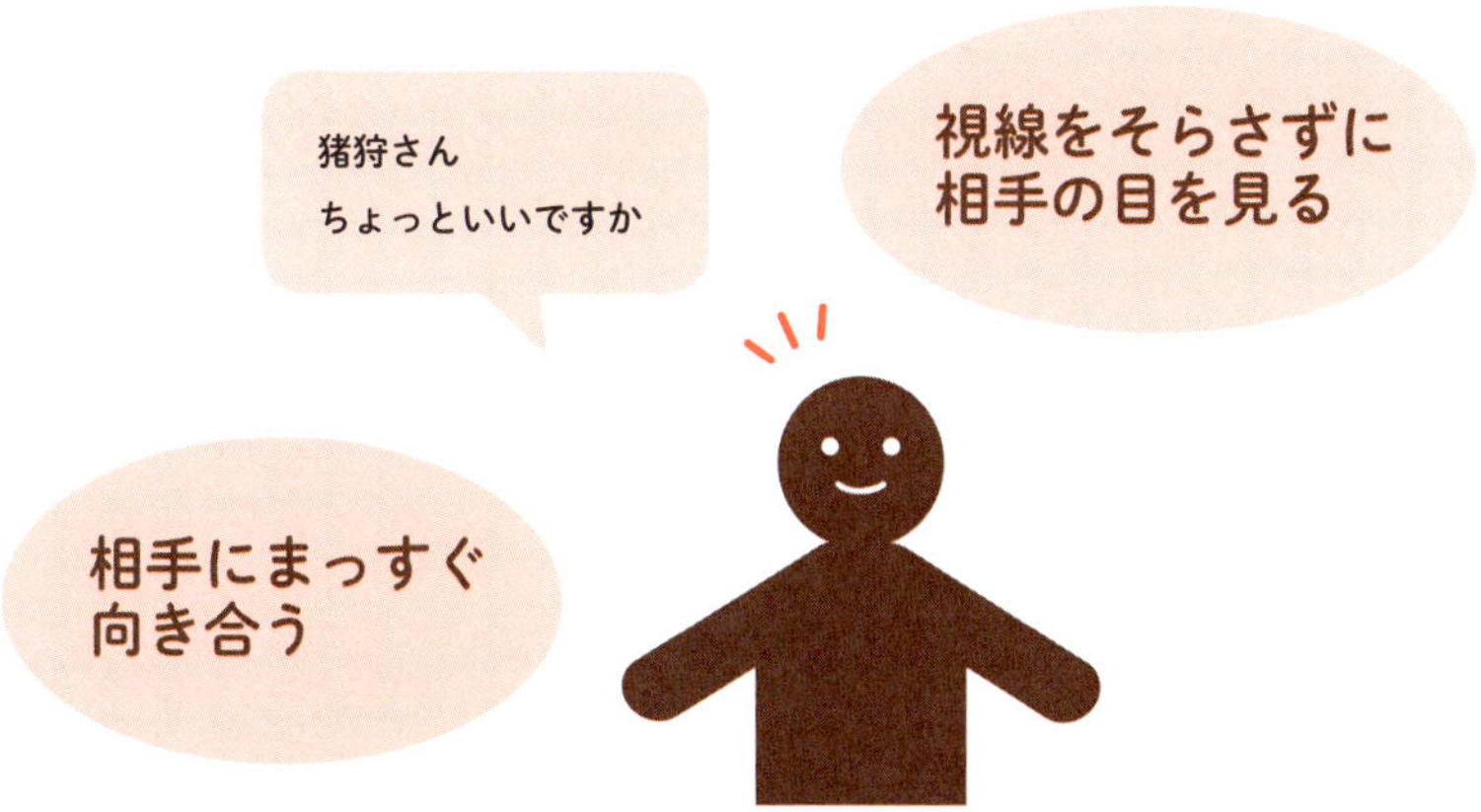
猪狩さん
ちょっといいですか
視線をそらさずに相手の目を見る
相手にまっすぐ向き合う

相手は自分が受け入れられていると感じ、話を進めやすくなる

リーダーとしての「伝える力」に自信

東京総合保健福祉センター
江古田の森
黒田《くろだ》 由紀《ゆき》さん（介護リーダー）

私が現在の法人に入職したのは２００６年。江古田の森の開設準備から関わり、特養やデイサービス等の現場を経験した後、現在はケアハウス（定員60名）に配属され、介護職員を統括する役職に就いております。職員は10代から50代までと年齢の幅が広く、介護の知識や技術のレベルもまちまちなので、リーダーとして部下にどう伝えたらよいか悩んでいました。

そんな中、研修先でアンガーマネジメントについて知り、２０１８年の秋にアンガーマネジメントファシリテーター養成講座を受講しました。

さっそくアンガーログ（Ｐ96参照）をつけてみたところ、同じような場面でイライラしていることがわかり、怒りがわいてきたとき、客観的に対処できるようになりました。

注意するときは、言葉を慎重に選ぶ

職員に対して注意するときは、まず言葉の使い方を改めました。「あなたはいつも、食事介助のときに○○だけど……」など、「いつも」「必ず」といった決めつける言葉をよく使っていたのですが、言われた側は「いつもじゃないのに……」と反発心を抱くことがあると学んだので、慎重に言葉を選ぶように心がけました。

また職員の不適切なケアや言動に対していきなり注意するのではなく、そのような行動をとった理由を尋ねるようにしました。「6秒ルール」（P76参照）によって、自分自身の冷静さを保つ狙いもありますが、自分の「〜べき」という判断基準だけで部下を叱ってはいけないと考えました。

たとえば利用者に対して「ダメでしょう！」と大声を出した職員に理由を尋ねると「1人で見守りをしていたとき、転倒リスクのある方が3人同時に立ち上がったので慌ててしまった」という話をしてくれたことがありました。

このようなことに配慮しながら部下に接するようになってから、職員との関係が少しずつよくなっていると感じています。職員の側から話しかけてくれるようになり、コミュニケーションの機会が増えてきました。

今後は施設内研修の中でアンガーマネジメントの知識やテクニックを職員に伝えていくだけでなく、地域の福祉従事者の勉強でも取り上げて、広めていきたいと考えています。

おわりに

「人の役に立つ仕事がしたい」

「人に優しくしたい」

「人から喜ばれる、感謝される仕事がしたい」


こんなふうに思って介護の仕事を始めた人が多いのではないでしょうか。

でも、実際に介護の仕事を始めてみると、介護現場での人間関係の難しさに心が疲れてしまうことの連続です。

利用者の方からは感謝こそされ、怒られたり、嫌味を言われたりするなんて思ってもみなかったはずです。職場でパワハラ、セクハラのようなことまでされるなんて夢にも思わなかったでしょう。

仕事の忙しさ、ハードさも、ここまで肉体的にきついものとはほとんどの人が予想していなかったのではないでしょうか。


本当に介護職って大変です。でも、誰もがそう思っているにもかかわらず、介護職や介護全体を取り巻く環境はなかなか改善されません。

人に優しくしたいと思っている人の集まり、人に感謝したいと思っている人の集まりのはずなのに、残念ながらハラスメントが数多く報告されています。

厚生労働省が2018年に発表した労働市場分析レポート第91号「介護労働者の雇用管理の状況について」では、介護事業所を辞めた理由の1位は「職場の人間関係に不満があった」となっています。

UAゼンセン日本介護クラフトユニオンが2018年に行った調査では、74％の介護従事者が「ご利用者・ご家族からのハラスメントを受けた」と報告をしています。

また、高齢者虐待の問題もあります。施設での高齢者虐待のニュースが世間を繰り返し騒がせています。

高齢者虐待のニュースが流れるたびに、さも介護従事者側に一方的に問題があるような報道がされ、こんなに苦労しているのにと忸怩《じくじ》たる思いをしている人も多いはずです。

怒りの感情は連鎖します。怒りの感情は力の強い人から弱い人へ、立場が上の人から立場が下の人へとそのはけ口を求めて流れていきます。

職員の人間関係でのイライラ、鬱憤《うっぷん》などの矛先が利用者の方への虐待として向けられている可能性も否定できません。どんなにストレスフルであっても、辛くても、あるいはどんな理由があるにせよ虐待は許されるものではありません。

怒りの感情は伝染しやすいという性質もあるので、たった1人の職員がイライラしているだけで、そのイライラは他の職員にもあっという間に伝わります。

こうした現場での負の連鎖を断ち切るために、各事業所では環境改善に向けてさまざまな努力をしています。

ただ、残念ながらこれまで決定的な解決策を見つけることができていませんでした。そこにアンガーマネジメントが登場しました。

介護職の現場にアンガーマネジメントが導入されることで職場の離職率が劇的に下がったり（ある施設では離職率がゼロに!）、従業員満足度が上がったおかげでサービスの質が向上したりと、職員、経営者、利用者やご家族など、介護現場にいるさまざまな人たちに多くのプラスをもたらしています。

繰り返しになりますが、アンガーマネジメントはトレーニングで上達する技術です。誰もが最初は難しいと感じることでも、繰り返し練習することで上達します。

必ず**今日よりは明日、明日よりは明後日の方がうまくなります。**

ぜひアンガーマネジメントを身につけて、よりよい介護を実現していってください。少しでも本書がそのお役に立てれば嬉しく思います。

安藤俊介

参考文献

『アンガーマネジメント実践講座』
安藤俊介［著］／PHP研究所

『怒りが消える心のトレーニング』
安藤俊介［著］／ディスカヴァー・トゥエンティワン

『イライラしなくなるちょっとした習慣』
安藤俊介［著］／大和書房

『怒らず伝える技術』
安藤俊介［著］／ナツメ社

『たった6秒で怒りを消す技術』
安藤俊介、デューク更家［著］／集英社

『どんな怒りも6秒でなくなる』
安藤俊介［著］／リベラル社

【著者】

安藤俊介（あんどう・しゅんすけ）

一般社団法人日本アンガーマネジメント協会代表理事。アンガーマネジメントコンサルタント。

企業、教育現場にある怒りの問題を解決する専門家。アンガーマネジメントの理論、技術をアメリカから導入し、日本での第一人者となる。教育現場から企業まで幅広く講演、企業研修、セミナー、コーチングなどを行っている。

日本人として初めてのナショナルアンガーマネジメント協会、アンダーソン＆アンダーソン、MFTNY公認のアンガーマネジメントファシリテーターとなる。ナショナルアンガーマネジメント協会では15名しか選ばれていない最高ランクのトレーニングプロフェッショナルに、アジア人としてただ1人選ばれている。

著書に『怒りに負ける人 怒りを生かす人』『アンガーマネジメント入門』（ともに朝日新聞出版）、『はじめての「アンガーマネジメント」実践ブック』（ディスカヴァー・トゥエンティワン）などがある。

【マンガ】

吉田美紀子（よしだ・みきこ）

20代からおもに4コマ誌で活躍。セカンドキャリアで介護の仕事を始める。コミックエッセイに『40代女性マンガ家が訪問介護ヘルパーになったら』『中年マンガ家ですが介護ヘルパー続けてます』（ともに双葉社）がある。

Staff

［装丁］　大悟法淳一（ごぼうデザイン事務所）
［本文デザイン］　小林貴俊（株式会社ATC）
［DTP］　株式会社エディポック
［編集協力］　株式会社エディポック

イライラ、ムカムカ、ブチッ！をスッキリ解消《かいしょう》。
怒《いか》りに振《ふ》り回《まわ》されないための30の技術《ぎじゅつ》
マンガでわかる介護職《かいごしょく》のためのアンガーマネジメント

2019年９月10日　発　行　　NDC490

著　者　安藤俊介《あんどうしゅんすけ》
発行者　小川雄一
発行所　株式会社 誠文堂新光社
〒113-0033　東京都文京区本郷3-3-11
（編集）電話03-5800-3614
（販売）電話03-5800-5780
http://www.seibundo-shinkosha.net/
印刷所　広研印刷 株式会社
製本所　和光堂 株式会社

ISBN978-4-416-61943-8